《故宫珍本丛刊》精选整理本丛书·医家

名医类编

（清）刘泽芳原撰
（清）程应旄类编

清顺治十四年刻本

郗效 李云 任廷苏 张镐京 点校
韩刚 主审

海南出版社

图书在版编目（CIP）数据

名医类编／（清）刘泽芳撰；韩刚等整理. —海口：海南出版社，2001.9（重印 2012.8）
（《故宫珍本丛刊》精选整理本丛书）
ISBN 978-7-5443-0227-2

Ⅰ.名… Ⅱ.①刘… ②韩… Ⅲ.方书—中国—古代
Ⅵ.R289.2

中国版本图书馆 CIP 数据核字（2001）第 061982 号

名医类编

海南出版社出版发行
地　　址：海口市金盘开发区建设三横路 2 号
邮　　编：570216
网　　址：http: //www.hncbs.cn
电　　话：0898-66822380　13976008648
责任编辑：李升召
经　　销：全国新华书店
印　　刷：长沙市宏发印刷有限公司
出版日期：2002 年 2 月第 1 版　2012 年 8 月第 3 次印刷
开　　本：880mm×1230mm　1/32
印　　张：10.75
字　　数：220 千字
书　　号：ISBN 978-7-5443-0227-2
定　　价：24.80 元

目　录

木部

火部

土部

伤寒部

婴部

形疡部

序《故宫珍本丛刊》医家类精选整理本

本套丛书系从《故宫珍本丛刊》医家类珍秘图书中精选点校而刊行之书。这些医籍均具有珍秘罕见、颇资实用之特点，以久藏于皇宫大内，人罕见之。故此书之刊行，于医史文献之研究，医家临证之运用，均具有重大意义。

故宫博物院珍藏之图书，系明清两朝宫廷藏书之遗存。据《古今典籍聚散考》云：明正统六年（1441 年）文渊阁建成，少傅杨士奇等奏："文渊阁见储书籍，有祖宗御制文集及古今经史子集之书，自永乐中南京取来，向于左顺门外北廊收贮，未有完整书目。近奉旨移储于文渊东阁，臣等逐一点勘，编置字号，辑成《文渊阁书目》。"嘉靖十九年，文渊阁发生火灾，烧毁许多图书，未毁于火者，移至阁东"古今通集库"保藏。这些书籍，后为清宫拥有。

清代宫廷藏书，更胜于前朝。康熙、雍正、乾隆三朝多次下诏历访天下遗书。乾隆时期开四库馆，求书更加迫切。据《清高宗实录》载，乾隆下诏："不拘刻本、抄本，随时进呈，以广石渠、天禄之储。"《四库全书总目提要》卷首载乾隆三十七年谕："今内府藏书，插架不为不富，然古今来著作之手，无虑数千百家，或逸在名山，未登柱史，正宜及时采集，汇送京师，以彰千古同文之盛……在坊肆者，或量为给价，家藏者或官为装印，其有未经镌刊，只系抄本存留者，不妨缮录副本，仍将原书给还。”经过多次认真访求，不但藏于私人之刊刻本陆续呈献，即是自著之手写本，亦多缮写录副进呈。本刊之《内府药方》四卷、《卫生汇录》等，即当为馆臣录副之作。

明清两朝重视编纂刻印图书，明内府刻书百余种，清内府设武英殿修书处，编纂刊刻图书达千种。我国古代许多优秀典籍赖之以存。如本刊之《三合集》，明崇祯九年（1636 年）张继科撰，清初康熙三十八年（1699 年）江宁汪琦刊刻进呈，珍藏清宫，从未刊布，今予刊行，珍同拱璧。

由故宫博物院资深研究员朱家溍先生主编的《故宫珍本丛刊》选录故宫珍藏一千一百馀种珍秘图书，及清代南府与升平署剧本、档案凡一千六百馀种，为存其貌，影印颁行，未加点校。其中子部医家类精选医书五十六种，372 卷（不分卷者以一卷计），本刊又从五十六种医书中，以“珍秘罕见”与“资于实用”为遴选原则，精选出若干种，因之所选者实为精而又精者矣，将分批陆续出版。

第一批收书七种，皆堪称价值连城者。

《增广太平惠民和剂局方》十卷本身虽不罕觏，人多见之，但由日本典药头橘亲显领衔，率其他校雠巨子，于日本享保十五年（1730 年）依八种朝鲜刻本、六种明初刻本精校之书，则我国医家几无见之者。此书校雠细密，考注详审。字之脱误者正之，剂量脱落者补之，疑而难明者考之，方名交错、二方混淆难分者存之。经过橘亲显校勘之本，较诸常见之本，最称美善。橘亲显《新校凡例》云：“《增广》一书，编次雅古，文字精正，最冠众本。”

再如《内府药方》，乃皇室秘籍，世无传本，作者无考，凡分四卷十五门，收方425首，皆为丸散膏丹之类。每方皆有剂量及炮制法与加减法，当为宫廷常用之方。原书楷体，书法秀丽，犹见当年珍重之意。

又如《卫生汇录》，为清宫医书秘籍，原书恭楷，无句读，编者俟考，爵里不详。全书主要辑录清初扬州名儒石成金著述，亦收录少量清后期养生家之说，如道光二十九年(1849)燕山文海所著《益寿俚言》。考文海字镜涵，生于乾隆三十八年癸巳(1773年)，晚于石成金百馀年。据此，则《卫生汇录》编者乃道光以后人。《卫生汇录》除《经验良方》有八十八首简便常用药方外，馀多为养生保健之法，亦有宫廷保健秘方。如《白肌肤法》云："鸽子蛋不拘多少，取清，调真杭粉，如搽粉状，不可见风，如此十日后，肌肤莹白如玉。此乃内宫之秘方也。"本书尤重精神情绪调摄之法。《知足享福法》云："凡遇不得意之事，试取其更甚者比之，心地自然清爽，此降火最速之方。古人有歌曰：

他骑骏马我骑驴，仔细思量我不如，
回头又见推车汉，上虽不足下有馀。

予以此四句图画一轴，悬于斋中，时刻触目，以消去许多妄想之心，享受许多自在之福。"当前在市场经济督导诱惑下，士农工商各界，心理失衡者颇不罕见，总感到他人钱多我钱少，每有不平之忿，如果念念这四句俚言，心中或许能平静许多。

总之，第一批所收七种故宫珍秘医书，皆为罕见而实用者，以简体排印，精加点校，且在《前言》中概述其内容，简考其作者，明其版本之流传，于研究运用此书，当裨益宏多。

关于此次整理的特点，还有一件小事似应向读者介绍，即每种书前都重新编排了详细的目录；该目录详细到每个方子，每种病，每种疗法，甚至每味药，等等，都能在其中查到。这样做虽然给整理排校带来了不少麻烦,但相信会给读者带来不少便利。

《故宫珍本丛刊》列入1996~2000年("九五")中华人民共和国新闻出版署国家重点图书出版规划,已由海南出版社出版。今从该《丛刊》中精选出一些种医书,作为精选整理本丛书之一类分批点校出版,将尘封多年,世人罕见的宝贵医书公之于世,对于振兴中医事业,推进中医的发展与提高,必将起到良好作用。

钱超尘

2001年3月30日于北京中医药大学

前　言

《名医类编》为清早期刻本，久藏故宫博物院，未见载诸目录之书，为海内孤本。2000年，海南出版社影印出版《故宫珍本丛刊》，此书始公诸于世，其珍贵自不待言。有鉴于此，笔者对《名医类编》作了全面校勘，希望对读者了解这部罕见古籍有所助益。

对《名医类编》的整理颇费时日，难度之大，出乎预料。原因有三：其一是该书没有复本或副本，遇疑似之处无可参照；其二是该书印刷时大约原版已朽，故书内缺字断文，漫漶难识者比比皆是；其三，原书作者引据资料多不照录原文，即使引用《黄帝内经》这样的重典，往往亦取其大意而已。凡此种种，皆给校勘工作带来不少困难。由于上述情况，虽多方校核稽补，整理后的《名医类编》仍有一些阙如的文字和未解谜团，只能留待他日稽考。

《名医类编》是二百馀年不为人知的孤本珍籍，本应将其作者、写作缘起、版本、流传等情况向读者作一清晰介绍，然而其间疑团甚多，资料有限，非朝夕间所能尽考，故只能将初步印象简述如下：

《名医类编》影印本无扉页，据“水部”篇首所题，其作者为清初休宁名医程应旄，对此，笔者颇有异议。细读书前之《叙》，足证原作者为清初官吏刘泽芳，而非程应旄。刘氏在《叙》中这样说：“曩余居都门，苦无医，病时自考《难》、《素》，而以五行承制之法疗之,无弗验。已而家人病,疗亦辄效。久而方可成帙,又藏古方数帙,不遇明理者商订,遂蠹笥中。”又说,“集垂成,商之程子,俾为厘定……付之剞劂。”这两段文字明确道出刘氏编著此书的缘起及过程,证明程应旄仅为“厘定”者,而非作者。

对于作者刘泽芳,目前资料甚少,仅据《叙》后自署“顺治丁酉夏朔鲁史刘泽芳德馨甫题于广陵署中”之语,知其为清初官吏,此《叙》写于广陵(今扬州);又考《明清进士题名碑录索引》,知其为顺天府宛平县人,于顺治三年丙戌(1646 年)中三甲第八十六名进士。据此推断,刘氏出生于明代末叶,在清王朝建立的第三年考取功名,顺治十四年丁酉(1657 年)编成《名医类编》(原名《分法类编》,详说见后)一书时,已为官十一载。对他在医学方面的学养,目前尚难评论,只从《叙》中得知他是一个在政馀潜心研究医学的官吏,具备一定临证经验。本来可以通过《名医类编》的内容来衡量其学术水平,但是此书显然经过程应旄这样的名医增润,很难看出哪些文字完全出于刘氏之手,故对他的进一步评价尚需时日。

关于《名医类编》的书名,笔者认为亦值得商確。种种迹象表明,此书原名“分法类编”,“名医类编”之名乃他人所改易。其证据有二:第一,作者刘泽芳在《叙》中明确说:“……付之剞劂,命名曰《分法类编》,将以拯世痌也。”也就是说,刘氏在将书稿付梓之前已拟定书名为“分法类编”,若刻版时易名,亦当在《叙》中有所交待,断不至仓促径改,不置一词;第二,本书虽总题“名医类编”,但是在第五章“水部”首页第一行却赫然出现“分法类编”四字!这足以证明,原书之名确为“分法类编”,后来有人将其改作“名医类编”,由于疏忽而留下这一破绽。再进一步推断,刘泽芳《分法类编》一书或另有原刻,故宫博物院旧藏题为“名医类编”者,乃他人易名重刻之书。

以上是笔者对此书的初步印象,未经中医界广泛讨论,尚不能作为定论。有鉴于此,为保持原书旧貌,本次点校仍沿用《名医类编》之名。

既然怀疑故宫本《名医类编》已非原刻之旧,笔者在校勘过程中对其内容进行了初步分析,发现书中内容确经他人大量增删改易,现将种种迹象简述如下:

一、故宫本《名医类编》很可能在刘泽芳《分法类编》原著中增入了脉诀、药性、伤寒三部。

据《名医类编》原"目录",该书共分脉诀部、药性部、水部、火部、木部、金部、土部、婴部、伤寒部、形疡部等十大类,这与刘氏原编的初衷不符,其间出入甚大。在《叙》中,刘氏对全书布局有明确交待,他说:"……今当汇集之,分布五行,明何行应乎何脏;类列诸病,明何病孚乎何方。纪纲整明,引示简要。余至形疡、阃、婴之属,莫不晰症立轨。"其所谓"分列五行"、"类列诸病"者,显然指以"水、火、木、金、土"五"部"提领诸症;所谓"形疡、阃、婴之属",即在上述五部之后再设"形疡、婴、阃"三"部",其下分列疮疡、妇、儿诸科病症。而我们看到的《名医类编》正文中却多出了"脉诀"、"药性"、"伤寒"三部,如此重要的章节,在序言中断无漏述之理,故深疑此三部为他人所增。

二、如上所引,刘泽芳在《叙》中明确提到原书中有"阃部"一章。此外,在书前《凡例》中亦特别强调此章的重要,其第五条谓:"况胎前产后,尤属生死关头。今特于五行分部外,另为详摘,作《阃部》一卷。"笔者在整理此书时发现,刘氏三令五申的"阃部",在《名医类编》正文中竟踪迹全无!如果说《叙》中所提到的内容被遗漏尚可勉强以"粗疏"解释,那么《凡例》中再三强调的重点章节岂可失载?此为刘氏原书经他人删改的又一证据。

三、《名医类编》首章为"脉诀部",其标题下未罗列作者名氏,紧接其后的"药性部"、"金部"、"木部"等亦同。令人不解的是，至第五部“水部”，其标题之前却醒目地冠以“新安东峰郊倩程应旄类编、润城还谦周之芑丰毓甫较、赞皇西坪胡药婴世其甫参”等三行文字，这种现象是违反常理的。从来刻书，或第一卷卷首列作者名氏；或每卷之首均列作者名氏；或所有卷首均不列名，仅在书前扉页总题作者名氏。像《名医类编》这样，只在第五卷罗列作者姓名者，显然不能以版面设计失误来解释，其最大可能是：他人删改原书时汰除旧文未尽。如果作一个比较合理的解释，根据刘氏《叙》中的交待，“水部”当为刘氏原书卷首，“脉诀”、“药性”、“伤寒”三部则系他人增补者。

四、细读《名医类编》正文，其中诸“部”有被人移动迹象。如前所述，本书《目录》中所列“脉诀、药性、水、火、木、金、土、婴、伤寒、形疡”等十“部”，与刘泽芳之《叙》不甚相符。进一步核校后发现，此《目录》与正文亦不相符。正文各“部”的实际排列顺序为：“脉诀、药性、金、木、水、火、土、伤寒、婴、形疡”。其中“金、木、水、火、土”五行顺序的改易与“婴部”、“伤寒部”的换序，都使全书布局更趋合理，这显然是刻意所为，非“疏忽”二字可以解释。若说有“疏忽”的话，改动者只注意移改正文，竟忘记修改《目录》，故露出蛛丝马迹，启人疑窦。

五、本次整理故宫旧藏《名医类编》还发现，“药性部”与“形疡部”几乎全部照抄明代龚廷贤《万病回春》，连龚氏原书中“方见补益”、“余以为”等语亦照搬不误。与此两章相反，其它“部”中则少见与《万病回春》相同之方，即使方名相同，其行文用语及药物剂量等亦未见雷同。这种现象亦极反常，可以看作是刘泽芳《分法类编》原书被他人删补的又一例证。笔者推测，很可能删补者只得到了《分法类编》的残本（或残版），故只好摘取《万病回春》的有关章节，草草补入殘缺各章。至于为何只补了“形疡部”，而不将“阖部”一并补齐，或许正反映了删改者的浅学与疏懒。

综上所述,《名医类编》的书名、作者、内容均有“他人”改易增删之嫌。笔者初步认为,此人当系某一不知名的书商,绝非名医程应旄所为。

程应旄为明清间安徽休宁人,是一位极负盛名的中医学者。他自幼习儒,“髫年以冠军补博士弟子员”,大概不得志于科场,或明亡后不肯仕于清廷,故致力于岐黄之学,后竟以医术名噪一时。程氏对《伤寒论》极有研究,在我国古代“伤寒学派”中占有重要一席。已故中医文献学家任应秋教授在《中医各家学说》一书中对程氏评价甚高,认为他“以《伤寒论》的辨证治法,统赅百病”,见解独到,是继明代方有执之后,中医“伤寒学派”的重要医家之一。据《安徽通志稿》记载,程氏“著述甚富”,仅医书即有《伤寒论后条辨》十五卷、《医径句测》二卷、《伤寒论赘余》一卷,均刊刻于康熙初年。对于这样一位学验两富的医学大家,既已明受作者所托,代其审订原稿,对方又是一位朝廷命官,不论从程氏的名医地位来看,还是从利害关系上分析,都不可能,也没有必要作伪窃名。故作伪嫌疑最大者,当是某一借书谋利的书商。书商深知程应旄是伤寒大家,若冒充其名,书中不涉及“伤寒”恐说不过去,故补入“伤寒部”。至于其它或增或删,或移或改,大约俱出于作伪的需要,在此不一一揣测。

以上是本次整理《名医类编》发现的一些问题和粗浅看法,仅作引玉之砖,聊供读者在深入研究时参考。

尽管《名医类编》尚有阙文待补,又有书商移改之嫌,但作为“海内孤本”,仍具有不可替代的文献价值。希望此书的整理出版对推动中医理论和临床研究有所裨益,更希望得到广大读者的批评指教。

李　云

2011 年 2 月于北京中医药大学寓所

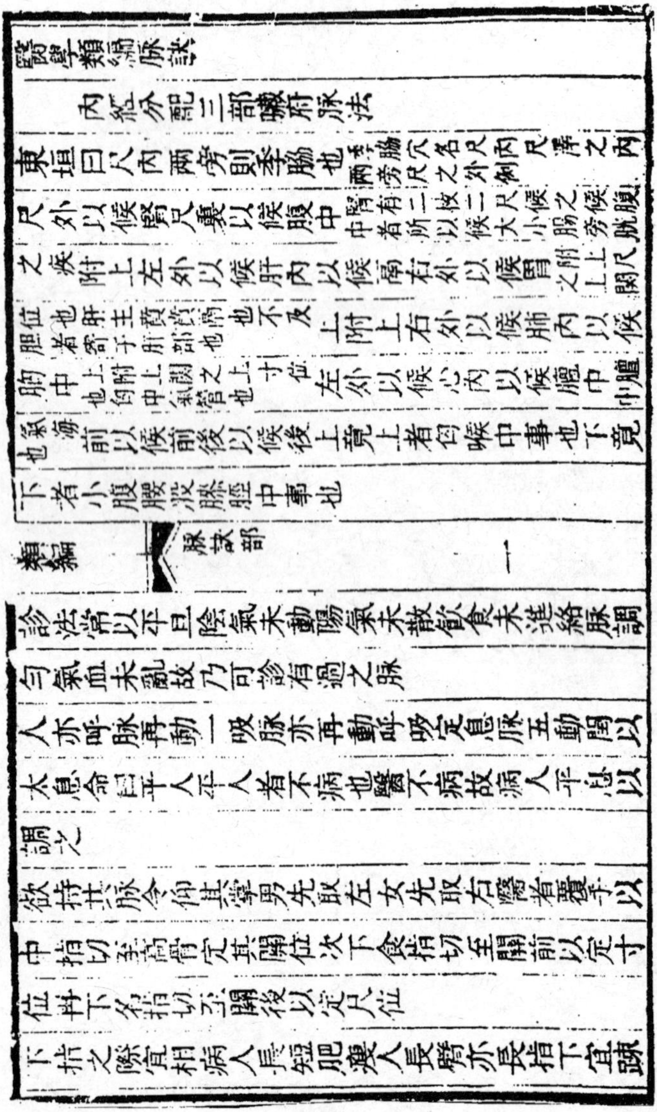
醫學類編脈訣
內經分配三部臟腑脈法
東垣曰尺內兩旁則季脇也季脇穴名尺內尺澤之內兩旁尺之外側
尺外以候腎尺裏以候腹中腎有二以候二尺候之候腹中者所以候大小腸膀胱
之疾附上左外以候肝內以候鬲右外以候胃之附上關尺
膽位也肝主膈部也膽者寄于肝也不及上附上右外以候肺內以候
腑中也上關附中上氣關之管也上寸位左外以候心內以候膻中小膻
也氣海前以候前後以候後上竟上者胸喉中事也下竟
下者小腹腰股膝脛中事也
類編　一　脈訣部
診法常以平旦陰氣未動陽氣未散飲食未進絡脈調
勻氣血未亂故乃可診有過之脈
人亦呼脈再動一吸脈亦再動呼吸定息脈五動閏以
太息命曰平人平人者不病也醫不病故病人平息以
調之
欲持其脈令仰其掌男先取左女先取右醫者覆手以
中指切至高骨定其關位次下食指切至關前以定寸
位再下名指切至關後以定尺位
下指之際宜相病人長短肥瘦人長臂亦長指下宜疏

本面书影整理文字见第5面。

点校凡例

一、《名医类编》为海内孤本，本次点校以海南出版社影印故宫博物院旧藏清代刻本为底本，为保存原书旧貌，除明显脱误外，不轻作改动。已知该书“药性部”、“形疡部”基本出自明龚廷贤《万病回春》，故参照李世华等点校本《龚廷贤医学全书·万病回春》(中国中医药出版社 1999 年 8 月版)、朱广仁点校本《万病回春》(天津科学技术出版社 1999 年 1 月版)加以校核。对《名医类编》中个别引文和方剂中的错字，参照通行本《灵枢》、《素问》、《千金要方》、《太平惠民和剂局方》、《御药院方》、《圣惠方》等书改正。以上种种，皆在脚注中予以说明；也偶采用文中夹注的形式，用小号字排出，并加括号。

一、本次整理《名医类编》采用横排版、简化字，加现代标点，并根据内容划分段落。由于版式变化，凡书中“右为某某”等语，皆径改作“上为某某”，不另作注释。

二、凡原书繁体字、异体字、通假字、俗体字及明显错字，一般均径改，不加注释，如府(腑)、症(证)、旁(膀)、鬲(膈)、匈(胸)、拥(壅)、耎(软)、傍(旁)、寔(实)、殴(呕)、喎(歪)、旁(蒡)、蚤(早)、查(渣)、炁(气)、止(只)、鼈(鳖)、置宜、致宜(制宜)、剉(锉)、棓(倍)、射(麝)、葺(茸)、兔(菟)、苑(菀)、稀(豨)、硃(朱)、腊(蜡)、耆、蓍(芪)、薑(姜)、雅片(鸦片)、沙糖(砂糖)、白芨(白及)、川练(川楝)、蝉脱、蝉退(蝉蜕)、芦甘石

(炉甘石)等。

三、原书《目录》极简略,仅列出部、门标题,而且某些内容与正文不符。为便于阅读时检索,本次点校根据正文重编《目录》,其间增改不另作说明。

四、原书有些医方未加标题,或仅在方前加一“又”字,因此难以在新编《目录》中得到反映。为便于检索,我们在少数无名方剂之前加“又方”二字,并在其后标注“*”号,以示区别。又,书中医论甚多,内容多寡不一,有连篇累牍者,有寥寥数字者。因此类文字皆无标题,无法在《目录》中标示,请读者在阅读时注意。

五、凡本次整理中发现的讹衍倒夺之文,尽量参阅他书稽考,斟酌改正;遇无可考校者,或据文义拟改,或指出疑点所在,均在脚注中加以说明。

六、凡原书残缺漫漶之文,无法辨识,无从考稽者,均以“□”表示,一个“□”代表一个汉字。

七、凡原书作者所加小字注文,以小五号字排印,外加“[ ]”以示区别。

八、原书收载医方较多,药名之后多以小字注明剂量、炮制方法等。本次点校统一采用五号字,各药之间空一格;药名后与剂量、炮制相关之文,加“( )”以示区别。

九、《名医类编》引录他书甚多,引文有出入者亦甚多。遇此类情况,凡无明显错误者不作比校,以存其旧观。

叙

天地以五行生万物，而秀者为人，则人固全五行之理者也。故丽天地曰五行，丽人曰五脏。其顺也，水泽、火蕴、木畅、金清、土和，人得之昌；其逆也，水竭、火燎、木侮、金瘁、土濡，人得之瘠。其相益也，水汇则木荣，木荣则火长，火长则土阜，土阜则金滋，金滋则水汇，而人理相益也亦然；其相戕也，水溃则火衰，火熯则金烁，木焚则土墟，金并则木蹇，土溢则水滞，而人理相戕也亦然。是人之一身，五行尽之，而人之万病，亦五行尽之矣。故治病者不必病病索解，惟循行按病，以平拂生害之道调之，无不已。否则罄睇桐、跗之书，只增眩蔽耳。

余春至维扬，偶小疴。客有言："程子郊倩者，医中冠冕也。"招视之，则见辨证裁方，迥殊凡指。余异之曰："他人求治于病，故治以所众喻；余求病不于病，故治以所众不喻。余曰何？"程子曰："医者意也，然亦有定体焉。泛求则纷，溺指复锢。要在审位以类疾，稽统以齐法。病在寒热，可以分寒分热治，亦可不以分寒分热治，如寒不纯附桂，热不纯连芩是也。病在气血，可以专气专血治，亦可不以专气专血治，如气不废归芎，血不废参芪是也。但鉴厥统位，不逐病形，故若异他指，实无异他指也。"

余大惬，是能识五行之性者欤！曩余居都门，苦无医，病时自考《难》、《素》，而以五行承制之法疗之，无弗验。已而家人病,疗亦辄效。久而方可成帙,又藏古方数帙,不遇明理者商订,遂蠹笥中。今当汇集之,分布五行,明何行应乎何脏;类列诸病,明何病孚乎何方。纪纲整明,引示简要。余至形、疡、阃、婴之属,莫不晰症立轨。非敢曰剖前人之秘也,然使治轩岐言者如学先大体,发超旷观,即逖乡僻里,亦可人自为医,则不无微裨也。集垂成,商之程子,俾为厘定。程子复大惬曰:"洵亟匮秘文也!"微加点次,靡不与余意相发明,盖能探五行之蕴,自不觉水乳之合。因授先生,世其覆审详参。付之剞劂,命名曰《分法类编》,将以拯世疴也。然使世人无疴,则焚此集可矣。

顺治丁酉夏朔鲁史刘泽芳德馨甫题于广陵署中

凡 例

一、五脏分属五行，固也。然喜其相生，生之太过则子旺母衰矣。忌其相克，亦间有太旺莫制，又利用克者。兹编用水、火、木、金、土分部，以其便于检阅，中间生克衰旺之故，仍自血脉贯通。

一、五行本于二气，如水属阴，火属阳之类是也。然水属阴，偏爱生于天一；火属阳，偏爱生于地二。毋[①]亦一阴一阳，互为其根之理乎？故肾为阴水，而膀胱为阳；心为阳火，而相火为阴。编中[②]于阴中阳，阳中阴，辨之独详。

一、医者意也，何得以古方胶固哉？然古人制方，大约于病症源流确有讲究，故编中多载之，庶为临证发药者之正鹄耳。用时量为加减，则神而明之，存乎其人。

一、此编详辨[③]诸症，而于脉理独详者，以脉理甚微，使学者务宜讲究，而症则易治也。且附药性，又别温凉，定其制法，分其君臣，俾阅者免校诸《本草》与《雷公炮制》也。

一、病惟妇人最□□□□□□□□□□□□□□□□所知，世乏

① 毋：原书误作“母”，据文义改。

② 编中：原书误作“偏中”，据文义改。

③ 辨：原书误作“办”，据文义改。

见垣手□□敢□人性命轻为试尝？况胎前[1]产后，尤属生死关头。今特于五行分部外，另为详摘，作《阃部》一卷。

一、小儿一科，视男妇方脉为尤难，以其痒痛尚不能言，而药又不能多进也。今另以“婴部”标之，亦示慎意也。致于伤寒，实为万病之源，世又每以外感忽之。抑知延缠入里，变为内伤，犹其后焉者；治之不慎，投以误剂，危急即在顷刻。故兹编专辑一门，而以“外科杂患”殿其后。

① 胎前：原书此二字残甚，唯前一字“月”旁可辨，据文义拟补。

脉诀部

《内经》分配三部脏腑脉法

东垣曰：尺内两旁则季胁也［季胁：穴名。尺内：尺泽之内。两旁：尺之外侧］。尺外以候肾，尺里以候腹中［肾有二枚，二尺候之；候腹中者，所以候大、小肠、膀胱之疾］。附上，左外以候肝，内以候膈[1]，右外以候胃［附上，尺之上，关位也；肝主贲，贲，膈也。不及胆者，寄于肝部也］。上附上，右外以候肺，内以候胸中［上附上：关之上，寸位也；胸中，气管也］。左外以候心，内以候膻中［膻中：气海也］。前以候前，后以候后。上竟上者，胸、喉中事也。下竟下者，小腹、腰股、膝胫中事也。

诊法常以平旦，阴气未动，阳气未散，饮食未进，络脉调匀，气血未乱，故乃可诊有过之脉。

人一[2]呼，脉再动；一吸，脉亦再动。呼吸定息，脉五动，闰以太息，命曰平人。平人者，不病也。医不病，故病人平息以调之。

欲持其脉，令仰其掌，男先取左，女先取右。医者覆手，以中指切至高骨，定其关位；次下食指，切至关前，以定寸位；再下名指，切至关后，以定尺位。

下指之际，宜相病人长短肥瘦。人长臂亦长，指下宜疏；人短臂亦短，指下宜密。瘦人肤薄，持之勿重；肥人肤厚，持之勿轻。

持脉之道有三：轻手循之曰举；重手取之曰按；不轻不重，委

---

① 膈：原书作“鬲”，为通假字，改为本字。下同，不再列举。

② 一：原书误作“亦”，据《灵枢·五十营》改。

曲求之曰寻。初持脉时，宜先轻手举之，以察其浮。如脉浮肤上，阳也，腑也，内应心、肺；再重手按之，以察其沉。如脉沉肉下，阴也，脏也，内应肝肾；又再不轻不重，中而取之，以察其中。如脉行于血肉之间，中和之应也，内应脾胃。若浮、中、沉俱不见，则委曲求之，若隐若见，三部皆然，则为阴阳伏匿之脉。

春胃微弦曰平，夏胃微钩曰平，长夏微软弱曰平，秋胃微毛曰平，冬[①]胃微石曰平。诊家当即[②]四时察胃脉，慎勿执一。

不病之脉，不求其神而神无不在也；有病之脉，则当求其神之有无。盖言不论脉之数、热、迟、寒，脉来有力即为有神，但清其热，温其寒，自已；若迟数无力，是为无神，根本不固，将何所恃[③]耶？

男子生于寅，寅为水，阳也；女子生于[④]申，申为金，阴也。故男脉在关上，女脉在关下。是以男子[⑤]尺脉恒弱，女子尺脉恒盛，是其常也。反者男得女脉，女得男脉也。男得女脉为不足，病在内；女得男脉为太过，病在四肢。右得之，病在右；左得之，病在左。随脉言之也。

反关脉者，脉不行于寸口，由列缺络入臂后，手阳明大肠之经也。以其不顺行于关上，故曰反关。有一手反关者，有两手反关者，此得之于有生之初，非病脉也。令人覆手，诊之自见。《经》曰：凡阴之所在不应。不应者，仰手而沉，覆手而沉也，是天地之气使然。诊家当先识运气及南北二政之理，若不知而误治之，反伐天和。

---

① 冬：原书误作“各”，据文义改。
② 即：原书误作“既”，据文义改。
③ 恃：原书误作“持”，据文义改。
④ 于：原书脱，据上文“男子生于寅”，补入“于”字。
⑤ 子：原书脱，据文义补。

脉象辨

浮、中、沉、伏,脉之上下也。浮者为上[浮于肤上,举之有余,按之不足],中者为中[脉行肌肉之间],沉者为下[行于筋间,举之不见],伏者又其下也[附于骨上,重按不见,推筋至骨始得]。

长、短、芤三脉,脉之盈虚也。长则过于本位,短则不及本位。中间有,两头无,曰短;两头有,中间无,曰芤。

平、缓、迟、数四脉,脉动之急慢也。一息四至、五至,曰平;一息三至,曰迟;较之平脉稍迟,比之迟脉稍速,曰缓;一息六至,曰数。

促、结、代、涩四脉,脉动之有止者也。脉动数时,一止即来,曰促;脉动缓时,一止即来,曰结;动而中止,不能即来,良久复动,曰代;往来迟滞,似止非止,三五不调,曰涩。

大、洪、实、长、弦、紧、牢、革、动、滑十脉,脉之有余之类也。较之平脉稍大,曰大;浮大有力,曰洪;洪而且长,浮、中、沉三部皆然,曰实;长于本位,曰长;长而端直如弓弦,曰弦;弦而急弹如切绳,曰紧;浮洪有力,重按则空,曰革;沉实有力,举之不见,曰牢;状如大豆,厥厥动摇,曰动;中指充满,往来流利,曰滑。

小、短、濡、弱、微、细、涩七脉,脉之不足之类也。小于平脉,曰小;短于本位,曰短;浮小无力,曰濡;重按不见,沉小无力,曰弱,举之乃空;细则仅存一线,犹有常位可审;微则似有若无,可虞血脉将亡;涩则三五不调,惟见往来迟滞。

浮、洪、虚、濡、革、散、芤七脉,皆浮脉之类也。浮于肤上,举之有余,曰浮;洪则兼有力而大;虚则兼无力而轻;濡兼微小,重按则无;革兼洪大,重手不见;散则类乎浮、大,中手便无根蒂;芤则体原虚软,重按旁有中空。

沉、伏、弱、牢四脉,皆脉沉之类也。沉于筋间,重按不见,曰沉;重按不见,推筋寻之,曰伏;弱则兼无力而小,举之不见;牢则兼有力而实,轻手则无。

脉象主病二十九法

脉,气血之神也,隐于肤中,视之不见,惟恃[①]三指之巧,而识悔吝之机,诚非易事,故脉理甚微,自古难之。然岂因其难也,忍置之不问乎?上稽《灵》、《素》,下考百家,凡脉应于指下者,数取形求,共得二十九种,其上下动止,盛衰虚实,往来迹象,虽极指下之幻,亦无遁情矣。从此而察三部之中,见是脉即有是证,脉证相合,内外互参,为治之法自彰也。然此二十九象,散见诸《经》,起而集之者,代有其人,由来已久,但简要者多所缺略,备同者不免烦多。岐黄[②]之旨难测,高阳之旨莫辨,众议纷纷,脉道转晦。故集先哲诸书,述其精要,补其未补,条附于后,聊为持脉者登高之自可也。

浮 脉

宜汗,宜补,不宜下。春夏顺,秋冬逆。

浮脉,在上而不沉也。浮于肤上,举之有余,按之不足,曰浮,阳也[浮,阳也。心、肺俱浮,浮而大散者,心;浮而短涩者,肺也]。主风[浮而大者,中风头重,鼻塞],主胀[腹胀,浮大者顺],主症在外,主表病[寸口脉浮而盛者,病在外],主外热,主气喘。浮疾[③]为宿气,浮滑为风痰,浮缓主皮肤不仁[风寒入于肌肉也],浮短主肺伤咳嗽[浮短者,其人肺伤,诸气微小,不过一年死],浮紧有力为伤寒[外症头疼发热,无汗,方合太阳经脉],浮缓无力为伤风,浮大而虚主内

---

① 恃:原书误作"持",据文义改。
② 黄:原书此字残缺,据文义补。
③ 疾:原书误作"病",据文义改,待考。

伤元气[因劳役过度，伤饥失饱，以致中气陷下而发热]，浮大而短主阳明旺[立春后，春分前，阳明之至，浮大而短]。寸浮风在上，主头目不利；关浮风在中，主胸满胁痛；尺浮风在下，主腰痛便结，脚膝疼痛。

沉　脉

宜下，宜温，不宜汗。

沉脉，在下而不浮也。沉于肉下，重手按之乃得，举之不见，曰沉，阴也。[沉，阴也。肝、肾俱沉，牢长者，肝也；按之濡，举指来实者，肾也]。主寒，主气[下手脉沉，知是气]，主水，主六郁[兼滑痰郁；兼数火郁；兼细湿郁；兼涩血郁；沉而无力，气郁；左手平和，气口沉紧，食郁]，主停饮，主里病，主癥瘕，主厥逆，主洞泄。沉数有力，为实热；沉迟无力为虚寒[宜补温]；沉实主内热；沉细主骨痛；沉滑主痰饮；沉伏主霍乱；沉紧主急痛；沉缓[1]主寒热；沉短而敦，主厥阴旺[立冬前后，得甲子厥阴之至，沉短而敦]；沉细悬绝，主冬，故以犯半死。寸沉，主阳虚，心气郁，肺气寒；关沉，胸胁疼痛；尺沉，主下元虚冷泄泻。

数　脉

宜寒凉，忌温热。

数脉，动太速也。呼吸定息，脉来六至，过于平脉一至，曰数，为阳盛阴亏之候。主热，主烦，主吐，主暴惊，主三消，主适得病。数而浮，主表热，手背热[为外感]；数而沉，主内热，手心热[为邪热入里]；数细无力，主阴虚发热[血虚之证，盗汗骨蒸，日轻夜重，干咳，皮毛枯槁]；数大无力，主内伤元气[为虚热，宜辛甘发散]；数大有力，主实热[外主口渴烦躁，面赤，内外皆热，或云便秘]；脉躁喘数者为阳，主夏，故以日中死。寸数，左，主面赤舌燥；右，干咳

① 缓：原书误作“喘”，据文义拟改，待考。

声嘶。关数，左，口苦胁痛；右，嘈杂善饥，口臭。尺数，左，溺赤五淋；右，大便闭，肠红。

迟 脉

宜温热补，忌寒凉克伐。

迟脉，动太慢也。呼吸定息，脉仅三至，减于平人之脉一至，曰迟，为阴盛阳亏之候。主寒，主不足[寸见，为气不足；尺见，为血不足]。迟而浮，主寒在表；迟而沉，主寒在里；迟而沉细无力，主中寒厥冷倦卧，指甲青，舌卷囊缩；迟而滑者，胀；迟而涩者，有癥结。寸迟，左，心虚神怯；右，冷痰气短。关迟，左，面青胁痛；右，中满吐泻。尺迟，左，精冷，小便余沥；右，火衰不育，泄泻。

大 脉

大，较之平脉稍大也，浮、中、沉皆然。大之极为洪，为实，为阳有余，阴不足之候。主热，主胀，主实，主病进，主寒热，主癫病，主不得偃卧。数大有力，主外感风寒，邪气有余；豁大无力，主内伤元气，正气不足。寸大，左，舌干消渴，善惊；右，咳嗽喘急。关大，左，口苦善怒；右，痞胀不食。尺大，男子为逆，主二便不利；女子为顺，尺独大搏手，主有孕。

小 脉

小，较之平脉稍小也，中外皆然。小之极名微，名细，为正气不足之候。主寒，主气血皆少，主病在内，主胃反，主泄，少气。小而数，主阴虚发热；小而迟，主虚寒痼冷。伤寒汗、吐、下后，脉小为病退。若乳子病热，脉小为顺。寸小，左[1]，神昏善忘，惊悸；右，懒言气怯。关小，左，目昏易怒；右，食少痞满。尺小，下元虚冷，腰膝软疼。

---

[1] 左：原脱。据下"右，懒言气怯"，当有"左"字，今补入。

滑 脉

人身涩，而脉往来滑者，死；滑而盛，病日进。

滑脉，行动不涩也。往来流利，如珠之盘，展转替替然，与数相似，为阴气有余之候。主痰饮[①]，主宿饮，主吐逆。滑数，心中结热；滑疾，胃中有寒。脉盛滑坚者，病在外；脉滑浮而疾，谓之新病[《内经》]。女子二尺滑而和者，主有子；滑而有断绝者，主经闭[尺脉偏滑疾，面赤如醉，外热者，主经闭为病也]。寸滑，左，心悸，痰滞心包；右，咳嗽痰喘。关滑，左，寒热口苦；右，宿食呕吐。尺滑，小便淋，相火妄动，肾浊。

涩 脉

涩脉者[②]，行动不滑也。虚细而迟，往来极难，三五不调，无复次第，如雨沾沙，如刀刮竹，曰涩[岐伯曰：涩者，阳气有余之候也，为身热无汗。又曰：涩为气多血少之候也]，为阳气有余之候。主少血，主心痛，主血痹[《经》曰：涩则心痛；涩则少血；脉涩曰痹]，主亡汗，主伤精。涩如坚，内留恶血。表热脉涩，主中雾露。女子有孕，主胎痛；无孕，败血为病。寸涩，左，心神虚耗，惊悸怔忡；右，短气冷痞。关涩，左，目昏胁痛；右，心疼痞满。尺涩，下元不足，男子伤精，女人崩漏。

紧 脉

紧者，劲急而不和缓也。按之搏指，长而左右弹，如切绳绞索之状，曰紧[刘氏为邪风搏击，伏于荣卫之间]。主寒，主痛，主积聚，主吐逆[叔和曰：紧者寒也；紧而滑者吐逆；駛[③]而紧，积聚，有击痛]。盛而紧曰胀；紧而急者，遁尸；紧牢者为实；浮紧主伤寒表证；沉

---

① 痰饮：原书误作"疾饮"，据文义改。

② 者：原书误作"之"，据文义改。

③ 駛：音于。迅速。王叔和《脉经》作"快"。

紧主寒客腹中[名内伤寒];气口右关紧盛,左手平和者,主伤食。寸紧,左,头热目痛;右,鼻塞咳嗽。关紧,左弦长,为积。寸弦,左,头疼心惕;右,咳嗽恶心。关紧弦,左,胁痛寒热;右,宿食痞满。尺弦紧,小腹痛,下焦停水。

芤 脉

芤,浮大而软,中空旁实,旁有中无,若捻葱叶。为血不能统气之候[伯仁[①]曰:气有余,血不足,血不能统气,故脉来虚而大,若芤之脉],主失血。芤而数,主火盛而血妄行;芤而迟,主木土二脏虚寒,不能藏血,失血;寸芤,左,心虚易惊,痰现红腥;右,咳血,血丝。关芤,左,胁痛吐血;右,嘈杂呕血。尺芤,血[②]肠红,女子相漏[③]。

洪 脉

洪,较大更盛也。浮大有力,腾上满指,来至大,去去且长,有类乎实,惟重按稍衰为异,为气血燔灼之候。主烦,主咽干,主表里皆热,主小[④]便涩,主伤寒阳明经病。寸洪,左,烦热,舌干裂;右,干咳,唾粘上滑。关洪,左,眼赤善怒;右,火嘈易饥,胀满。尺洪,左,小便赤涩;右,大便难,火旺遗精。

虚 脉

虚,中下皆空也。浮大而软,举按无力,豁然不能自固[《诀》曰:浮而无力为虚],为荣卫俱虚之候。主暑伤元气,主烦虚多汗,主恍惚多惊,主小儿惊风。病在中,脉虚难治。肝肾脉并虚为死。阴虚阳搏谓之崩[《内经》]。寸虚,左,恍惚多忘;右,内伤元

---

① 伯仁:指元末名医滑寿(字伯仁)。

② 血:疑此前有脱文。

③ 相漏:疑为"崩漏"之误。

④ 小:原书误作"主",据文义改。

气,懒言。关虚,左,目皆[①]少寐;右,不思食,虚痞。尺虚,左,腰膝酸软,遗溺;右,下元虚冷。

实 脉

实,表里皆实也。弦大而长,举按有力,浮、中、沉三取皆然,曰实,为邪气益盛之候[《经》曰:脉实以坚,谓之邪气甚热。《诀》云:三焦气满]。主热,主痛,主痢,主气塞,主食伤,主伏阳在内。寸实,左,口舌疮,咽喉痛;右,烦热,嗽痰喘急。关实,左,胁痛善怒,目赤;右,中满痰饮,膜胀食积。尺实,左,便赤少,肠痛[②];右,大便难,或痢。

散 脉

散,到手便无根蒂。三五不调,类乎涩,又兼浮大,有阳无阴,似乎虚,中指便空,来去不明,根由难觅,如散叶随风,不常其状。为气血耗散,脏腑欲绝之候。主寒热无时,主虚阳不敛,主心气不足,主暴病而荣卫亏损。寸散,左,神虚惊悸;右,气散久喘。关散,左,筋萎不寐;右,饮食不化,瘦弱无力。尺散,精耗耳鸣,腰膝无力。

长 脉

长,指下有余,如持长竿,过于本位,为阳气有余之候,阳也[越人[③]]。主壮热,主三[④]焦烦郁,主阳毒内蕴[《脉经》],主气沉[《经》曰:长则气沉],主遗尿[《经》云:脉长[⑤]过寸,入鱼尾者,遗尿],主足胫痛[寸口脉中手长者,足胫痛],主逆气喘息[《经》云:脉长出鱼际,主逆气喘急]。寸长,左,心经实热,舌干咽痛;右,上焦气壅。关

---

① 皆:疑为"昏"字之误。

② 肠痛:疑为"腹痛"之误。

③ 越人:指战国时名医秦越人(号扁鹊),有《难经》传世,托名"秦越人著"。

④ 三:原脱,据许兆祯《脉镜》补。

⑤ 长:《脉经》作"来"。

长,左,壮热胁痛;右,中满不食。尺长,溺黄茎痛,大便实,阳事频举。

短　脉

短,指下不足,中有旁无,不及本位,为阴中伏阳之候[滑氏云:气不足以前导其血,则短矣]。主气病,主头痛[《经》曰:寸口之脉,中手短者,曰头痛],主酒病[《脉法》曰:短疾而滑,酒病],主三焦气滞,主宿食不消。短而数,主心烦心痛。寸短,左,心气郁,头痛;右,气怯内伤。关短,左,胸痛引胁,面青白;右,恶心,四肢怠惰。尺短,二便不利,元精削弱。

濡　脉

濡,浮细无力也。轻手乍见,重手却去,如线之浮水中,为气血俱衰之候。主虚,主湿,主少气,主无血,主骨蒸盗汗,主痹积,主下冷,主妇人产后客风面肿。寸濡,左,心惊盗汗;右,气乏体倦。关濡,左,目昏易怒;右,不食虚满。尺濡,伤精,脱血,泄泻,腰膝虚冷。

弱　脉

弱,脉沉细无力也。轻手不见,重手按之,怏怏不前,欲绝未绝,为血气欲绝之候。主亡精,主虚汗,主痼冷,主神昏身重,主精气不足,主元气虚耗。寸口脉沉而弱,曰寒热。脉弱以滑,是有胃气,命曰易治[《内经》]。寸弱,左,阳虚心悸;右,形寒气短。关弱,左,筋萎无力;右,痞满倦怠。尺弱,下焦泄泻,便数。

革　脉

革,浮而有力也。轻手举之,洪大搏[①]指;重手则空,如按鼓皮,曰革,为里虚表实之候。主实热在外,主伤寒一二日,表证壮热无汗,皮肤尽疼;又主男子亡血失精,女子半产漏下。寸革,

① 搏:原书误作"博",据文义改。

左,头疼面赤,烦躁;右,咳嗽声哑。关革,左,善怒呕血;右,嘈杂善饥。尺革,梦遗失精,二便涩滞。

牢 脉

牢,沉而有力也。轻手不见,重手按之实大搏指,曰牢,为表虚里实之候。主实热在内;主伤寒热邪传里,大便燥结;主骨间疼痛;主劳伤痿病。寸牢,左,烦渴舌裂;右,气郁引饮,干咳。关牢,左,两胁急痛;右,不食膜胀。尺牢,小肠痛,二便闭,腰膝痛痹。

示吉[①]曰:牢、革二脉,俱在实脉中流出,革为实之沉。阴阳亢害,大抵[②]与胃气相远,故先哲皆不取之。然有暴病而得是脉,病为之也。若久病而诊得之,胃气全无,鲜克免者。

微 脉

微,不显也。依稀轻渺[③],似有若无,模糊难见,为气血俱虚之候。主少气,主自汗,主泄泻,主崩漏,脱精。微而数,主虚热。微而迟,主虚寒。浮而微者,阳不足,主身寒。沉而微者,阴不足,主脏寒下利。微而弱者,主寒少气。寸微,左,忧惕善忘,不寐;右,短气,不足以息。关微,左,胁肋虚满,恶寒;右,恶心不食,虚痞。尺微,男伤精,女崩带,胫膝无力。

细 脉

细,不粗也。往来指下,极其少渺,仅存一线,如蛛丝相似,为气冷血虚,不足以充之候。主伤湿,主痛在内,主元气不足,乏力无精,主内外俱冷,痿弱洞泄,主劳伤过度,神昏体倦。寸细,

① 示吉:指明清间吴县名医蒋示吉,著有《医宗说约》。

② 抵:原书作"柢",形近致误,据文义改。

③ 渺:原书误作"眇",据文义改。

左,心细[①]无血养,惊悸;右,气少倦颓。关细,左,目暗筋萎;右,少食虚满。尺细,精冷下虚,泄泻,女子经事过期。

促脉

促,阳之极也。一息脉来六七至,时一止复来,曰促,为阳独盛而阴不能相和之候。主热极,主暴怒,主气壅,主伤寒阳毒,主痰血发狂。寸口脉促上击者,肩背[②]痛[《内经》]。寸促,左,狂言,风痰于心;右,痰热咳嗽。关促,左,吐血善怒,热极;右,脾热,口臭,引饮。尺促,肾水涸,二便涩滞。

结脉

结,阴之极也。一息脉来三四至,时一止复来,曰结,为阴独盛而阳不能相入之候。主气郁,主血壅,主饮食痰饮留滞经络。浮结主外,有痼痰。沉结主内,有积聚。寸结,左,惊悸,痰饮;右,肺寒痰嗽。关结,左,胁肋痞痛;右,食积,痰饮留滞。尺结,小腹冷痛,硬滞。

示吉曰:脉因热而数,因数为促;因寒而缓,因缓而结。盖促结者,寒热之变也。

滑氏曰:有气、血、痰、饮、食五者,若有一留滞其间,脉亦为之间断,非必死脉也,故张长沙亦作病脉。予近诊血气素虚之人及有年者,脉来不数不缓,但数动一至,或五六动一止,后亦无妨。盖其荣卫固不足以充前导,而气、血、饮、食、痰易于留滞也,若兼数、兼缓,则病上更病,退则生,加则死矣,盖可忽乎哉!学医者审诸。

代脉

代,更代也。动而中止,良久复动,动而又止,如前复动[③],

① 细:疑为衍文。
② 背:原书误作"皆",据《素问·平人气象论》改。
③ 动:原书误作"死",据文义改。

曰代。为一脏无气,而他脏为之代至也,六脉皆然。主呼吸危亡之候,然亦有暴病而致是脉者。主霍乱吐泻,主心腹急痛,主便脓血,主心中惊悸,主积痰停水,主中风卒仆,主瘀血,饮食停滞,以致元气不续。寸代,左,怔忡,言语蹇塞;右,气塞痰壅。关代,左,胸胁急痛;右,暴痛吐泻。尺代,亡阳失血,阴疝上冲。

伏 脉

伏,浮、中、沉皆不见也。附于骨上,重手推筋取之乃得,为阴阳俱伏,关膈闭塞之候。主寒,主痛,主水,主霍乱,主疝疾,主饮食不消,主荣卫气闭而厥逆。伏结,为积聚。寸伏,左①,沉忧失志;右,气滞痰积。关伏,左,血冷,胁腰痛;右,吐泻暴作,中脘积块。尺伏,肾寒火虚,疝瘕痼冷。

动 脉

动,状如大豆,厥厥动摇,寻之有,举之无,不往不来,不离其处,为阴阳相搏之候[正理论有云]。主痛,主惊,主崩脱,主泄痢,主虚劳体痛。阳动则汗出,阴动则发热。妇人手少②阴脉动者,妊子也[《内经》]。寸动,左,心惊汗出;右,自汗痰喘。关动,左,寒热口苦;右,食积停滞。尺动,骨蒸虚脱,崩带溺赤。此脉往往多出,学者宜留心焉。

七绝脉法

一曰雀啄,连连搏指,忽然止绝,少顷复来,如雀啄食,肝绝也;一曰鱼翔,本不动而末强摇,似有似无,如鱼之翔,心绝也;一曰屋漏,如屋漏下,半时一滴,胃绝也;一曰解索,指下散乱,乍数乍疏,如索之解,脾绝也;一曰虾游,浮于指下,始则冉冉不动,少

---

① 左:原书误作“脉”。据下文“右,气滞痰积”,当作“左”,今改正。

② 少:原书脱此字,据《灵枢》补。

焉而去,久之忽然一跃,进退难寻,如虾之游,大肠绝也;一曰釜沸,浮于指下,有出无入,无复止数,如釜汤沸,肺绝也;一曰弹石,沉于筋间,劈劈急硬,如指弹石,肾绝也。凡此七绝一见,皆主胃气消亡,脏元已竭,死无时矣。

药性部

医学药性歌[二百四十首]

人参味甘，大补元气。止渴生津，调荣养卫。[肺下实热，并阴虚火动，劳嗽吐血，勿用。肺虚气短少气，虚喘烦热，去芦用之。反藜芦]

黄芪性温，收汗固表，托疮生肌，气虚莫少。[得防风，其功愈大。用绵软箭杆者，以蜜水浸，炒用之]

白术甘温，健脾强胃，止泻除湿，兼驱痰痞。[去芦、油]

茯苓味淡，渗湿利窍，白化痰涎，赤通水道。[去皮]

甘草甘温，调和诸药，炙则温中，生则泻火。[解百药毒。反甘遂、海藻、大戟、芫花。梢，去尿管涩痛；节，消痈疽焮①肿；子，除胸热；身，生炙随用]

当归性温，生血补心，扶虚益损，逐瘀生新。[头，止血②（上行）；身，养血（中守）；尾，破血（下流）；全，活血（不走）。酒浸洗净（体肥痰盛，姜汁渍），晒干用]

川芎味温，能止头痛，养新生血，开郁上行。[不宜单服，久服令人暴亡]

白芍酸寒，能收能补，泻痢腹疼，虚寒勿与。[下痢用炒，后重用生]

赤芍酸寒，能泻能散，破血通经，产后勿犯。

生地微寒，能清湿热，骨蒸烦劳，兼消瘀血。[勿犯铁器。忌三白。姜汁浸炒，不泥膈痰]

熟地微温，滋肾补血，益髓填精，乌髭黑发。[酒浸蒸用，勿犯

---

① 焮：原书误作“掀”，据文义改。

② 止血：《万病回春》作“主血”。

铁器。忌三白]

麦门甘寒,解渴祛烦,补心清肺,虚热自安。[温水渍,去心,不令人心烦]

天门甘寒,肺痿肺痈,消痰止嗽,喘热有功。[温水渍,去心、皮]

黄连味苦,泻心除痞,清热明眸,厚肠止痢。[去须。生用,泻心清热;酒炒,厚肠①胃;姜制,止呕吐②]

黄芩苦寒,枯泻肺火,子清大肠,湿热皆可。[去皮。枯朽者,治上焦;条实者,治下焦]

黄柏苦寒,降火滋阴,骨蒸湿热,下血堪任。[去粗皮,切片,蜜炒、酒炒、人乳炒、童便炒,或生用,随病用之]

栀子性寒,解郁除烦,吐衄胃痛,火降小便。[清上焦郁热,用慢③火;炒黑,清三焦实火;生用,能清曲屈之火]

连翘寒苦,能消痈毒,气聚血凝,湿热堪逐。[去心]

石膏大寒,能泻胃火,发渴头疼,解肌立妥。[白色者佳,杂色有毒④]

滑石沉寒,滑能利窍,解渴除烦,湿热可疗。

知母味苦,热渴能除,骨蒸有汗,痰咳皆舒。[去皮、毛。忌铁器。生用泻胃火;酒炒泻肾火]

贝母微寒,止嗽化痰,肺痈肺痿,开郁除烦。[去心]

大黄苦寒,破血消瘀,快膈通肠,破除积聚。[酒炒,上达巅顶;酒洗,中至胃脘;生用,下行]

芒硝苦寒,实热积聚,蠲痰润燥,疏通便闭。[即朴硝,因再煎

① 肠:原书作“阳”,形近致讹,据《万病回春》改。

② 吐:原书误作“生”,据《万病回春》改。

③ 慢:原书误作“漫”,据《万病回春》改。

④ 白色者佳,杂色有毒:《万病回春》“石膏”条下无注文,此八字注在“滑石”条下。

炼，倾[1]入盆内，结成芒硝也]

柴胡味苦，能泻肝火，寒热往来，疟疾均可。[去芦]

前胡微寒，宁嗽消痰，寒热头痛，痞闷能安。[去芦、毛。软者佳]

升麻性寒，清胃解毒，升提下陷，牙疼可逐[2]。

桔梗味苦，疗咽痛肿，载药上升，开胸利壅。[去芦]

紫苏味辛，风寒发表，梗下诸气，消除胀满。

麻黄味辛，解表出汗，身热头疼，风寒发散。[止汗用根]

葛根味甘，伤寒发表，温疟往来，止渴解酒。

薄荷味辛，最清头目，祛风化痰，骨蒸宜服。

防风甘温，能除头晕，骨节痹痛，诸风口噤。[去芦]

荆芥味辛，能清头目，表汗祛风，治疮消瘀。

细辛辛温，少阴头痛，利窍通关，风湿皆用。[去上叶]

羌活微温，祛风除湿，身痛头疼，舒筋活骨。

独活甘苦，颈项难舒，两足湿痹，诸风能除。

白芷辛温，阳明头痛，风热瘙痒，排脓通用。

藁本气温，除痛巅顶，寒湿[3]可除，风邪可屏。

香附味甘，快气开郁，止痛调经，更消宿食。[忌[4]铁器。舂去毛]

乌药辛温，心腹胀痛，小便滑数，顺气通用。

枳实味苦，消食除痞，破积化痰，冲墙倒壁。[水渍软，切片，麸炒]

---

① 倾：原书误作“硕”，据《万病回春》改。

② 逐：原书误作“遂”，据《万病回春》改。

③ 湿：原书误作“温”，据《万病回春》改。

④ 忌：原书误作“去”，据《万病回春》改。

枳壳微温，快气宽肠，胸中气结，胀满堪尝。[水渍软，去穰，麸炒。气血弱者，勿与枳壳，以其损气也]

白蔻辛温，能却瘴翳，益气调元，止呕翻胃。

青皮苦寒，能攻气滞，削坚平肝，安脾下食。[少用热水浸透，去穰晒干]

陈皮甘温，顺气宽膈，留白和脾，消痰去白。[用温水略洗净，不可用水久泡，则滋味尽去]

苍术甘温，健脾燥湿，发汗宽中，更祛瘴疫。[米泔水浸二宿，搓去黑皮，切片]

厚朴苦温[①]，消胀除满，痰气泻痢，其功不缓。[去粗皮，姜汁浸炒。亦有生用者]

南星性热，能治风痰，破伤自强，风搐皆安。[生姜汤泡透切片，姜汁浸炒，用一两研末，腊月黑牯牛胆，将末和，搅匀风干，名牛胆南星]

半夏味辛，健脾燥湿，痰瘘头疼，嗽吐堪入。[生姜汤泡透切片，再用姜汁浸，炒用。如治风痰[②]，用牙皂、白矾、生姜煎汤，泡透炒干用]

藿香辛温，能止呕吐，发散风寒，霍乱为主。

槟榔辛温，破气杀虫，逐水祛痰，专除后重。

腹皮微温，能下膈气，安胃健脾，浮肿消去。[此有鸩粪毒，用黑豆汁洗净，晒干]

香薷味辛，伤暑便涩，霍乱水肿，除烦解热。

扁豆微凉，转筋吐泻，下气和中，酒毒能化。

猪苓味淡，利水通淋，消肿除湿，多服损肾。[去砂石]

泽泻苦寒，消肿止渴，除湿通淋，阴汗自遏。

木通性寒，小肠热闭，利窍通经，最能导滞。[去皮]

---

① 苦温：原书误作“若温”，据《万病回春》改。

② 痰：《万病回春》作“疾”。

车前气寒，溺涩眼赤，小便能通，大便能实。

地骨皮寒，解肌退热，有汗骨蒸，强阴凉血。

木瓜味酸，湿肿脚气，霍乱转筋，足膝无力。

葳灵苦温，腰膝冷痛，积痰痃癖，风湿通用。

牡丹苦寒，破血通经，血分有热，无汗骨蒸。

玄参苦寒，清无根火，消肿骨蒸，补肾亦可。[肉①坚黑者佳]

沙参味苦，消肿排脓，补肝益肺，退热除风。

丹参味苦，破积调经，生新去恶，祛除带崩。

苦参味苦，痈肿疮疥，下血肠风，眉脱赤癞。

龙胆苦寒，疗眼赤疼，下焦湿肿，肝经热烦。

五加皮寒，祛痛风痹，健步坚筋，益精止沥。

防己气寒，风湿脚痛，热积膀胱，消痈散肿。[去皮，酒浸洗]

地榆沉寒，血热堪用，血痢带崩，金疮止痛。[胃弱者少用]

茯神补心，善镇惊悸，恍惚健忘，兼除怒恚。[去皮心]

远志气温，能驱惊悸，安神镇心，令人多记。[用甘草汤渍一宿，透，去骨晒干]

酸枣味酸，敛汗祛烦，多眠用生，不眠用炒。[去壳]

菖蒲性温，开心通窍，去痹除风，出声至妙。

柏子味甘，补心益气，敛汗扶阳，更除惊悸。

益智辛温，安神益气，遗溺遗精，呕逆皆治。[去壳]

甘松味香，善除恶气，浴体香肌，心腹痛已。

小茴性温，能除疝气，腹痛腰疼②，调中暖胃。[盐汤浸炒③]

---

① 肉：原书误作“内”，据《万病回春》改。

② 腹痛腰疼：《万病回春》作“肿痛膀胱”（《万病回春》“腹痛腰疼”在“大茴香”条第三句）。

③ 盐汤浸炒：《万病回春》此四字在“大茴香”条下。

大茴味辛，疝气脚气，肿痛膀胱①，止呕开胃。

干姜味辛，表解风寒，炮苦逐冷，虚热尤堪。

附子辛热，性走不守，四肢厥逆，回阳功有。［厥冷回阳，用生；引诸药行经，用面裹火煨，去皮脐②，切四片，用童便浸透，晒③干］

川乌大热，搜风入骨，湿痹寒疼，破积之物。

木香微温，散滞和胃，诸气能调，行肝泻肺。

沉香降气，暖胃追邪，通天彻地④，卫气堪夸。

丁香辛热，能除寒呕，心腹疼痛，温胃⑤可晓。［气血胜者，勿与丁香，以其益气也］

砂仁性温，养胃进食，止痛安胎，通经破滞。

莲肉味甘，健脾理胃，止泻涩精，清心养气。

肉桂辛热，善通血脉，腹痛虚寒，温补可得。

桂枝小梗，横行手臂，止汗舒筋，治手足痹。

吴茱辛热，能调疝气，脐腹寒疼，酸水通治。［去梗，炒］

延胡气温，心腹卒痛，通经活血，跌扑血崩。

薏苡味甘，专除温痹，筋节拘挛，肺痈肺痿。［去壳净］

肉蔻辛温，脾胃虚冷，泻痢不休，功可立等。［面裹煨熟，切碎，纸包，捶去油］

草蔻辛温，治寒犯胃，作痛呕吐，不食能治。

诃子味苦，涩肠止痢，痰嗽喘急，降火敛肺。

草果味辛，消食除胀，截疟逐痰，解温辟瘴。

---

① 肿痛膀胱：《万病回春》作“腹痛腰疼”（《万病回春》“肿痛膀胱”在“小茴香”条第三句）。

② 脐：原书误作“肝”，据《万病回春》改。

③ 晒：原书误作“烧”，据《万病回春》改。

④ 彻：原书误作“轍”，乃形近致讹，据《万病回春》改。

⑤ 胃：《万病回春》作“卫”。

常山苦寒，截疟损痰，解伤寒热，水胀能宽。[酒浸切片]

良姜性热，下气温中，转筋霍乱，酒食能攻。

山查味甘，磨消肉食，疗疝催疮，消膨健胃。[少①用温水润透，去子取肉]

神曲味甘，开胃消食，破结逐痰，调中下气。[炒]

麦芽甘温，能消宿食，心腹膨胀，行血散滞。[用大麦生芽，炒用]

苏子味辛，驱痰降气，止咳定喘，更润心肺。[炒]

白芥子辛，专化胁痰，疟蒸痞块，服之能安。[炒]

甘遂苦寒，破癥消痰，面浮蛊胀，利水能安。[反甘草]

大戟甘苦，消水利便，肿胀癥坚，其功瞑眩。[反甘草、海藻]

芫花寒苦，能消胀蛊，利水泻湿，止咳痰吐。[反甘草]

商陆辛甘，赤白各异，赤者消肿，白利水气。

海藻咸寒，消瘿散疬，除胀破癥，利水通闭。[反甘草]

牵牛苦寒，利水消肿，蛊胀痃癖，散滞除壅。[妊娠忌服。黑者属水，力速；白者属金，效迟。研烂，取头末用]

葶苈苦辛，利水消肿，痰咳癥瘕，治喘肺痈。

瞿麦辛寒，专除淋病，且能堕胎，通经立应。

三棱味苦，利血消瘕②，气滞作疼，虚者当忌。[醋浸透，炒]

莪术温苦，善破痃癖③，止痛消瘀，通经最宜④。

五灵味甘，血痢腹疼⑤，止血用炒，行血用生。

干漆辛温，通经破瘕，追积杀虫，效如奔马。[炒]

---

① 少：《万病回春》作“炒”。

② 瘕：《万病回春》作“癖”。

③ 癖：原书误作“瘕”，据《万病回春》改。

④ 《万病回春》此后注曰：“醋浸，炒。”

⑤ 疼：原书误作“瘕”，据《万病回春》改。

蒲黄味甘，逐瘀止崩，补血须炒，破血宜生。

苏木甘咸，能行积血，产后月经，兼医扑跌。

桃仁甘寒，能润大肠，通经破瘀，血瘕堪尝。［水泡，去皮、尖］

红花辛温，最消瘀热①，多则通经，少则养血。

姜黄味辛，消痈破血，心腹瘀痛②，下气最捷。［大者为姜黄］

郁金味苦，破血生肌，血淋溺血，郁结能舒。［小者为郁金］

金银花甘，疗痈无对，未成则散，已成则溃。

漏芦性寒，祛恶疮毒，补血排脓，生肌长肉。

蒺藜味苦，疗疮瘙痒，白癜头疮，翳除目朗。

白及味苦，功专收敛，肿毒疮疡，外科最善。

蛇床辛苦，下气温中，恶疮疥癞，逐瘀祛风。

天麻味辛，能驱头眩，小儿惊痫，拘挛瘫痪。

白附辛温，治面百病，血痹风疮，中风诸证。

全蝎味辛，却风痰毒，口眼歪斜，风痫发搐。

蝉退甘平，消风定惊，杀疳除热，退翳侵明。

僵蚕味咸，诸风惊痫，湿痰喉痹，疮毒瘢痕。

木鳖甘温，能追疮毒，乳痈腰疼，消肿最速。［去壳］

蜂房咸苦，惊痫瘛疭，牙疼肿毒，瘰疬肠痈。

花蛇温毒，瘫痪歪斜，大风癞疥，诸毒弥佳。

槐花味苦，痔漏肠风，大肠热痢，更杀蛔虫。

鼠粘子辛，能消疮毒，瘾疹风热，咽疼可逐。［一名牛蒡子，一名大力子］

茵陈味苦，退疸除黄，泻湿利水，清热为凉。

---

① 瘀热：《万病回春》作“瘀血”。

② 瘀痛：《万病回春》作“疼痛”。

蔓荆味苦，头痛能医，拘挛湿痹，泪眼堪除。

兜苓苦寒，能薰痔漏，定喘消痰，肺热久嗽。

百合味甘，安心定胆，止嗽消浮，痈疽可啖。

秦艽微寒，除湿荣筋，肢节风痛，下血骨蒸。

紫菀苦辛，痰喘咳逆，肺痰吐脓，寒热并济。[酒洗]

款花甘温，理肺消痰，肺痈喘咳，补劳除烦。

金沸草寒，消痰止嗽，明目祛风，逐水尤妙。

桑皮甘辛，止嗽定喘，泻肺火邪，其功不浅。

杏仁温苦，风痰喘嗽，大肠气闭，便难切要。[水泡，去皮、尖。双仁有毒，勿用]

乌梅酸温，收敛肺气，止渴生津，能安泻痢。

天花粉寒，止渴祛烦，排脓消毒，善除热痰。[即瓜蒌根]

密蒙花甘，主能明目，虚翳青盲，服之速效。

菊花味甘，除热祛风，头眩眼赤，收泪殊功。[家园内黄菊，小花甘甜者佳。酒渍，晒干用之]

木贼味甘，益肝退翳，能止月经，更消积聚。

决明子甘，能除肝热，目疼收泪，仍止鼻血。

犀角酸寒，化毒辟邪，解热止血，消肿毒蛇。

羚羊角寒，明目清肝，却惊解毒，神智能安。

龟甲味甘，滋阴补肾，逐瘀续筋，更医颅囟。

鳖甲酸平，劳嗽骨蒸，散瘀消肿，去痞除崩。

海螵蛸咸，破血除癥，通经水肿，目翳心疼。

火麻味甘，下乳催生，润肠通结，小水能行。

山豆根苦，疗咽肿痛，敷蛇虫伤，可救急用。[俗名金锁匙。取根，口嚼汁吐①，止咽喉肿痛]

① 吐：《万病回春》作“吞”。

益母草甘，女科为主，产后胎前，生新去瘀。[忌犯铁器]

紫草苦寒，能通九窍，利水消膨，痘疹最要。

地肤子寒，去膀胱热，皮肤瘙痒，除热甚捷。

楝根寒性，能追诸虫，疼痛一止，积聚立通。

樗根味苦，泻痢带崩，肠风痔漏，燥湿涩精。

泽兰甘苦，痈肿能消，打扑伤损，肢体虚浮。

瓜蒂苦寒，善能吐痰，消身浮肿，并治黄疸[①]。

巴豆热辛，除胃寒积，破癥消瘀，大能通利。[去皮、心、膜。或生或熟，听用]

牙皂味辛，通利关窍，敷肿痛消，吐风痰妙。

斑猫有毒，破血通经，诸疮瘰疬，水道能行。

胡黄连苦，治劳骨蒸，小儿疳痢，盗汗虚惊。

使君甘温，消疳清浊，泻痢诸虫，总能除却。[煨，去壳取肉]

赤石脂温，保固肠胃，溃疡生肌，涩止泻痢。

青黛酸寒，能平肝木，惊痫疳痢，兼除热毒。

阿胶甘温，止咳脓血，吐衄胎崩，虚羸可啜。[蛤粉炒成珠]

白矾味酸，善解诸毒，治症多能，难以尽述。

五倍[②]苦酸，疗齿疳䘌，痔癣疮脓，兼除风热。

玄明味辛，能蠲宿垢，化积活痰，诸热可疗。[用朴硝一斤、萝卜一斤同煮，萝卜熟为度，绵纸滤过，磁盆内露一宿，收之。宜冬月制]

通草味甘，善治膀胱，消痈散肿，能通乳房。

枸杞甘温，添精固髓，明目祛风，阴兴阳起。[酒洗]

黄精味甘，能安脏腑，五劳七伤，此药大补。[洗净，九蒸九晒用之。钩吻略同，切勿误用]

---

① 疸：原书误作“胆”，据《万病回春》改。

② 五倍：原书误作“五棓”，据文义改。

何首乌甘，添精种子，黑发悦颜，长生不死。［忌犯铁器。九蒸九晒用之］

五味酸温，生津止渴，久嗽虚劳，金水枯竭。［此酸味收束，不宜多，多则闭其邪，恐致虚热］

山茱性温，涩精益髓，肾虚耳鸣，腰膝痛止。［名石枣。酒浸蒸熟，取肉去核，而核反能泄精］

石斛味甘，却惊定志，壮骨补虚，善驱冷闭①。［去根，酒洗］

破故纸温，腰膝酸痛，兴阳固精，盐酒炒用。［即补骨脂②］

薯蓣甘温，理脾止泻，益肾补中，诸虚何怕。［即干山药］

苁蓉味甘，峻补精血，若骤用之，反动便滑。［忌犯铁器。酒洗，去浮甲］

菟丝甘平③，梦遗滑精，腰疼膝冷，添髓强筋。［水淘净用。同入砂罐内煮烂，捣成饼，晒，入丸药用］

牛膝味苦，除湿痹痿，腰膝酸疼，益阴补髓。［去芦，酒洗用］

杜仲辛温，强筋壮骨，足痛腰疼，小便淋沥。［去皮，酒和姜汁炒去丝］

巴戟辛甘，大补虚损，精滑梦遗，强筋固本。［酒浸，捶去骨，晒干用］

龙骨味甘，梦遗精泄，崩带肠痈，惊痫风热④。

虎骨味辛，专治脚膝，定痛追风，能壮筋力⑤。

胡巴温暖，补肾脏虚，膀胱诸疝，胀痛皆除。

鹿茸甘温，益气滋阴，泄精尿血，崩带堪任。

---

① 闭：《万病回春》作"痹"。

② 脂：原书误作"指"，据《万病回春》改。

③ 甘平：《万病回春》作"甘温"。

④ 惊痫风热：《万病回春》此条后注有"火煅"二字。

⑤ 筋力：《万病回春》作"筋骨"。

牡蛎微寒，涩精止汗，崩带胁疼，老痰袪散。[火煅①。左顾者佳]

楝子味苦，膀胱疝气，中湿伤寒，利水之剂。

萆薢甘苦，风寒湿痹，腰背冷疼，添精益气。

寄生甘苦，腰痛顽麻，续筋壮骨，风湿尤佳。

续断味辛，接骨续筋，跌扑折损，且固遗精。[酒浸洗用]

麝香辛暖，善通关窍，伐鬼安惊，解毒甚妙。

乳香辛苦，疗诸恶疮，生肌止痛，心腹尤良。

没药温平，治疮止痛，跌打损伤，破血通用。

阿魏性温，除癥破结，却鬼杀虫，传尸可灭。

水银性寒，治疥杀虫，断绝胎孕，催生立通。

灵砂性温，能通血脉，杀鬼辟邪，安魂定魄。

砒霜有毒，风痰可吐，截疟除哮，能消沉痼。

雄黄甘辛，辟邪解毒，更治蛇虺，喉风息肉。

珍珠气寒，镇惊除痫，开聋磨翳，止渴坠痰。

牛黄味苦，大治风痰，安魂定魄，惊痫灵丹。

琥珀味甘，安魂定魄，破瘀消癥，利水通塞。

血竭味咸，跌扑伤损，恶毒疮痈，破血有准。

硫黄性热，扫除疥疮，壮阳逐冷，寒邪敢当。

龙脑味辛，目痛喉痹，狂躁妄语，真为良剂。

芦荟气寒，杀虫消疳，癫痫惊搐，服之立安。

硇砂有毒，溃痈烂肉，除翳生肌，破癥消毒。

硼砂味辛，疗喉肿痛，膈上热痰，噙化立中。

朱砂味甘，镇心养神，驱邪杀鬼，定魄安魂。

竹茹止呕，能除寒热，胃热咳哕，不寐安歇。[即竹上青皮，刮

① 煅：原书误作“服”，据《万病回春》改。

下用]

竹叶味甘,退热安眠,化痰定喘,止渴消烦。[用淡竹者佳]

竹沥味甘,阴虚痰火,汗热渴烦,效如开锁。

灯草味甘,通利小便,癃闭成淋,湿肿为最。

艾叶温平,驱邪逐鬼,漏血安胎,心疼即愈。[陈久愈佳]

川椒辛热,祛邪逐冷,明目杀虫,温而不猛。

胡椒味辛,心腹冷痛,下气温中,跌扑堪用。

石蜜甘平,入药炼熟,益气补中,润燥解毒。

葱白辛温,发表出汗,伤寒头疼,肿痛皆散。

韭味辛温,祛除胃热,汁清血瘀,子医梦泄。

大蒜辛温,化肉消谷,解毒散痈,多用伤目。

食盐味咸,能吐中痰,心腹卒痛,过多损颜。

茶茗味苦,热渴能济,上清头目,下消食气。

酒通血脉,消愁遣兴,少饮壮神,过则损命。

醋消肿毒,积瘕可去,产后金疮,血晕皆治。

淡豆豉寒,能除懊侬,伤寒头疼,兼理瘴气。

紫河车甘,疗诸虚损,劳瘵骨蒸,培植根本。

天灵盖咸,传尸劳瘵,瘟疟血崩,投之立瘥。

人乳味甘,补阴益阳,悦颜明目,羸瘦仙方。

童便气凉,扑损瘀血,虚劳骨蒸,热嗽尤捷。

生姜性温,通畅神明,痰嗽呕吐,开胃极灵。

本面书影整理文字见第一面。

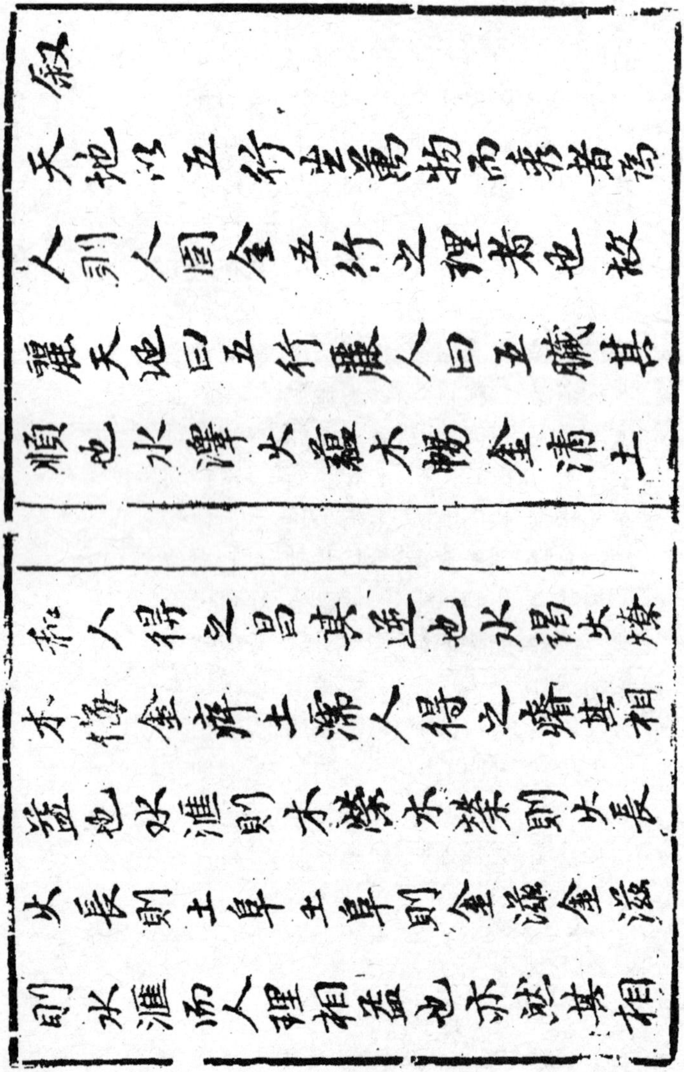
敘
天地以五行之[illegible][illegible]物而[illegible][illegible][illegible]
人則以全五行之理者也故
雖天地曰五行兼人曰五臟其
順也水潤火炎木暢金清土
和人得之曰其[illegible]也水得火[illegible]
木[illegible]金[illegible]主[illegible]人得之[illegible]其相
益也水滋則木榮木榮則火長
火長則土厚土厚則金盛金盛
則水滋而人理相益也亦然其相

金部

天四生金，在人曰肺。主声气，皮毛。分布诸经，华盖五脏，应天斗垣，合君九五。达诸阴之气，上行顶巅；汇水谷之精，资荣六腑。要在清其火而实其质。《经》云：金空则鸣，火烁则燥。悟此症治，传送之职得矣。

痰饮门

二陈汤

此方乃治痰之要剂，众痰之都管也。夫痰之种类不齐，治法各异，当于此方随症加减，庶为得宜。

广陈皮（一钱）　制半夏（一钱二分）　白茯苓（一钱）　生甘草（五分）

上锉一剂，生姜三片，水煎服。

附加减法：风痰，本方加胆南星、白附子、天麻、姜蚕；气虚者，竹沥二钱；气实者，荆沥二钱、枳壳七分；寒痰，胸中痞塞，加细辛、干姜，冬月加麻黄；热痰，加姜（炒）、黄连（酒炒）、黄芩；因火盛，逆于上，降火为先，加黄芩、白术、软石膏；眩晕嘈杂，火动其痰也，加姜（炒）、山栀子、黄芩、黄连、瓜蒌霜；湿痰多，令人软，如体倦，加人参、白术、苍术；血虚有痰，加天冬、当归、川芎、香附、瓜蒌；脾虚有痰，加白术、扁豆、白芍；食积生痰，加麦芽、神曲、枳实；老痰，用海石、瓜蒌、玄明粉、香附；顽痰，用五倍子；痰在膈上，明矾、瓜蒂吐之；痰在脐下，枳壳、白芥子达之；痰在皮膜经络，竹沥、姜汁、韭汁以开之；痰流注遍体，大黄、文蛤、南星以消之。如此，未有不获万全者也。

滚痰丸

大黄(酒蒸) 黄芩(去[1]朽,各八两) 沉香(五钱) 礞石(同火硝入砂罐内,盐封,煨[2]作金星。一两)

上为细末,水丸绿豆大。每三五十丸,滚水下。一方加朱砂二两,为衣。

竹姜达痰丸

治老痰。

即滚痰丸加六君子,料以竹沥、姜汁和匀,浸透,仍以竹沥打糊为丸,服之。

六汁膏

治久嗽痰火。

姜汁 藕汁 白果汁 梨汁 白萝卜汁 荸荠汁

上汁各七分,同入瓦罐,炭火熬,加白糖霜四两再熬,加蜜二两再熬,入猪油二两同熬,作膏听用。

瓜蒂散

痰饮在膈上,宜此吐之。诸见血虚家,不可用。

瓜蒂(炒) 赤小豆(各等分)

各研末和匀,水二钟,香豉一合,作稀粥,去渣,取三分之一,和前末一钱,顿服之。如不吐,少时又加,吐乃止。

又 方

用虾米,以桐油浸透,皂角水洗过,晒干。入姜、葱,水煮熟。先吃虾,后饮汁,少时一[3]鸡翎探吐。

又 方

用萝卜子擂,和以浆水一盏,去渣,入少油与蜜,温服,探吐。

---

① 去:原书误作“二”,据《万病回春》改。

② 煨:《万病回春》作“煅”。

③ 一:疑为“以”字之误。

吐后忌冷水、冷物。如吐不止,用麝香一分研细,凉水半小盏调下,即止。

玉髓丸

治诸痰火上涌,流入四肢,结聚胸背,头目不清,咳嗽吼喘。

软石膏(六两) 明矾(二两)

共为末,水丸赤豆大,每服三四十丸,茶清下。内有半夏二两,泡七次亦佳。

角星定喘汤

治痰喘不能卧,人扶而起。一服即安。

南星 半夏 陈皮 赤茯苓 枳壳(各一钱) 皂角(一寸,炙,去皮) 甘草(炙三分)

姜三片,煎服。

竹沥导痰丸

橘红(一斤) 白茯苓(四两,乳拌) 半夏曲(八两,炒) 枳壳(八两,麸炒) 黄芩(八两,酒炒) 甘草(四两,蜜炙) 萝卜子(四两,炒) 天花粉(五两) 桔梗(四两,炒) 当归(四两,酒洗) 竹沥汁(一碗) 神曲(四两,炒) 贝母(四两,去心)

上为细末,竹叶汤和竹沥,同滴为丸,绿豆大。食远,白汤送下百丸。

梅苏丸

清上焦,润咽膈,生津液,化痰降火,止咳嗽。

南薄荷叶(三两) 紫苏叶(五钱) 白粉葛(一两) 白砂糖(八两) 乌梅肉(一两,另研)

共为细末,入冰片一分半,再研匀,炼蜜和成剂,略带硬些,丸如樱桃大。每用一丸,噙化。

吐衄门

犀角双花散

治诸失血。

犀角　生地　牡丹皮　白芍(各等分)

水煎服。

归荣汤

治虚劳或怒气伤肝,肝不能藏,脾气虚弱,肝盛侮脾,脾不能统,以致错经妄[1]行。此药能引诸血归经,并治淋血,鼻衄等症。

当归身　白芍药(生用)　生地黄　牡丹皮　丹参　真阿胶(蛤粉炒成珠)　茜草　大蓟花　蒲黄(炮黑)　麦冬(去心)

上锉一剂,煎熟,入生藕汁半茶杯服。鼻血加茅花、炙黄芪各八分;蓄血加郁金、白芷各七分;耳血加连翘、川芎各八分;咳血加贝母、紫菀各八分;溺血加淡竹叶二钱、赤茯苓、车前子各八分;便血加陈槐花二钱、川黄连七分。又须详审何经之血,当用何药,以示[2]增加。如心经血则宜黄连、麦冬;肝经血则宜黄芩;脾经血则宜百合、白芍;肺经血则宜天冬、山栀、百部;肾经血则宜玄参、黄柏、知母;三焦血则宜连翘、地骨皮;胆经血则宜柴胡、竹叶;奇经血则宜大黄、干葛;心胞络则宜茅根;大肠血则宜山栀、槐花;小肠血则宜牛膝、车前、赤茯苓;积血则宜红花、桃仁。又在用者之详察耳。

轮回酒

治吐血,衄血,堕跌金刃伤血。

---

① 妄:原书误作“忘”,据文义改。

② 示:疑为“意”字之误。

童便一钟，以生姜汁一二点搅匀，徐徐饮之，如冷则重汤炖[①]服。最能降火滋阴，消瘀血，止吐衄，无不效。

坎离膏

治阴虚火动，嗽血，衄血，唾血，咯血，怔忡，喘咳，盗汗。

黄柏（酒炒） 知母（盐水炒。各四两） 生地 熟地 天门（去心。各二两） 麦门（去心，二两） 杏仁（去皮、尖，炒，七钱） 胡桃仁（去皮，四两） 蜂蜜（四两）

先将黄柏、知母、童便三碗、侧柏叶一把，煎至一碗，去渣；又将天、麦门、生、熟地，入汁内，添水二碗煎汁，去渣，再捣烂如泥，另用水一二碗，熟熬绞汁入煎；将杏、桃仁用水擂烂，再滤，勿留渣，同蜜入前汁内熬为膏，磁罐收贮，封固，入冷水内，去火毒。每服三五匙，侧柏叶汤调，空心服。忌铜[②]铁器。

龙脑鸡苏丸

治胸中郁热，肺热[③]咳嗽，吐血，鼻血，血崩下血，血淋，虚劳烦热等症。

小柴胡（醋炒） 木通 阿胶（炒珠） 黄蒲（炒黑） 人参（各二两） 麦冬（去心，四两） 黄芪（蜜炙，一两） 龙脑薄荷（净叶，一斤） 甘草（蜜炙，一两五钱） 生地黄（铜刀切，烘干为末，六两）

共为末，炼川[④]蜜为丸，如桐子大。每服三钱，滚白汤下。

滋阴保肺汤

治阴虚火动，咳血等症。

---

① 炖：原书误作“顿”，据文义改。

② 忌铜：原书此处缺二字，据《万病回春》补。

③ 热：原书此字不可辨，据《局方》补。

④ 川：疑为衍文，待考。

天门冬(去心)　麦门冬(去心)　枇杷叶(刷去毛,蜜水拌炙)　当归(酒洗)　白芍药(酒炒)　生地黄　阿胶(蛤粉炒成珠)　橘红　五味子　紫菀　桑白皮(炒)　甘草(蜜炙)

本方有知母、黄柏,余删之,恐久服助火败胃,因妄易以炙鳖甲一钱、川贝母一钱,若暂服用之可耳。

上锉一剂,藕汁半杯煎服。

丹溪天一丸

治阴虚火动,咳血等症。此"壮水之主,以制阳光"意也。

怀生地(铜刀切,烘)　牡丹皮　黄柏(童便浸晒三次,盐水炒)　龟板胶(以此代知母也)　枸杞子(酒洗)　五味子　麦门冬(去心)　牛膝(酒洗)　白茯苓(乳拌五次。各二两)

共为末,炼蜜为丸,如桐子大。每服七八十丸,空心滚白汤下。

两仪膏

治三消渴,兼治吐血。

黄连　天花粉

二味共为末,加藕汁、生地黄汁,入乳汁,少入姜汁、蜂蜜,调和二味为膏,丸弹子大。放一丸舌上,徐徐以白汤少许送下。能食者加石膏。

四生丸

治吐衄妄行。

生薄荷　生艾叶　生柏叶　生地黄(各等分)

各取新嫩者烂研,丸如鸡子大。每一丸,水煎,加童便服。

茅花止衄汤

治鼻衄如神。

茅花(三钱)　黄芪(蜜炙,一钱五分)　白芍药(酒炒,八分)　生地黄(二钱)　当归身(一钱)　赤茯苓(八分)　真阿

胶(蛤粉炒成珠,一钱五分)

上锉□□[1],藕节二枚煎服。

明州单方

治衄血。

饶州李七,苦衄血,已危。医以萝卜自然汁和无灰酒饮之,立止。后五日复发,投前汤不应,仅存喘息。张思顺以明州刊王氏单方刮人中白,置新瓦上逼干,以温汤调服,即时血止,至十年后而不再发。后延陵镇曾棠与张谈对间,忽出血如倾,身服尽红透,猛烈之极,头空脑晕,定为必死。张曰:"勿忧。"亦以此药进之,立止,永不再发。夫人中白,溺器中积溓[2]垢也,本秋石之类。血,阴也,气从之使然;垢亦阴也,而出自男。以阳中之阴而滋阴中之阳,无不应手而愈。前医之用萝卜汁,而以酒佐者,以血随气转运,气有滞逆,血则妄行,萝卜下气,而酒导之,所以一服亦止。但不能以阴治阴,故后五日复发耳。余以此方治不啻数十人矣,并录之,以纪其事。

柴胡清肝汤

此方治肝、胆、三焦,风热疮疡,或怒火憎寒发热,或疮毒结于两耳前后,或流血不止,并皆治之。

小柴胡(醋炒,六分) 黄芩(酒炒,七分) 山栀子(姜汁炒,七分) 川芎(六分) 连翘(六分) 桔梗(七分) 生甘草(五分)

白水煎服。

佛手散

治耳中出血。

---

① □□:原书此处残甚,观其剩笔,似"一剂"二字,待考。

② 溓:音廉。浸;沤。

人牙

煅存性，为末，入麝香少许。吹之立止。

双龙散

治齿龈间出血不止。

黄连　白龙骨　马牙硝（各一钱）　龙脑（一分）　白矾（五厘）

共为末。先以枸杞子煎汤嗽之，后用此药擦之。

寸金散

治心经多烦，热血妄行，舌上血出不止。

蒲黄（五分）　白面　龙脑（各等分）　牛黄（五厘）　黄连（三分）

共为细末，藕汁调，敷舌上，并用唾津咽下。

万年饮

治吐血，努力劳伤。

万年青叶（七茎）　红枣（二十一枚）

用水二钟，浓煎一钟，露一夜。清晨服，并枣食之。

下血门

济生小蓟饮子

治下焦结热尿血，并治血淋。

生地黄（一钱）　小蓟根（一钱五分）　滑石（一钱五分）　蒲黄（炒黑，一钱）　当归（酒洗，一钱）　山栀子（姜汁炒黑，一钱）　甘草梢[1]（八分）

锉一剂，藕节四枚，淡竹叶二十片，同煎服。

---

① 梢：原书作“稍”，今简化字统作“梢”，故改。下同，不再列举。

黄金散

治尿血。

槐花(炒) 郁金(湿纸包,火煨。各一两)

上为末。每二钱,豆豉汤下。

火柿散

治尿血,二淋下血,一切血证。

干柿饼(五钱,炒为末,付地上出火气) 柿蒂(五钱,烧存性,出火气)

共为细末。每服三钱,空心藕汁汤下。

灵柏散

治下血如神。

黄连(酒炒,一钱) 生地(三钱) 荆芥穗(炒黑,一钱) 侧柏叶(微炒,一钱) 枳壳(麸炒黄色,八分) 白芍(酒炒,八分) 炮干姜(八分) 槐花(用陈者。米泔水拌炒,一钱五分)

上撮一剂,乌梅半个煎服。

槐青丸

治便血。

生地(一两) 归头(酒洗,七钱) 川芎(二钱) 白芍(酒炒,一两) 枳壳(麸炒,五钱) 防风(五钱) 香附(醋制) 青黛(各五钱)

槐角熬膏为丸。每服三钱,藕汤下。

花叶丸

治肠风脏毒下血。

槐花(炒) 侧柏叶(炒) 荆芥穗(炒黑) 枳壳(炒。各等分)

为末。每服二钱,空心米汤下;或醋糊丸,桐子大,每十丸,食前酒下。

金银散

治热毒下血。

忍[1]冬花（去梗、叶，一两） 青州柿饼（连蒂一个，煅，存性）

上为末。每服二钱，入生蜜三匙，白汤调下。

墨娥蘸

治肠风下血。三日愈。

桑上木耳，用汤泡洗，蘸生芝麻，任意食之。

咳嗽门

滋阴宁嗽汤

治色欲无度，肾水有亏，忧郁伤脾，脾气羸弱，以致水不胜火，发为阴热，脾土衰弱，不能生金，咳嗽多痰，骨瘘劳瘵。此方能滋肾水以制心火，健脾土以生肺金。极重者，可二十剂而愈。

天门冬 熟地黄 麦门冬 桔梗（炒） 龟板胶 薏苡仁（炒） 干山药（炒） 石斛 川贝母（去心，研） 生地黄 白茯苓 鲜百合 经霜桑叶（糯米汤拌蒸。等分）

上锉一剂，灯心半分，水二碗，煎一碗，食后或临卧温服。

清肺汤

治阴虚火动，发热恶寒，吐血、咯血之后咳嗽不止者。

当归身（酒洗，八分） 白芍药（酒炒，七分） 白茯苓（七分） 麦门冬（去心，一钱） 川贝母（去心，研，一钱） 紫菀（八分） 炙鳖甲（一钱二分） 地骨皮（七分） 薏苡仁（炒，一钱五分） 鲜百合（三钱） 枇杷叶（刷去毛，蜜水拌炒，八分）

上锉一剂，灯心半分，煎熟。食后服。久嗽不止，加五味子

---

① 忍：原书误作“忽”，据文义改。

十五粒；胸膈不快，加广陈皮（七分）；气急，加苏子（炒研，八分）；带血，加牡丹皮（七分）、生地黄（一钱五分）、茅花（二钱）；呕吐，加石斛（一钱）。如前煎服。忌煎炒辛辣。

三子养亲汤

治气喘痰嗽。

苏子　白芥子　萝卜子（各三钱）

水煎服。

淡金汤

治血嗽。

百部　沙参　白芍　生地　贝母（各一钱）　阿胶　麦门冬　牡丹皮（七分[1]）　甘草（五分）

水煎服。

参苏饮

治四时感冒，头疼发热，鼻塞声重，清涕稠粘，咳嗽吐痰。此药能疏肺解肌，并治产后感冒。

人参（去芦，八分。数实有火者勿用）　紫苏叶（八分）　桔梗（炒，八分）　前胡（八分）　广陈皮（七分）　制半夏（七分）　白茯苓（八分）　枳壳（麸炒，七分）　甘葛（一钱）　甘草（蜜炙，五分）　木香（四分。冬月可用，余月并气盛人勿用）　加杏仁（一钱，炒）

上锉一剂，生姜一片，大枣一枚，水煎，食后热服。如新产后受寒，并虚弱人伤风，不敢竟用此药，于此方中加当归、川芎、白芍药、生地黄（各一钱），如前煎服，名“茯苓补心汤”，最为妥效。

琼玉膏

治气虚干嗽。

---

① 七分：似应作“各七分”，待考。

生地(四斤) 白茯苓(十三两) 白蜜(二斤) 人参(六两)

上以地黄捣汁,同蜜熬膏,和参、苓末,入二瓶,重汤煮三日,去火毒。白汤点服。

神荆散

治血嗽。

用荆芥一握,烧过,盖地上出火毒,研末。藕节汤下[1]二钱,不过二服愈。

八珍丸

治发热骨蒸,咳嗽吐血。

生地 熟地 天冬(去心) 麦冬(去心。各四两) 贝母(去心,二两) 玄参 人参(各一两) 白芍(二两)

共为细末,蜜炼为丸,桐子大。每服七十丸,空心白汤下。

汇汁磨

韭汁 藕汁

磨郁金、陈墨,服。并治鼻血,及[2]滴入鼻孔中,合藕汁饮,妙。

荣安饮

治咳嗽吐血,衄血,咯血,并大小便下血,妇人血崩,悉皆治之。

血余炭(一钱) 京墨(火煨,二钱) 槐花(炒,二钱) 生地花(二钱) 干姜(火炮,一钱五分)

共为末。每服方寸匙,黄酒送下。如不用酒,茶亦可。

---

① 下:原书脱,据文义补。

② 及:此字疑误。

清嗽丸

化痰定喘,清热止嗽。

胆南星(一两) 桑白皮 杏仁(去皮、尖) 前胡 桔梗 贝母 天花粉(各七钱) 陈皮 黄芩(各五钱) 青黛 甘草(各三钱)

蜜丸,龙眼大。每一丸,淡羹汤下。

肺痈方

治咳嗽唾脓。

薏苡仁,略炒为末,糯米饮调服;或二味作粥吃,亦可;或水煎服。当下脓血,自安。

哮喘门

加味神秘汤

治一切喘嗽。

橘红(一钱) 白茯苓(七分) 制半夏(八分) 紫苏叶(八分) 桑白皮(炒,八分) 木香(五分) 杏仁(去皮、尖,一钱) 款冬花(七分) 白果(十四枚) 人参(六分,肺有火不用)

上锉一剂。生姜三片热服。

定金散

治肺有热发喘。

白茯苓(八分) 天门冬(一钱) 桑白皮(一钱五分,炒) 地骨皮(八分) 知母(八分) 甘草(蜜炙,六分) 人参(八分) 青皮(六分) 五味子(二十一粒) 陈皮(六分) 黄芩(八分,酒炒) 薄荷(八分)

水二碗,生姜三片,灯心半分,白果十一个,煎一碗,食远温服。

参苏温肺汤

治肺受寒发喘。

陈皮(一钱) 桑皮(炒,一钱) 甘草(蜜炙,五分) 人参(去芦,一钱) 白术(土炒,六分) 苏叶(八分) 五味子(二十一粒) 肉桂(七分) 制半夏(一钱) 白茯苓(七分) 木香(五分)

共锉一剂,先用麻黄七分煎沸去沫,后下群药,生姜五片,白果二十一枚,二碗水,煎一碗,食远服。

五拗汤

治风寒咳嗽,肺气喘急。

麻黄(不去根、节) 杏仁(去皮、尖) 甘草(生用) 荆芥穗 桔梗(各一钱)

白果七枚,生姜三片煎服。去荆、桔二味,名“三拗汤”;加石膏、茶叶名“五虎汤”。

平气汤

治肺有湿热,上攻而为实喘。

白牵牛(头末一钱五分。《内经》曰:肺气上逆,食苦以泻。用牵牛之苦寒以泻气分,为君) 广陈皮(苦涩,理肺气。八分) 青皮(醋炒。苦辛平,散肺中滞气,为臣。八分) 槟榔(辛温,性沉重。七分。清痰降气,而为之佐) 大黄(蒸过者。性苦寒,荡涤满实,走而不守,而为之使也。五分,另煎)

上锉一剂。生姜三片,食前服。

清化汤

此方治虚喘,脉伏而数。

人参(去芦,一钱) 杏仁(去皮、尖,一钱) 五味子(二十一粒) 麦冬(去心,二钱) 紫菀(一钱) 苏子(炒研,八分) 贝母(去心,研,一钱) 陈皮(去白,七分) 桑白皮(炒,七

分）　薏苡仁（炒，一钱五分）

上锉一剂。生姜一片，白果十四枚，水二大钟，煎一大钟，温服。

宁喘丸

治痰稠壅盛。

橘红（二两。用明矾五钱同炒香，去矾不用）　制半夏（一两五钱）　杏仁（去皮、尖，炒，二两）　瓜蒌仁（去油，一两）　炙甘草（七钱）　黄芩（酒炒，五钱）　猪牙皂角（去皮弦，烧存性，三钱）

共末，淡姜汤打神曲糊为丸，如桐子大。每服一钱，食远白汤下，日进二服。

本面书影整理文字见第1面。

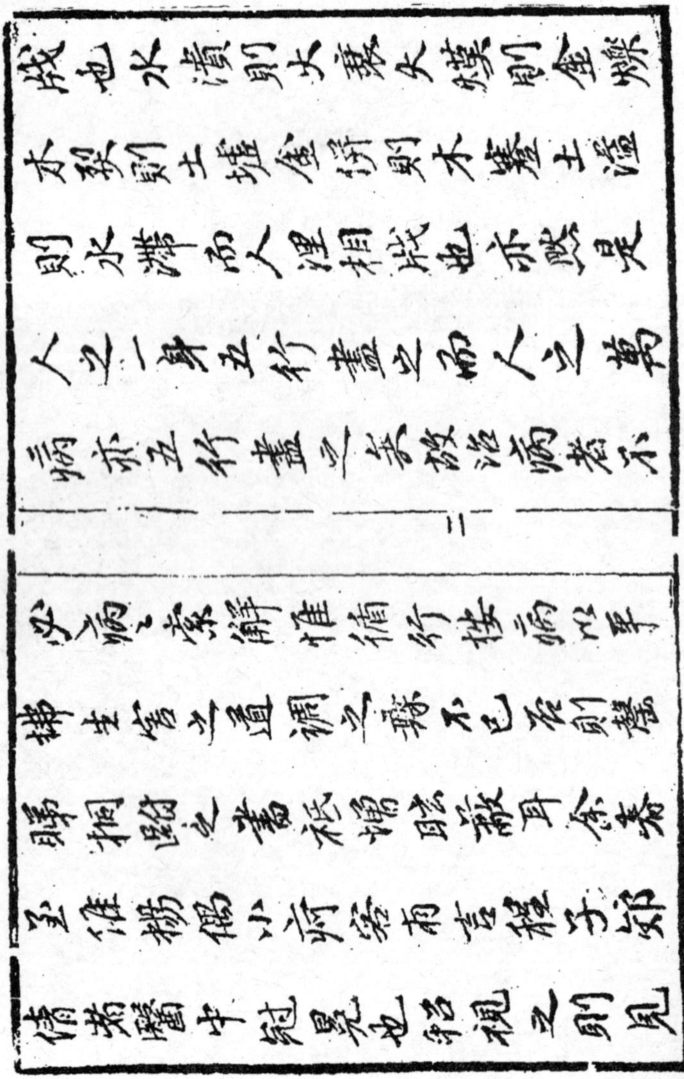

木　部

天三生木，在人曰肝。居脾下而着背九椎，循筋行而弦长应律。端正和畅，偏倾痛苦，有余金激，不及土侮，短涩见而克贼为恙，风隆胜而燥郁助火。故《经》曰：木气不平，土金交薄，相迫为病，展转异常。必使气静以达之，自调直而敷荣也。

中风门

防风通圣散

治一切风热，大便结燥，小便赤涩，头面生疮，眼目赤痛，热极生风，口噤舌强，或鼻尖紫赤，风刺瘾疹，肺风，或成风疠，肠风，谵妄惊狂，悉皆治之。

防风　川芎　当归（酒洗）　白芍药（酒炒）　大黄　芒硝　连翘　麻黄（冬三月用，余月姑缓之）　薄荷（各一钱半）　石膏　桔梗　黄芩（酒炒。各八分）　白术（土炒）　山栀子（姜汁炒）　荆芥（各五分）　滑石（二钱）　甘草（蜜炙，一钱）

共锉一剂，生姜三片，水煎温服。

风刺劳汗，当风汗出为皻，郁出于玄府，脂液凝聚，当重用归、芍，兼之发散，疏玄府之风而调和荣气，于前方去芒硝。瘾疹赤白，《经》曰：热在肌表连内者，苦以发之。当以葱、豉、黄连之类，合四物而用之，于前方去芒硝、滑石。小便赤涩，倍滑、连而去两黄；腰痛走注，加归、硝而添车前；肌肉蠕[1]动，《经》曰“微风”，去二黄、栀、硝而加羌活；伤肺咳嗽，入半夏、茯苓；跌扑损

[1] 蠕：原书误作“懦”，据《素问·调经论》改。

伤,调归、黄、乳、没。因时制[①]宜,贵乎详察;寒热虚实,全在变通,又不可不审也。

乌药顺气散

治男妇一切风邪,遍身麻痹,骨节酸疼,手足瘫痪,语言蹇涩,筋脉拘挛,步履艰[②]辛,口眼歪斜[③]等症。

麻黄(冬季用,余季不用,羌活代之) 橘红 乌药(各一钱) 川芎 白芷 枳壳(麸炒) 桔梗(炒) 僵蚕(炒,去头、足。各一钱) 干姜(炮黑,五分) 甘草(蜜炙,一分)

锉一剂,姜、枣煎服。

如憎寒壮热,加羌活、葱白;遍身痒瘙疼痛,加薄荷、当归;手足拘挛,木香、石斛、桂枝;湿盛,苍术、白术、槟榔;足浮,牛膝、五加皮、独活;自汗,黄芪、酸枣仁,去麻黄、干姜;胸臆胀满,加枳实、厚朴;头眩,川芎、细辛、天[④]麻、细茶;四肢逆冷,附子、肉桂、人参;手足软弱,腰膝疼痛,牛膝、续断、白术、秦艽;左瘫右痪,加木香、天麻、胆星、半夏、羌、防、归、芍,去麻黄、干姜;口眼歪斜,黄连、羌、防、荆芥、竹沥。又在人之因时制宜也。

又 方

治诸风,左瘫右痪。

当归(酒洗) 川芎 白芍药 生地黄 紫苏叶 陈皮 香附(醋炒) 乌药 枳壳(麸炒) 砂仁(研) 桔梗(炒) 黄芩(酒炒) 半夏 防风 地龙(焙) 甘草(蜜炙) 乳香 没药(一味研末,不见火,候药煎好,入服) 沉香(酒磨,临好入

---

① 制:原书误作"置",据文义改。后同,不再列举。

② 艰:原书误作"难",据文义改。

③ 斜:原书作"邪",为通假字,改为本字。

④ 天:原书误作"王",据文义改。

服。各等分）

姜、枣煎服。

小续命汤

治中风，半身不遂，口眼歪斜，语言蹇涩，痺颤掉眩，痰涎壅盛，筋脉拘挛，外有六经之形证，以发其表。

麻黄（去节） 杏仁（去皮、尖，炒） 官桂 芍药（酒炒） 川芎 防己 黄芩（酒炒） 人参 甘草（蜜炙。各一钱四分） 防风（一钱） 附子（炮，去皮、脐，七分）

生姜煎服。

中风之证，当审六经，加减施治，然后得痊。如太阳中风，恶寒无汗，或头痛身热，脊强，冬月当于此方重用麻黄，谓麻黄续命汤，余月或以羌活代之；如有汗，恶风，重用桂枝，谓桂枝续命汤；阳明中风，有汗身热，不恶寒，于此方中加石膏、知母，白虎续命汤；无汗身热，口渴，恶风寒，加葛根，葛根续命汤；太阴中风，无汗，身凉，手足冷，重用附子、桂枝，加干姜，附子续命汤；少阴中风，有汗，无热，本方中重用附子、桂枝，桂枝续命汤；其六证混淆，系之于少阳、厥阴，或肢体挛痛，或麻痹不仁，宜羌活、连翘，连翘续命汤；精神恍惚，茯苓、远志；心烦多惊，犀角、麦冬；骨脊烦痛，有热者，当去附子而倍芍药；骨脊冷痛，倍附子而增桂枝；小便赤涩，用芍药、竹沥以去附子；下痢脏寒，用附子而多白术；脚弱，牛膝、石斛；身痛，秦艽、萎蕤；腰痛，桃仁、杜仲；失音，杏仁、麦冬；不语，菖蒲、竹沥。春夏，石膏、知母、麦冬、黄芩；秋冬，肉桂、干姜、附子、白术。

三化汤

治中[1]风，九窍俱闭，唇缓舌强，内有便溺之阻隔，以导其

---

① 中：原书残缺，据《普济方·卷九十一·三化汤》补。

里。

枳实(麸炒,八分) 厚朴(姜汁炒,八分) 大黄(酒蒸,一钱五分) 羌活(七分)

生姜煎服。

外有六经之形证,先服加减续命汤;内有便溺之阻隔,随以此汤导之。

羌胡愈风汤

治肝肾虚,筋骨弱,语言蹇涩,精神昏愦,中风湿热内亏,入人经络,体重,或瘦而一肢偏枯,或肥而半身不遂。恐以健忘,劳以多思,心乱则百病生,心宁则万邪息。此药能安心育神,调理阴阳,使无偏胜。

羌活 甘草(蜜炙) 前胡 蔓荆子(研) 防风 川芎 细辛 枳壳(麸炒) 熟地黄 麻黄(去节) 半夏 薄荷 紫厚朴(姜汁炒) 甘菊花 人参 当归(酒洗) 知母(盐水拌炒) 黄芪(蜜炙) 地骨皮 独活 白芷 杜仲(酒炒断丝) 枸杞子 秦艽 柴胡 防己(以上各五分) 白茯苓 黄芩(酒炒) 白芍药(酒炒,七分[①]) 石膏 苍术(米泔水拌炒) 生地黄(以上各八分) 桂枝(二分)

共锉一剂,白水煎服。阴雨天加生姜三片。

此药常服,不可失四时之辅。如望春入寒之后,本方中加半夏、人参、柴胡各二倍,加木通一钱,迎而夺少阳之气也;如望夏谷雨之后,本方中加石膏、黄芩、知母各一倍[②],迎而夺阳明之气也;如季夏之月,本方加防己、茯苓一倍,加白术(土炒)一钱,胜

① 七分:此前疑脱“各”字,待考。

② 倍:原书误作“培”,据文义改。以下三“倍”字同。

脾土之湿也;如初秋大暑之后,本方中加厚朴、桂[①]各一倍、藿香一钱,迎而夺太阴之气;如望冬霜降之后,本方中加当归、桂一倍,附子一钱,胜少阴之气也。更在临病之际,审其虚实,察其邪正,观地土之宜而施治焉。

星香散

治中风痰盛,服热药不得阻滞,随以此汤导之。

南星(四钱,水治) 木香(五钱,生用)

生姜煎服。加川乌、附子,名"三生散",治中风痰盛,脉沉,无热。

治中风吹鼻法

中风昏倒,不省人事,口眼歪斜,牙关紧急,乃真气耗散,腠理不密,风邪乘虚而入也。切勿扶起,以致血凝伤损,不能运动,遂成痼疾。先用吹鼻法,后用吐法。吐后未醒,急灸舌会[②]、人中、颊车穴,然后视其症候,用滋化源药斟酌治之,无过祛吐,而促其危。

巴豆一粒(去壳)

纸包[③]擀油[④],去豆,纸捻作条,男左女右,捻入鼻内。或加皂角末,尤良;或单用此末,芦管吹鼻,打嚏;或用半夏汤泡七次,为末用,亦得。重者连吹数次,或用前纸条烧烟,薰入鼻中俱可,有嚏即醒。

又 方*

治不省人事,口噤不开,兼治诸厥方。

急用针刺十指角,离甲一韭叶许,出血立苏。

---

① 桂:此前原衍"因"字,据《素问病机气宜保命集》"愈风汤"删。

② 舌会:疑为"百会"之误。

③ 包:原书误作"色",据文义改。

④ 擀油:原书此二字漫漶,观其剩形,似此二字,待考。

搐鼻散

治卒中，暴死不省。

川芎　细辛　藜芦　白芷　防风　薄荷叶(各一钱)　牙皂(去皮，三个)

共为极细末。吹鼻中少许，有嚏则生，无嚏则死。

通关散

天南星　半夏　猪牙皂

为末，吹之。

稀涎散

治风涎潮塞，气闭不通。

白矾(生，二两)　牙皂(四个，去皮、核)

为细末。每服一二钱，温水下，以吐为度。民[①]用鸡翎蘸桐油入喉中，吐痰亦可。

大秦艽汤

治中风，外无六经之形证，内无便溺之阻隔，知血弱不能养筋，手足不能运动，舌强不能语言等症。

秦艽(一钱)　石膏(一钱)　甘草(蜜炙，五分)　川芎(六分)　当归(酒洗，六分)　芍药(酒炒，八分)　羌活(七分)　独活(七分)　防风(七分)　黄芩(酒炒，七分)　白术(土炒，七分)　白芷(六分)　茯苓(七分)　生地黄(一钱)
熟地黄(一钱)　细辛(五分)

心下痞，加枳实(五分)。

上锉一剂，生姜三片，竹沥二钱，水煎服。

愈风丸

治足三阴虚损，风邪所伤，致肢体麻木，手足不遂。

---

① 民：疑为“或”字之误。

天麻　牛膝（酒浸）　萆薢　玄参（以上各二两）　杜仲（盐水拌，炒断丝，六两）　羌活（七两）　当归（酒洗）　熟地黄　生地黄（铜刀切，烘。各八两）　独活（二两五钱）　肉桂（一两五钱）

共为末，炼蜜为丸，如桐子大。每服五六十丸，滚白汤下。

伏虎丸

专治左瘫右痪。

生地黄　蔓荆子　白僵蚕（去头、足，炒。各五钱）　五灵脂（一两）　踯躅花（炒）　胆南星　白胶香　草乌（炮。各二两）

共为末，酒煮，半夏末为稀糊，丸①如桐子大。每服三十丸，酒下。

建康乌衣巷有老人姓钟，素好道，因酒患风，百治不效。一日，忽有道人至，授此方，倏尔道人即不见。知为仙方也，旋合服之，不数服而愈。

解语汤

治中风，痰迷心窍，舌强不能言语。

羌活　防风　天麻（煨）　肉桂　川芎　胆南星　陈皮　白芷　当归（酒洗）　人参　甘草（蜜炙）　酸枣仁（炒熟，研）　羚羊角（各等分）

竹沥半杯，水煎服。

清心散

治证同前。

青黛　硼砂　薄荷（各二钱）　牛黄　冰片

上为末，先以蜜水洗舌，后以姜汁擦舌，将药末蜜水调稠，搽

① 丸：原书脱此字，据文义补。

舌本,咽下。

省风汤

治卒暴中风,昏迷不言,口眼歪斜,筋脉挛急,抽牵疼痛,风盛痰实,胸膈烦满,僵仆旋晕,左瘫右痪,手足麻痹,骨脊酸痛,步履艰辛,神志恍惚,昏愦不醒,并皆治之。

防风　胆南星(各二钱)　制半夏　黄芩(酒炒)　甘草(生用。各一钱)

生姜一片,水煎,食远服。

石斛酒

治心脏中风,下注腰脚,兼除头面游风,而补虚损。

石斛(四两)　黄芪(蜜炙)　人参(去芦)　防风(以上各一两五钱)　辰砂(水飞)　杜仲(盐水炒断丝)　川牛膝(酒洗)　五味子　山药(炒)　白茯苓　山茱萸(酒蒸)　萆薢(酥炙。以上各二两)　细辛(一两)　天冬(去心)　生姜(各三两)　薏苡仁(炒)　枸杞子(各半斤)

上用无灰好酒三十斤,将前药绢袋盛,悬浸三昼夜[1];麦面封头煮,定香一炷取出,埋土地上一昼夜,出火气;再置当风,吹一二日,去湿热。早晚随意饮之。

荣卫汤

治半身不遂,口眼歪斜。此症人多用疯气药治之,殊不奏效。此方调理气血,故获速功,分两不可加减,大有神验。

人参(一钱五分)　黄芪(二钱)　当归(二钱)　白术(一钱五钱)　半夏(二钱)　甘葛(八分)　甘草(四分)　红花(四分)　桂枝(五分)

水二钟,姜、枣煎服,即愈。

---

① 夜:原书无此字。考下文"埋土地上一昼夜"之语,显系脱文,今补入。

加味豨莶丸

专治一切偏枯不仁等症。

豨莶草(一斤) 熟地(二两) 当归(酒洗,三两) 川芎 白芍(各二两) 天麻(三两)

共为细末,炼蜜丸,如桐子大。每服六七十丸,空心滚白水送下。

灵仙酒

治手脚风[1]气,如神。

当归 威灵仙 海风藤(要真者) 生地 牛膝 独活 天麻 杜仲(炒去丝。各五钱) 枸杞子 汉防己(各四钱) 苍术 芍药 川芎(各三钱) 五加皮(六钱) 人参(五钱) 木瓜(五钱。如手疯,则木瓜不用,加桂枝二钱)

用腊酒十五斤,将前药用绢袋盛之,煮三炷香,将泥封固埋土,三日后服之。

加味天麻丸

治一切中风,麻木不仁。风能动而多变,因热胜则动,宜以静胜躁,是养血也,非此药不治。

天麻(二两,酒浸二日) 生地(三两) 牛膝(三两,去芦,酒浸) 杜仲(三两,姜炒去丝) 羌活(二两半) 当归(酒洗) 玄参 石斛 续断(各二两) 川萆薢(酒浸三日,另研) 独活(各一两五钱) 附子(炮,去皮、脐) 桂枝(各五钱)

共为细末,炼蜜为丸,如桐子大。每服六七十丸,空心清米汤送下。

白凤丸

凡风证有痰及口眼歪斜者,以上明白矾打碎如豆大块,清晨

---

① 风:原书误作"疯",据文义改。

用滚白水送下，自八九分，服至钱数外方止，最有奇验。此是丹方，诸书不载。

蚕蝉两化散

治口眼歪斜。

苍术（童便浸，一两二钱三分） 当归（酒浸洗，七钱七分） 细辛（一钱七分） 白僵蚕（水浸微炒，一钱七分） 藁本（一钱七分） 甘草（蜜微炒，一两） 川乌（煨，一两三钱） 金钗石斛（去根，三钱三分） 川芎（二钱三分） 防风（一钱七分） 人参（三钱三分） 何首乌（一钱七分） 蝉蜕（用白者，一钱七分，去头、足） 全蝎（去嘴、足，用粳米炒，一钱七分） 白芷（一钱七分） 两头尖（一钱） 草乌（煨，一两三钱三分） 麻黄（去根，□钱七分） 天麻（煨，一钱七分） 朱砂（一钱七分） 荆芥（去根，一钱七分）

上为细末。饥时用温茶调服，量人肥瘦，有力者服八九分，或一钱；老弱者服六分，或七分。

三皮汤

治鹅掌疯。

山查根皮 枸杞根皮 石榴皮

三皮共煎水，薰洗。

紫桂汤

治半身不遂，手足麻木。

葳灵仙 石菖蒲 紫苏 南星 桂枝 甘草（蜜炙） 五加皮（各一钱）

用水一碗，每贴加茅山苍术，米泔水拌炒二钱，姜三片，煎一钟，带热服，渣[1]再煎。手麻，加桂枝；足麻，加牛膝。如此四贴

① 渣：原书误作“查”，据文义改。后同，不再列举。

即愈。

虎骨散

治半身不遂,肌肉干瘦,名曰偏枯。忌用麻黄发汗,恐津液枯竭,宜润筋去风。

当归(一两五钱) 赤芍 川续断 白术(土炒) 藁本 虎骨(各一两,酥炙) 乌蛇(五钱)

如骨中疼痛者,加生地一两;脏寒自利者,加天雄五钱。

共为细末。每服二钱,食后酒调下。

玄青散

治痰厥,中风不语。

玄胡索 青黛 猪牙皂(各一钱) 白矾(一钱)

共为末。每服一二分,姜汤调灌,即醒。

济厄汤

治半身不遂,手足拘挛,语言不利。

当归(一钱二分) 川芎(一钱二分) 生地(姜炒,八分) 牛膝(酒炒,八分) 红花(酒洗,四分) 羌活(六分) 防风(六分) 天麻(煨,一钱) 南星(姜汁炒) 半夏(姜汁炒) 白茯苓(各一钱) 橘红(盐水洗,八分) 黄芩(酒炒,八分) 桂枝(六分) 白术(土炒,一钱五分) 炙甘草(四分) 枣仁(炒研,八分) 白芍(酒炒,二钱) 黄柏(酒炒,三分)

水煎,加姜汁、竹沥服。

梵碑丸

治左瘫右痪,三十六种偏正头风,口眼歪斜,大风癞风,一切无名风,及脚气,打扑伤折,并胎孕有伤。服过百粒,即为全人。宋时,东京开河渥,得石碑,梵书大篆。林灵素辨译,诗云:

天生灵草无根干,不在人间不在岸。

始因飞絮逐东风,泛梗青青飘水面。

神仙一味去沉疴，采时须在七月半，

选甚瘫风与大风，些小微风都不算。

豆淋酒化服三丸，铁镤头上也出汗。

用紫背浮萍，七月半采之，炼蜜和丸，如弹子大。约浮萍一斤，用蜜三斤，如不够，再添熟水亦可。每服一粒，以黑豆淋酒，空心化下。此江宁道士秘授。

黑虎丸

专治三十六种风，按虚实寒热，随证用引，无不奏效。

乳香　朱砂　天麻（煨）　两头尖（各一钱半）　草乌（火炮）　川乌（火炮）　苍术（米泔浸一日。各二两）　何首乌　当归（酥油炮）　川芎　石斛　防风　麻黄　荆芥　甘草（蜜炙）　细辛　白芷（各五钱）

上为丸，如弹子大。每服一丸，热酒送下。

左瘫右痪，热酒送下；口眼歪斜，朱砂汤送下；肚腹疼痛，热茶汤送下；偏正头风，茶汤送下；上吐咳嗽，姜汤送下；耳作蝉声，花椒汤送下；妇人黄肿，当归汤下；赤白带下，干姜汤送下；手足顽麻，酒送下；膀胱疝气，艾醋汤下；胎前产后，红花汤下；小儿惊风，薄荷汤下；口错狂乱，朱砂汤下；小儿伤寒，茶送下；饭食失味，皂角汤送下；伤寒吐逆，烧蒜防风汤下；百脊疼痛，乳香汤送下；心疼肠满，人参汤送下。

捉虎丸

专治男女伤寒暑湿脚气，不拘远年近日，一切走注疼痛，叫唤不可忍者。发时，空心服一丸；赶到脚面上，赤肿痛不散，再服一丸；赶到脚心里[①]汗出，乃除根，永不发。如病在上，食后服

① 里：原书此字漫漶，观其剩笔，似“里”字。

之,临卧如[1]酒送下,自然出汗,痛立[2]为验;如风肿瘫痪,麻木不仁,手足不能屈伸,偏枯等症,皆酒下二丸,连进二服;初中风,不省人事,牙关不开,热酒磨服二丸,灌下立效。

麝香(一两五钱,另研) 京墨(烧净烟,一钱五分) 乳香 没药(各七钱五分) 当归(酒浸晒干,七钱五分) 白胶香(一两五钱,另研) 草乌(去皮、脐,一两五钱) 川芎(一两) 木鳖子(一两五钱,去油) 五灵脂(去沙土,七钱五分) 地龙(去土,炙,七钱五分,水浸打糊[3])

共为细末,糯米粉、地龙,打糊为丸,如鸡头子大。每服一丸,空心酒下。

夺命还真丸

此方乃张秋□惠庙中泰山三处石刻,专治风疾。

全蝎(一两) 蛤蚧(一钱) 茴香(二两) 白僵蚕(一两) 天麻(煨,一两半) 拣参(二两) 木香(一两半) 干菊花(一两) 菟丝子(盐水炒,一两半) 羌活(二钱) 防风(去芦、头,二两) 白术(土炒,一两半) 藁本(一两半) 川芎(一两) 白芍药(酒炒,二两) 知母(盐水炒,二两) 半夏(洗七次,生姜制,二两) 杜仲(盐水去丝) 白茯苓(去皮) 柴胡(各一两,去芦) 黄芩(酒炒,一两) 麻黄(去节) 桔梗(二两,干炒) 陈皮(去穰) 枳壳(三两,炒) 熟地黄(一两) 蔓荆子(一两) 肉桂(一两,去皮) 独活(一钱半) 甘草(蜜炙,二两) 生地黄(一两) 地骨皮(一两) 细辛(十两,去土) 川黄连(姜汁炒,一两) 石膏(二两) 当归(酒洗,一

---

① 如:疑为"好"字之误。

② 立:疑为"止"字之误。

③ 糊:原书此字残甚,观其剩形,似"糊"字。

两，去芦、头） 薄荷叶（二两）

上三十七味，炼蜜为丸，如弹丸大，金箔为衣。每服一丸，细嚼。若中风瘫疾，茶酒下；如遍身筋骨疼痛，及心气疼，不省人事，热酒送下；洗头风、暗风，茶酒送下；惊痫，口吐涎沫，温酒送下；治妇人胎前产后，经脉不调，用酒煎香附汤送下。

搜风顺气丸

治三十六种风，七十二般气，去上热下冷，四肢无力，腰脚酸痛，多睡[1]少食，渐渐羸瘦，颜色赤黄，下疰，恶疮，口苦无味，憎寒二声，悉皆治之，以其能补精驻颜，疏风顺气也。

大黄（五两，酒蒸九次） 郁李仁（去壳皮） 火麻仁（微炒，去壳） 干山药 牛膝（酒浸） 山茱萸（酒蒸去核） 槟榔 菟丝子（酒煮。以上各二两） 车前子（炒，二两半） 枳壳（麸炒） 独活（各一两）

蜜丸，桐子大。每服三十丸，茶酒任下。

内酒方

前者，南京留守窦文炳患手足拘挛，半身不遂，延访名医。至奉化县，本县县尉李能传此方。即依方浸酒一斗，饮至二升，能运手足；三升，能伸腰背；至四升，脱如释负。因具闻，奉旨付太医院录记。

天麻（煨） 当归（酒洗） 枳壳（麸炒，一两） 桔梗（炒，二两） 枸杞子（一升） 牛蒡子（炒，半斤） 牛蒡根（一斤） 天麻子（去壳，一升） 防风 苍术（去皮，米泔浸，瓦器蒸熟） 牛膝 秦艽 羌活 晚[2]蚕沙（淘净，炒。各二两）

上十四味，为粗末，用无灰酒三斗，瓦坛浸十日。后每日清

---

① 多睡：原书误作“及睡”，据《医方类聚》改。

② 晚：原书作“挽”，为同音假借，改为本字。

晨、午、晚各温进一钟。忌鱼、面三个月。开坛时不可面对酒坛,恐酒气触伤眼目。

又方

治半身不遂。

麻黄(一两五钱) 乌药 羌活 防风 桔梗(炒) 当归(酒洗) 干姜(炮黑) 甘草(蜜炙) 防己(各一两) 紫苏 川芎 香白芷 闽天麻(煨) 广木香(各一两五钱) 荆芥穗 生姜(各二两) 核桃肉(四两) 黄芩(酒炒,一两)

用好酒二十斤,煮一炷香,埋地七日。任服。五荤不忌,惟忌红枣。

[附]:

仙传救急惊方

一治大人中风中痰,兼治小儿诸般惊风,立效。不许受谢及食病家茶酒,犯者不验。

生石膏(研末,十两) 辰砂(研末,五钱)

二味和匀。每服,大人三钱,小儿一钱,四岁至七岁者一钱半,八岁至十二岁者二钱,十三岁至十六岁者二钱半,俱用生蜜调下。

凡中风,中痰,中暑,中气,血晕,干霍乱,卒暴等症,俱生姜泡汁,与童便同服,立可解散。盖生姜能开痰,童便能降火故也。虚弱皆可服。卒中暴死者,因犯不正之气,忽然手足厥冷,肌肤粟起,头面青黑,精神不守,错言妄语,牙紧口噤,昏不知人,头旋晕倒,此中恶,卒厥,客忤,飞尸,鬼击,吊死问丧,入庙登冢,多有此病也。

又　方*

用皂角末少许，吹入鼻中。或半夏末、雄黄末、菖蒲末、伏龙肝末俱可；或用醇酒、韭菜、韭根捣汁，灌鼻并口中，即活。

又　方*

伏龙肝末，新汲水调，灌口中。

又　方*

菖蒲根，生捣汁，灌鼻及口中。

又　方*

有一种男妇，涎潮于心，卒然中倒，当即扶入暖室中正坐，当面用好醋炭薰之，令醋气冲入口鼻，移时潮聚自收，轻者即时苏醒，重者亦醒人事。唯不可与一滴汤水，并牛黄丸诸药之类，使涎永系于心络，不能归舍，致成废人。此出《传心录》，世少知者，故记之。

疠风门

桦皮散

治肺壅风毒，遍身瘾疹瘙痒。

荆芥穗（一钱五分）　枳壳（麸炒，一钱五分）　桦皮（炒，一钱）　甘草（蜜炙，八分）　杏仁（去皮尖，□钱）

水煎熟，入酒一杯服。

醉仙散

治疠风，遍身麻木。

胡麻子（炒）　牛蒡子（炒）　枸杞子　蔓荆子（炒，各一两）　白蒺藜（炒）　苦参　防风　瓜蒌根（各五钱）

共为末，每末一两，入轻粉一钱五分。每服一钱，茶清调服。至五七日，牙缝中出臭涎，令人如醉，或下浓血，始去病根。

换肌散

治疠风久不愈，或眉毛脱落，鼻梁崩坏，服之如神。

白花蛇　黑花蛇(各三两,酒浸)　地龙(去土)　当归　细辛　白芷　天麻(煨)　蔓荆子　威灵仙　荆芥穗　菊花　苦参　木贼草　白蒺藜(炒)　甘草(蜜炙一半,生用一半)　天门冬(去心)　赤芍药　石菖蒲(去毛、节)　何首乌(不犯铁器)　胡麻子(炒)　川芎　草乌头(炮,去皮、脐)　苍术(米泔水拌炒)　木鳖子(以上各一两)

为末。每服五钱,食远温酒下,量好多服几杯。一方有定风草、不灰木。

祛风丸

治疥癞风疮,遍身瘾疹,瘙痒如虫行。

黄芪(蜜炒)　枳壳(麸炒)　防风　白芍药(酒炒)　甘草(蜜炙)　地骨皮　枸杞子(酒拌为末)　熟地黄(砂仁浸酒蒸)　生地黄(各等分。酒拌蒸,捣膏)

加炼蜜为丸,如桐子。每服百丸,食远滚白汤下;能酒,酒下。一方加犀角、羌活,更妙。

荆黄散

治风毒血热,头面生疮,或赤肿成块,或瘾疹痒痛,手掌破[①]裂,脓[②]水淋漓。

羌活　当归(酒洗)　川芎　黄连(酒炒)　鼠粘子(炒)　防风　荆芥　甘草(蜜炙)　黄芩(酒炒)　连翘　白芷　升麻(各□钱)

水酒各半,煎服。

时药丸

治大麻风,浑身瘫癞,手足顽麻,二十一日痊愈。此方南京

① 破:原书误作"彼",据文义改。

② 脓:原书误作"浓",据文义改。

华山慧庵和尚传，乃海上仙方也。用时草叶，不拘多少为末，酒糊为丸，桐子大。每服三钱，空心黄酒送下。此草根洗净泥，用好煮酒浸，煎一炷香，埋地三日，去火毒，取出。晚服一大钟，再用：

白藓皮（酒洗） 苍术（米泔水拌炒） 厚朴（姜汁炒） 粉草（蜜炙） 当归（酒洗） 黄柏（盐水炒）

六味量用多少，入好酒五斤，煮一炷香，埋地三日，取出。早、晚各服一大杯。

上药三品，头七日，服丸药；第二七，服时草根药酒；第三七，服六味药酒。共二十七日服完，自然痊愈也。但身上疯气起，裂皮作痛，用猪脂油烘热搽之，待其顽皮脱落，则肌①肤自然如旧矣。

眩晕门

六合汤

治风虚眩晕。

当归（酒洗） 川芎 白芍药（酒炒） 生地黄（各一钱） 秦艽（酒洗，八分） 羌活（一钱）

姜一片，水二钟，煎一钟。温服。

加减天麻汤

治头目四肢麻木，不时眼黑。

半夏（姜制，八分） 白术（七分） 天麻（湿煨，五分） 神曲（炒，五分） 川芎（七分） 陈皮（一钱） 泽泻（三分） 防风（二分） 茯苓（五分） 苍术（三分） 白芷（三分） 黄芪（三分） 人参（三分） 炙甘草（□分）

① 肌：原书此字漫漶难辨，据文义拟作“肌”，待考。

姜、枣煎服。

半白汤

治眩晕，眼黑头旋，五[①]心烦闷，因胃气虚损，中膈停痰而致。

陈皮　半夏(制)　麦芽(炒。各七分半)　白术　神曲　黄芪(蜜炙，五分)　人参(三分半)　茯苓　苍术(米泔水拌炒)　天麻(煨)　泽泻(各三分半)　干姜(炒，□分)　黄柏(酒炒，一钱五分)

水煎，食[②]前服。

定晕天霜散[③]

治风热壅盛，上[④]攻头目眩晕。

羌活(六分)　防风(五分)　黄芩(酒炒，七分)　柴胡(六分)　黄连(酒炒，四分)　白茯(五分)　天麻(煨，五分)　瓜蒌霜(五分)　甘草(蜜炙，三分)　菊花(六分)　黄柏(酒炒，八分)

上锉一剂，姜一片，煎服。

清上导痰汤

治痰火壅盛，头目眩晕欲仆。

胆南星(一钱)　明天麻(煨，一钱)　制半夏(八分)　旋覆花(七分)　橘红(八分)　川芎(八分)　瓜蒌霜(一钱)　黄芩(一钱)　赤茯苓(七分)　木通(七分)

晕甚者，加玄明粉一钱。

---

① 五：原书此字残甚，只馀上三分之一，据文义拟补，待考。

② 食：原书此字残缺，据文义拟补，待考。

③ 定晕天霜散："天"原书作"人"，于意难通，考方中有"天麻"、"瓜蒌霜"，故拟改为"天"字，待考。

④ 上：原书此字残甚，据文义拟补，待考。

上锉一剂，生姜二片，煎熟温服。

祛痰丸

治风头旋，痰逆恶心，胸膈不利。

牛胆南星（五钱） 制半夏（五钱） 赤茯苓（五钱） 橘红（五钱） 天麻（煨，五钱） 明矾（三钱） 干姜（炮，四钱） 黄连（酒洗，二钱）

共为细末，神曲糊为丸，如桐子大。每服二钱，淡姜汤下。

滋阴固本汤

治阴亏火炽，头眩昏仆欲死。余用此方，立起数人，故并列之。

龟板胶（二钱） 黄柏（酒炒，二钱） 天门冬（去心，一钱五分） 麦门冬（去心，一钱五分） 熟地黄（一钱五分） 生地黄（一钱五分） 人参（八分） 天麻（煨，一钱） 白茯神（八分） 钩滕（八分） 山药（炒，八分） 川芎（七分）

上锉一剂，煎熟，入食盐一小茶匙，温服。

山菊散

治气虚眩晕。

山茱萸（一两） 山药 菊花 茯苓 人参 川芎（各五钱）

上为细末。酒下[①]二钱。

星陈汤

治痰气眩晕。

桔梗（一钱） 半夏（一钱） 甘草（五分） 陈皮（八分） 南星（七分） 茯苓（一钱五分）

上水煎，吞白丸子二钱。

---

① 下：原书脱，据文义补。

四胜汤

治湿热眩晕。

川芎　白术(炒)　半夏(各五钱)　甘草(炙,二钱半)

上加姜二片,煎服。

怒伤门

六一平肝汤

治血并于上,气并于下,心烦冤而善怒。

香附米(醋制,六钱)　生甘草(一钱)　软柴胡(醋炒,六分)

共为一处煎汤,温服。

补母汤

《经》云:木太过,曰发生之纪,其病善怒。法当益肺金以平肝木,前人所未有方也。

小柴胡(醋炒,七分)　白芍药(酒炒,七分)　香附米(一钱五分)　人参(去芦,五分)　麦冬(去心,一钱)　百合(三钱)　苏梗(八分)

上锉一剂,白水煎服。

独步汤

治怒气伤肝,痛满呕逆诸症。

陈香橼(一个)

打碎,水三碗,煎二碗,兑[1]童便一钟,好酒一钟,作数次,徐徐热服。

抑束散

治因怒气逆,胀满喘痛。

---

① 兑:原书误作"对",据文义改。

白芍(醋炒,五钱) 紫苏(梗叶,一钱半) 广橘红(麸炒,一钱二分) 川芎(一钱)

上加炮姜□大片,水煎热服,卧一时。

头风门

大防风汤

治足三阴经亏损,外邪乘虚入内,患鹤膝风,或附骨疽肿痛,不问已溃未溃,悉以此汤先服数剂,然后用四物合补中益气之剂调摄之。

防风 羌活 人参 白术(土炒。各二钱) 牛膝(酒洗) 附子(炮,去皮、脐) 白芍药(酒炒。各一钱) 熟地黄(八分) 甘草(蜜炙) 肉桂(各五分) 黄芪(蜜炙,七分) 真川芎(一钱五分) 杜仲(盐水炒断丝,六分)

上锉一剂,白水煎服。

换骨丸

治鹤膝风,兼治诸般风证。

防风 牛膝(酒洗) 当归(酒洗) 虎胫骨(酥油炙。各一两) 枸杞子(酒洗,二两五钱) 羌活 独活 龟板胶(酒溶) 秦艽(酒洗) 萆薢(酥炙) 油松节 晚蚕沙(各一两) 茄根(米汤洗泥净,二两) 茅山苍术(米泔水拌炒,四两)

共为细末,酒打山药糊为丸,如桐子大。每服百丸,食远温酒下,或以此药浸酒服,亦妙。

防羌饮

治破伤风,头面肿大,未传入里,急宜服之。

防风 羌活 独活 川芎 当归(酒洗) 荆芥(等分)

上锉一剂,葱一根,煎服。如热盛,加黄芩;大便闭塞,加制大黄一钱五分。

贯顶汤

治破伤风，日久渐虚，邪气入内。

川芎　生地黄　白芍药（酒炒）　当归（酒洗）　藁本　防风　白芷（各一钱）　细辛（五分）

共锉一剂，慢火煨服。

星防散

治破伤风，无论内外。

姜制南星　防风（各等分）

为末。姜调服一钱，即以此末蜜、茶调，帖患处。

清空拈痛汤

治不问风寒暑湿，气血虚弱，一切偏正头风，眩晕等症。

川芎（七分）　甘菊花（五分）　当归（一钱）　荆芥（七分）　防风（七分）　旋覆花（六分）　川羌活（七分）　蔓荆子（七分）　天麻（煨，七分）　石膏（一钱五分）　薄荷（五分）　人参（六分）　枳壳（麸炒，六分）

上锉一剂，葱白三段煎好，食后服。

龙脑散

治右卧左痛，左卧右痛，仰卧左右皆痛。

猪牙皂角（去皮、筋）　白附子　青黛　龙脑薄荷　白芷

共为末。茶调，食后服一钱五分。

芥石定风丸

治头风，旋晕弦急，外合阳气，风寒相搏，胃膈痰饮，中脘郁火，偏正头痛，身体拘倦，并皆治之。

天麻（煨，一两）　真南川芎（二两）　石膏（煅存性，一两五钱）　荆芥（二两）

共末，炼蜜为丸。每服三钱，葱白汤下；为末，茶调二钱；或以十分之一，加葱一根煎服，无不可。

清震汤

治头面疙瘩,憎寒拘急,发热,状如伤寒,名雷头风。

升麻　苍术(米泔水浸一宿,炒。各四钱)　青荷叶(一个)

用水二碗,煎一小碗,食后服。一方,加滑石(一钱二分)、黄芩(酒炒,八分)。

愈风饼子

川乌(炮)　川芎　甘菊　白芷　防风　细辛　天麻(煨)　羌活　荆芥　薄荷　甘草(蜜炙。各一两)

上为末,以蒸饼为饼,重二钱。每服一饼,细嚼,茶、酒任下。

秘授泻青丸

专治头风白屑。

当归(一两)　龙胆草(一两)　川芎(一两)　白僵蚕(炒,去头、足,五钱)　栀子(姜炒,一两)　川大黄(酒蒸三次,一两)　蝉蜕(去头、足,六钱)　羌活(一两)　防风(一两)

为末,炼蜜丸,桐子大。每服一钱,竹叶汤调砂糖下。

水　部

天一生水，在人曰肾。夫肾有两，左为肾为阴，汇地道生育之化，受五脏六腑之精，输纳入精房、血海而藏之，故曰“肾主藏精”，元气之舍也。矜持志节，入房劳竭，应乎骨极而为虚寒，则遗精白浊，腰脊强痛如折；酒伤体倦，坐卧卑湿而生实热，则小便黄赤，涩痛阴疮。治在平审顺酌，温养清滋。若骤用峻烈，如天雄、附子类，实足以发虚阳；纯用甜冷，如知母、黄柏类，又足以损胃气。因摘古今要方，合于温养清滋者录之。

补养门

三才丸

此方升阳益阴，补肺滋肾，真常之道，咸宜久服。

天门冬（酒浸，去心，二两五钱）　熟地黄（用白茯苓末、砂仁、生姜煮烂，三两）　辽人参（以男胎乳浸，饭上蒸之，二两）

三味共烘干，细末，炼蜜为丸，如桐子大。每服二钱，炒盐汤下。

长春丸

治一切虚冷。除百病，长精神，强心志，转容颜，乌须鬓。久服轻身明目，益寿延年，无所不治。

熟地（酒蒸）　生地（酒洗）　何首乌（黑豆、红枣蒸。各四两）　巴戟（去心，盐水洗）　破故纸（胡麻炒）　枸杞子（酒浸，炒）　天门冬（酒洗，去心）　麦门冬（去心）　拣人参（芝麻炒）　巨胜子（炒）　枳实（麸炒）　白茯苓（人乳浸。各二两）　酸枣仁（炒）　五味子　肉苁蓉（盐水洗，去鳞）　白豆蔻（面包煨）　辰朱砂（各五钱，水飞）

上为细末，春夏蜜丸，秋冬枣肉为丸。每服百丸，空心汤送下。男女四十无子，并宜服之。

六味丸

治肾虚作渴，小便淋闭，气壅痰涎，头目眩晕，眼花耳聋，咽燥舌痛，腰腿痿软，及肾虚发热，失血出汗。水泛为痰之圣剂，血虚发热之神丹。

山茱萸（酒蒸，去核） 干山药（各四两，炒） 熟地（八两，酒蒸，捣作膏，焙干为末，忌铁） 牡丹皮（酒蒸，去骨） 白茯苓（乳拌，蒸） 泽泻（各四两，饭上蒸）

各另研为末，炼蜜丸，桐子大。每服百丸，空心滚水下。

扶桑丹

强腰足，乌须发，种子延年。

嫩桑叶（去蒂，长流水洗，晒干，三斤） 茯神（去木、皮，乳浸，晒数十次，六两得十二两） 生地黄（酒浸，六两） 葳蕤（蜜酒拌蒸，六两） 黑料豆（炒黑，去皮，四两） 天门冬 麦门冬（去心，各四两）

上为末，巨胜子八两煎浓，共炼蜜丸，桐子大。每服百丸，早盐汤，晚酒下。

不虚丸

益髓固真，且补右尺。

棉花子仁（一斤） 补骨脂（四两） 云苓 没药（各二两）

共为末，蜜丸，桐子大。空心，淡盐汤送下二钱。

羊肾丸

治肾劳虚寒，面肿垢黑，腰脊引痛，屈伸不利，梦寐惊悸，小便白浊等症。

熟地（酒蒸，捣膏） 杜仲（盐水炒） 菟丝子（酒煮出丝） 石斛（酒煮膏） 黄芪（蜜炙） 续断（浸洗） 肉桂 磁石

（煅，醋淬） 川牛膝（酒洗，去芦） 山药（炒。以上各一两） 五加皮（酒洗，二钱） 沉香（不见火，七分）

共为细末，用雄羊肾两对，酒煮烂，捣和为丸，如不足，加酒，打山药糊为丸，如桐子大。每服二钱，空心淡盐汤下。

全鹿丸

当归身（酒洗） 知母（去毛） 天门冬（去心） 怀熟地 人参（去芦） 白茯苓（去皮） 莲肉（去心） 干山药 黄柏（去皮） 怀生地 麦门冬（去心） 茯神（去皮、木） 杜仲（酥炙断丝） 白术（东壁土炒） 莲须 覆盆子 肉苁蓉（酒洗） 黄芪（蜜炙） 骨碎补 桑椹子 陈皮（以上各四两） 牛膝（去芦） 芡实肉 柏子仁（各六两） 白芍（炒） 五味子（各二两） 枸杞子（去蒂） 山茱萸（净肉） 菟丝子（酒煮，捣烂晒干） 女贞实（各八两） 金樱子（去粗皮、刺，四两）

上用雄鹿一只，取精肉十二斤，用血、髓、肾、肝、心，全角截作片，用无灰酒二十五斤，将前药入酒肉内，煮干为度。如末全熟，再加酒五斤，取出晒干为末，炼蜜为丸，如桐子大。每服百丸，空心酒、盐汤、滚水任下。

五子补天丸

怀熟地（用顶大生地八两，以绢袋盛，橘红、白茯各三钱、砂仁一钱、入砂锅内，酒煮一昼夜；再入生姜汁十数茶匙，以极烂为度，捣膏，日晒夜烘，以余汁尽入在此膏内。）

白茯苓（用镜面坚白者，为细末，水飞净，晒干三两；用洁净妇人乳，拌渗三、五次，重至加倍，或至四两五钱上下间，同地黄膏捣成一处，绢袋盛，入糯米饭上蒸透。引地黄入黄庭中宫也）

山萸肉（用红润者，酒洗，烘干为末，四两）

干山药（微炒，净末三两）

牡丹皮（用粉口者，酒拌洗，晒干，为净末，三两。同山药末、白酒浆和半湿，用绢袋盛，悬砂铫内；童便和酒，滚时将绢袋药高寸许悬于其中，密盖口，蒸半炷香。引山药入血分胞络，而生精血也）

明天冬（去心炒，二两）

拣人参（饭上蒸，去芦，二两）

白泽泻（去毛，用白润者。米汤拌，烘干为末，二两。同山萸末、米汤拌一处，绢袋盛，糯米饭上蒸透；或同茯苓、地黄一袋蒸，亦可。引茱萸入丹田，酸以固精，而泽泻又不为之渗矣。）

菟丝子（水淘净泥灰，用青盐三钱，捶碎入砂锅内，皮酒煮，以丝出为度，烘干为末。四两）

覆盆子（青盐水拌透，微炒为末，三两）

拣麦冬（去心，二两）

芡实（微炒，二两）

枸杞子（用甘州者，去梗蒂，青盐水拌炒，四两）

金樱子（刮去皮、刺，酒煎，熬膏更佳，三两）

柏子仁（去壳，微炒，捣膏，二两）

五味子（用辽五味，双核者佳，酒洗二两。七八月不用，换白菊花二两）

如肾虚极弱，精不内固，或忧思过度，或纵欲失节，加紫河车，头生男胎，蒂正紫厚色鲜者一具，微洗，不必挑去筋膜，用锡瓶如茶罐者入内，仍滴住口，不令有水浸入其中，用绳系一铜铁秤铊，使坠水底，煮一时，歇半时，以一昼夜为度，开出，有自来汤一饭碗，再入磁器内，慢火熬近膏。同前药末捣和，量入炼蜜为丸，如桐子大。每服三钱，空心淡盐汤下，后即服元眼果子数枚压之，使归下元也。夏月必将河车烘晒干为末，蜜丸，方无气味。

扶阳丸

治肾损乏，眼见黑花，精神短少，血脉枯涩。

柏子仁(去壳) 甘州枸杞(去蒂) 大白菊花(去蒂) 石斛(煮膏,同蜜为丸) 顶老生地(用铜刀切,日晒夜烘。各十两)

每服三钱,空心盐汤下。

固本丸

治水亏火盛,咳嗽诸症。补心补肾,升阳益精,诸虚皆可服之。

肥明天冬(去心,蒸,二两) 麦门冬(去心,蒸,二两) 怀生地(用铜刀切片,烘,二两) 人参(二两,去芦,蒸) 怀熟地(用大生地二两,以绢袋盛,白茯苓、橘红各一钱,砂仁五分,先水后酒煮极烂,再用姜汁五茶匙,同入地黄内,捣成膏,以如泥为度,入药)

以上共为细末,炼蜜为丸,如桐子大。每服三钱,空心淡盐汤下。

固本地黄丸

前方加:

白茯苓(乳拌五次,一两五钱) 干山药(炒,一两五钱) 山茱萸(酒蒸,一两五钱) 牡丹皮(用粉口者,酒浸,一两五钱) 金钗石斛(二两,酒煮膏)

和药如前丸。淡盐汤下。

少阳丸

益肾健脾,强精壮骨。服三月,百病除,发反黑,精神旺,久服延年。

白茯苓(去皮,一斤,为末,水漂) 熟地(炒过,八两) 天门冬(去心,一斤)

白茯苓去皮捣碎,水漂去筋沫,不可见铁器。怀生地五斤,加砂仁五两、茯苓末一斤,拌一遍,水酒入砂锅,煮一日夜,锅底安草，地黄盖草上，煮，续酒添水，徐煮极烂；再用竹刀切片，拌姜汁二碗，炒干燥；同白茯苓（磨末）、天冬（去心）捣膏，共炼蜜和捣为丸，弹子大。每日早晚各用一丸，细嚼，温茶送下。

肾胃丸

固玉关，实仓廪，滋容强食之要药也。

猪肚（一个，去油） 莲肉（四两，去皮） 核桃肉（去皮，四两） 枣肉（四两，去皮） 黑豆（去虫口，四两） 山药（二、三两） 枸杞（二两） 当归（二两） 茯苓（二两） 陈皮（二两） 芍药（二两） 地黄（二两） 白扁豆（二两） 益智仁（二两） 芡实（二两） 甘草（一两）

以上药用酒调和，灌入猪肚内。如不用荤[①]者，用豆腐皮包之，蒸烂去皮，捣碎，露一宿，为丸如桐子大。照岁服之，每日服二次，食前任汤送下。

一秤金

此方获授白玉蟾师，专治心虚脾弱，肾水有亏，劳热骨蒸，腰膝痿痛。久服添精益髓，保元种子，大有奇效。

怀熟地（用顶老生地四两，以绢袋盛，白茯苓、橘红各二钱、砂仁一钱，先水后酒煮一昼夜，再入生姜自然汁十茶匙，再煮，以极烂[②]为度，捣膏入药，和茯苓末同蒸） 白茯苓（用三两为细末，水飞净二两。乳拌晒干五次，为末，用地黄捣和一处，糯米饭上蒸） 当归身（酒洗，一两五钱） 干山药（微炒，二两） 山茱萸肉（酒浸，糯米饭上蒸，二两） 五味子（酒洗，酸浆水浸，晒干，一两五钱） 菟丝子（水淘去浮者不用，用青盐一钱和水浸出丝皮，酒煮一昼夜，捣成饼，一两五钱） 枸杞子（酒洗，盐水

① 荤：原书误作“晕”，形近致讹，据文义改。
② 烂：原书此字残甚不可辨，据文义拟补，待考。

拌炒,一两五钱) 酸枣仁(去壳,炒熟,一两) 拣麦冬(去心,二两) 肥天冬(去心炒,二两) 杜仲(盐水拌,炒断丝,一两五钱) 川牛膝(酒洗,去芦,一两五钱) 柏子仁(去油捣膏,一两) 石斛(二两,酒煮膏,和药) 人参(去芦,二两)

共为细末,炼蜜为丸,如桐子大。每服二钱,空心淡盐汤任下。忌葱、蒜、莱菔、鲤鱼、雀、鸽。

滋阴降火汤①

治阴虚火动,发热咳嗽,口干体汗。与六味丸兼服,大补虚劳。

人参(五分) 当归(一钱二分) 白芍(一钱三分②) 生地(八分) 熟地(姜汁炒) 天门 麦门 白术(各一钱) 陈皮(七分)

骨蒸,加地骨皮、银柴胡;如多服热不退,加炒黑干姜三分。药引灯心半分、大枣一枚。

内酒秘方

夫酒者,行气极速,引诸药遍周经络,滋容颜,辟秽恶,扶肝胆,厚肠胃。服至七日,浑身微热,百窍通畅,丹田微痒,痿阳立兴;男女久服,一度成胎;去风邪而疗左瘫右痪,顺气血而治上实下虚;热淋白浊一时见效,冷痛赤带刻下收功。司马温公曰:人之乏嗣,其患有五:一精清,二肾寒,三天偏,四底漏,五宫冷。有一于此,决不成胎。又曰:老人痿阳,病有十二:

幼淫太过损其神,落草受风损其气,
酒醉频泄劳其精,食饱无度丧其血,
暴怒颠狂损其筋,寒热乘兴瘫其体,

① 滋阴:原书误作“淡阴”,据《万病回春·虚劳》改。
② 一钱三分:《万病回春》作“二钱三分”。

悲哀过多叛其心，欢乐至极忘其节，

当泄不泄损其脾，当行不行胀其络，

思虑太过悖其情，急纵房欲失其性。

有一于此，必致阳痿，万方无效，此酒奇神。

羯羊油（肥者，一斤。生精血，润五脏。燥制羊油性） 头红花（一斤。生精血，除败血，补阴虚） 淫羊藿（细切一斤，益精补肾，兴阳壮筋） 肉苁蓉（酒浸，去鳞里盐味，肥者一两。扶绝阳，壮阴血，补命门） 甘菊花（去梗，水洗去尘，一两。明目生精） 广木香（刮去皮，五钱。和胃顺气） 补骨脂（酒浸洗，纸上炒香，二两。扶肾冷，补虚劳） 砂仁（去皮，水洗，炒香，五钱。和脾胃，通经络，安胎，行气，化宿食） 五加皮（洗去皮膜，四两。固精退火，去风湿，舒筋骨） 南苍术（米泔浸软，去粗皮，切片，入井水泡去油，晒干又泡，去油净，四两。平胃行癀，除邪燥湿） 大甘草（一两。和药性，开脾胃，解百毒，消红肿，导疮疡） 全当归（酒洗二、三次，晒干，四两。和血补血，补虚损） 厚杜仲（去皮，姜汁炒去丝，一两。壮筋骨，补肾，止腰痛） 地骨皮（白轻者。去骨、薄皮，水洗二次，四两。益精神，补虚损，除骨蒸） 天冬（肥大①。去心，一两五钱。和脾土，生心血，润肺肝） 麦冬（大者。去心，一两。生心血，补心气，清肺金） 生地（肥大者。酒洗，二两，生精补髓，凉血生血） 怀熟地（酒洗三次，蒸，肥大者四两。生精补髓，生血补肾） 拣辽参（二两。生心气，补虚劳，润肺金，添津液） 川牛膝（去芦，酒洗，一两。生精髓，助元阳，壮筋骨） 白芍药（去黑皮，火煨，一两。救胎痛，止虚痛，生脾血） 川椒（去目，并牙口者，微炒摊地，碗盖片时，一两。涩精止癖，温中下气） 大附子（面包煨透

---

① 肥大：疑此后脱“者”字。

软,去皮、脐,五钱。暖丹田,补精髓,回阳还本) 大丁香(去脐、梗,五钱,咀片。温中健胃) 白茯苓(坚实者。去皮,四两。补虚损,定惊悸,渗湿去痰) 白豆蔻(去皮,五钱,杵碎。温脾健胃,运饮食)

上药共二十六味,各依法制。将羊油、淫羊藿、红花三味听用;每缸用粗面二斤、大糯米二官斗,用水淘洗三次,入净缸内,用井水浸三日,去浆澄清,留数碗,内加葱须白二十根、花椒二两、香油四两,熬烂为度;然后将米蒸熟,放极冷,再将曲二斤为末,和米如饭,干硬以熬浆灌之;乃将羊藿四两先铺缸底上,再上铺羊油四两,再上铺红花四两,花上又铺藿,藿上又铺油,油上又铺红花,各四两。三味分作四次,如前分两铺完。将前药二十六味为粗末,并面曲和匀,置缸中三药之上,随用烧酒十五斤,浇入周遭;次日又以好烧酒十五斤,浇上面;三日,又将十斤浇上面,将缸封固。春三七日,秋四七日,冬五七日,夏一七日,开缸看,澄,方榨入坛内,入水锅煮一日,埋地内三日,取出。每日早、午、晚,以银壶或磁器煮热,各服三、五钟。亦不可服之太过,恐费药功也。女子经病,服一月自调,即孕;男子精寒,预服一月,精气充实,左射生男,右射生女。前酒开看时,若顶糟不熟,仍封,必澄方榨。

玉女浆

补肾强筋,兼除湿痹。

枸杞子 五加皮 菟丝子(各四两,酒煮) 牛膝(二两,酒洗)

上四味入绢袋,用酒十斤,共盛坛内,浸七日。早、晚服一二小钟,半月后觉身体发热,即是效验。

天门冬酒

此味强骨髓,杀三虫,保肺气,养肌肤,益气力,利小便,久服益气延年。最宜酿酒,酒性热属火,最伤肺金。天冬味甘寒,去酒毒,保肺金,又借酒力以行其益气之功也。去皮心,每酒十瓶,天冬干者一斤,入瓶内十日可饮。

十全保元酒

保和元气,滋养五脏。

牛膝　杜仲(酒炒去丝)　枸杞　当归身　破故纸　圆眼肉(去核,四两)　核桃肉(去皮,四两)　红枣(去核,八两)　莲肉(去皮、心,四两)　白蒺藜(酒炒,去刺。各四两)

以上共浸酒内,要无灰好酒,冬用细酒,夏用烧酒,酒用三十斤。

卫生膏

此膏宜隆冬制,若春夏制,则昼夜不宜断火,以防变坏。

人参(去芦,一斤)　枸杞(一斤)　五味子(十二两)　牛膝(一斤)　天冬(一斤)　黄芪(一斤)　圆肉(一斤)　麦冬(一斤)　地黄(二斤,肥大沉水者佳)

上各用长流水二担,或泉水,以炭火熬耗一半,即滤出渣,入水再煎,以汁清,滓味淡为度;将前清汁入净磁器内,重汤收之,至如黑砂糖色,滴水不散为度,然后合和,再入后药:

鹿角胶(一斤)　虎骨胶(半斤)　龟板胶(半斤)　炼蜜(一斤)　梨膏(一斤)　霞天膏(一斤。即牛肉熬膏)

上件通前,以大磁罐盛之,重火煮化,以桑条搅令极匀,新汲水浸七昼夜,逐日换水,以腊纸封口,置高燥处。每服三匕,温酒化下。

如痰热,以竹沥化下;风热,梨汁化下;火热,童便化下;失血,藕汁化下;瘀血,韭汁化下;如不能言语,再加陈酱汁、生葛汁;胞膈有瘀血,隐隐梗痛,及噎膈不纳饮食者,以此膏一两,入醋制大黄二钱、玄明粉一钱、桃仁泥一钱，以韭汁、童便、清酒炖[1]温调服；若弱人膈间涸，气血不濡而成噎膈，无刺痛等症，无碍膺之物者，只用本膏润养，自然通利，不用大黄等药。劳瘵，骨蒸热多，死血为祟，亦宜以前大黄等药，韭汁、童便调化服之；更不动，宜如仲景法，用蟅、蝱之属，以佐膏液；若审无死血，正是阴虚，则此膏自是正药；若火盛脉洪数，不任参芪者，多用童便、藕汁等调之，甚则用马通，尤妙。参、芪虽补气药，既成膏液，又入门冬、地黄、枸杞，群队滋阴药中，亦作补阴之用矣。俗以风、劳、虫、膈四者为不治之病，此膏惟肿胀不甚相宜，其三证已剧而元气尚在，根本未拔[2]者，皆可藉以收功；若夫小小枯瘁症候，直余事耳。余谓此膏之补益，与倒仓之推荡，皆凿开辟以来未启之窍。故丹溪谓：倒仓之湔肠浣胃，虽爪甲毛发，无弗入也。余亦谓：此膏之填精补髓，虽爪甲毛发，无弗濡也。倒仓法攻中有补，此膏补中有攻，至以霞天膏多入，则倒仓法已摄入其中矣。余制此方，未尝告人，以人患沉疴，非现业所感，则夙业使然，盲医妄用药饵，以至杀人，皆奉天行诛者。余独违天不祥，故蕴之胸中，不独为枕中秘而已。去岁，同年吴之矩仪部，苦头项拘挛，不能俯仰顾盼，过余问方。偶尔泄之，不数服而愈，渐为人知。今年，同年杨道行职方，复以骨痿不能起于床，来求方。余手疏此方，书既缄矣，夜感异梦，惧而更之。已复自悔，一身之阴谴，与万人之躯命孰重？故复疏而出之，为群方之首。用此方者，尚思洗涤愆尤，力行善事以佐之，庶不为恶友盲医作阵，而后沉疴可除也。［王肯堂《验方记》］

① 炖：原书作顿，据文义改。
② 拔：原书误作"拨"，据文义改。

延嗣门

真人保命散

平而不奇,纯而能补,真保元续嗣之圣药。

酸枣仁(三钱) 天门冬(三钱) 人参(三钱)

共为末。卧时每服三钱,滚水调服。大能保元补肾,功难稽也。加白茯苓三钱、山茱萸肉三钱,更妙。

种子丸

白茯苓(一两五钱) 白芍(七钱五分) 白术(一两五钱) 当归(一两五钱) 枸杞子(七钱五分) 薄荷(七钱五分)

俱为细末,听用。猪油半斤,煎,去渣;再用蜜半斤,熬,去渤;再用糖半斤,入前药末拌匀,置磁罐内,隔水煎三炷香,取出藏土内,三昼夜取起。每晨二大匙,白滚汤下。能令精髓满溢,肌肤肥泽。余艰于子嗣,六十八岁时,闽僧传此方。次年举一子,七十岁此妾又举一子,至七十九岁,细妾又举一子。八十岁寿日,已见三子三女矣!愿以此方作救济宝筏也。八十老人张素传。

种成丸

此方系太和山异人所传,其药助精降火,孕子。年末四十,精力尚健,因上焦多火,不举子者,服之无不奇效。

白果(一斤,冬至后,取长样生者名佛手,去衣、心,切碎,晒干为末,四两) 又,生白果(一斤,以白矾一两,用水注于瓶中,将白果以去心、皮,同矾水煮熟,取出晒干,为末,四两) 怀山药(三两,为末) 甘州枸杞(十二两,拣绝好红透者,酒拌匀,蒸熟晒干,如此者九蒸九晒,为末,六两) 牛膝(六两,去芦,以酒拌,九蒸九晒,为末,四两)

糯米打糊为丸。用青盐三两注磁罐中,使水煮过,以化为度。临服药时，先将青盐汁置半匙于舌上，后将白滚水吞药八九十丸。

养荣丸

人参（二两）　当归（二两）　怀山药（三两）　北杏仁（三两）　核桃肉（四两）　牛骨髓（五两）　蜂蜜（一斤四两）

上药五味，石臼捣罗为细末，复以牛髓和而捣之，又炼蜜和捣为膏，入磁罐内，以纸同腊封固口，放汤锅内煮熟，撮米瓶上，以米熟为度。每日清晨，男女俱服四、五匙，久则自然孕胎。此方乃近岐王氏所传，五十无子，服之得五郎，后年近八十，且传多人，无不验者，果简易有理。

水火既济丸

种子之秘，必心肾双补，然后有获。今人至晚年无子，皆责于肾，以肾主精，精旺则孕成故也。殊不知肾主相火，心主君火，一君一相，本于天成。君宁相服，精血乃生，盖心之所藏者神，神之所附者血，血之所患者火也。心欲萌而火动，火动则血沸腾，而元神虚耗，不能下交于肾；肾水虚寒，精因之而妄泄。所以然者，由心火一动，则相火翕然从之；相火既动，则天君亦昏扰而不宁矣，是以心肾有相须之义。善摄生者，贵有交养之方，尝观富贵之人反多乏嗣，盖富多纵欲而伤精，贵每劳心而损神。要之，肾精妄泄，常因火迫使然；心火上炎，亦由水之弗制也。且人年逾三十以后，精气渐减，不惟饮食男女之欲，足以损败，一与物接，则视听言动，皆足以耗散神气，而况役志劳心，六郁七情，复攻之以众欲乎？是以或伤精，或劳神，有一与[1]此，而不知节，故所以[2]保天和而广胤嗣也。

---

① 与：疑为"于"字之误。

② 所以：疑为"难以"之误。

怀熟地黄(地黄极熟,四两。能入手足少阴之经,补肾中之元气而生心血,为君) 山药(炒,三两。补中益气,强阴) 山茱萸(酒蒸,二两) 枸杞子(酒洗,二两。补肾血,秘精) 虎胫骨(酥炙,一两五钱) 人参(去芦,乳拌蒸,一两五钱。补五脏之阳,佐地黄,能固真养血) 酸枣仁(炒熟,一两五钱。大补心脾,安和五脏) 柏子仁(去壳,捣膏,一两五钱。育神养心,润肺肾,佐人参,补虚益气) 白茯苓(研细,水飞,去夹木,晒干,人乳浸透,三两。定志安神) 鹿角霜 鹿角胶(酒溶。鹿之元阳。各二两) 肉苁蓉(酒洗,去鳞甲,酥油炙,蒸,一两五钱) 菟丝子(青盐水洗,淘净,酒煮出丝,烘干) 天门冬(去心,一两五钱) 麦门冬(去心,一两五钱) 辽五味子(酒洗,一两)

鹿角胶、霜,乃鹿之元阳,同苁蓉则助阳固精而坚强骨髓,同虎骨壮健腰膝。菟丝子治寒精余溺而养肌强阴。天、麦二冬,清心润肺,与五味子同敛肺金而滋化肾水,益精生脉,为佐。

龟板胶(一两五钱) 黄柏(盐水炒褐色,一两五钱) 川牛膝(酒洗,一两五钱) 辰砂(研极细,甘草煎汤,飞去夹石,一两)

龟板、黄柏,滋阴降火,与牛膝壮腰补虚,引诸药下行至肾而填真精;辰砂镇心定火而随诸药下行,为使。

紫河车(一具,微洗去秽血,酒煮极烂,捣膏,头胎者佳)

未结男女,先生胎衣,得天元一气之真,补五脏六腑之怯而为之臣。品多不杂,中和不偏,君臣佐使,配合攸宜,炮制修炼,率如其度,无子者不终服而得之矣。并治多惊悸,少精血,怔忡健忘,遗精滑泄,阳痿阴虚,盗汗劳热,目昏耳鸣,头眩烦躁,腰膝酸痛,诸症悉皆治之。

上为细末,炼蜜为丸,如桐子大。每服百丸,空心淡盐汤下。命门火衰,精气寒冷,及小便频数,便后遗滴不尽,附子汤下;破故纸[①]同益智仁煎汤下；盗汗自汗，黄芪汤下；阴虚发热，地骨皮汤下；咳血吐血，藕汁汤下；下便溺血，阿胶当归汤下；遍体酸麻，淡酒下。忌葱、蒜、萝卜、鲤鱼、雀、鸽。

二圣育子丸

能令阳气坚满，直射子宫。

人参（一钱五分） 当归（一钱）

以上二味，碾为细末，用雄猪腰子一个，切为两半，去血与筋膜净，将腰内花为细纹，用前药糁上，合为一个，以豆腐皮一个水湿包裹，外以湿草纸又包，放灰内，稍远用炭火炙之，候熟。清晨用酒数杯食之，每三日用一次，共用四次，立效。寻常用之，更妙。

支音丸

用破故纸（沉实者，一斤） 食盐（四两）

入滚汤，乘热浸一宿，晒干；次用杜仲（去皮、丝，酒炒，四两）煎浓汤，浸一宿，晒干；次用黄柏（去皮，蜜炙，四两，厚者妙）煎浓汤，浸一宿，晒干；另用鱼胶（四两），剪碎，以蛤粉炒成珠，将破故纸炒香，磨细末，用核桃肉取油和末，量加蜜捣为丸，桐子大。空心服三钱，白汤或盐汤，早、晚皆可服。

龟鹿丸

东垣[②]家传，固真育子，屡试屡验。

真沙苑蒺藜（炒，四两） 覆盆子（二两） 莲蕊（四两） 鹿角胶（七钱，酒溶） 龟板胶（三两，酒溶） 人参（去芦，二两，乳拌蒸） 芡实（一两五钱） 山萸肉（酒蒸，三两） 枸杞子（酒洗，二两） 龙骨（火煅，童便淬，五钱）

---

① 破故纸：此前疑有脱文，待考。

② 东垣：指金元间名医李杲（晚号东垣老人）。

共为末，炼蜜为丸，如桐子大。每服三钱，淡盐汤下；或作煎剂，加石斛一钱、盐一小茶匙，空心服，亦可。

石斛健阳汤

强筋益髓。

川芎　白芍　人参　枸杞　杜仲（炒去丝）　仙茅　金樱子（去毛、刺）　熟地　淫羊藿（先用乳拌，焙干。以上各六钱）　金钗石斛（要凤头尾，四、五钱）　甘草梢（七分）

上药要足数，用水二大碗，煎一碗。有无房事，俱空心服。

[附]：

制虾方

补右尺，滋左尺。非燥水助火者可比。

晚蚕娥（二十对）　母丁香（五钱）　淫羊藿（一两）　温肭脐（一具，用竹刀切片，酒浸，炙为末。如无，以黄狗肾代之）

共为末，虾米不经盐者四两，烧酒三斤，煮一炷香取出，贮磁器内，勿泄气。用时，酒送下二枚，茶解。

遗精门

保精丸

覆盆子（一两五钱，去粳）　石莲子（一两五钱）　牡蛎（左顾者，五钱，煅存性，酒蒸）　菟丝子（二两，酒浸三宿[①]，煮，丝出为度）　芡实（二两，去壳）　白莲须（一两五钱）　五味子（一两，蜜蒸）

用金樱子膏为丸，如弹子大。每服一百丸，盐汤送下。加石斛膏二两、仙灵脾（去刺，酥炙）二两，种子极效。

---

① 宿：原书此字漫漶难辨，辨其残形，略似此字，待考。

天元一气丸

人参(去芦) 沙苑蒺藜(炒) 甘州枸杞(去蒂) 远志(去心) 芡实(去壳) 山萸肉 天元一气(各一两)

制天元一气法:取头生男河车一具,米泔水浸洗极净,以微火慢慢焙干,研细。入群药,炼蜜为丸,如桐子大。每服六七十丸,渐至百丸,每日子、丑时,用白滚汤送下。

金锁丸

固精补肾,健脾养胃,黑发延年,神效。

大黑豆(三升) 茯苓(三两,乳拌) 甘草(一两,蜜炙) 青盐(八钱) 何首乌(四两,要大而赤者)

锉为片,先晚以磁钵一个盛豆,入水八碗,用布包药置内,次日以沙锅内煮,候水干为度,去药不用,取豆略晒,用磁瓶收贮。每早晚,不时用滚水服之,取效甚奇。

荆公云龙散

安神固精。

龙骨 益智仁 人参 菟丝子 甘草(各一两) 茯神 远志(去心) 茯苓(各五钱)

上为末。每温酒调下二钱。

扶元丸

治精冷遗精,举而不坚。

藕节(一两) 仙茅(净,四两,米泔浸一宿,去皮,再用黑豆水浸蒸三四次) 人参(一两五钱) 益智仁(盐水炒,一两) 当归(酒洗) 山药 熟地(酒蒸) 枸杞(酒拌炒) 茯苓(乳拌) 苁蓉(酒洗,去鳞甲) 枣仁(炒) 莲蕊(各二两) 龙骨(煅,五钱) 山萸肉(酒蒸) 芡实(各一两)

共为末,炼蜜丸,如桐子大。空心,盐汤或酒下五十丸,其精自固,其阳自坚。

一益丸

治心慌惊悸，有梦而遗。此方逸心息邪，锁关保元，大有奇效。

山茱萸（酒蒸，二两） 熟地黄（酒蒸，三两） 柏子仁（去油，一两一钱） 酸枣仁（炒熟，一两五钱） 芡实（炒二两） 山药（二两，炒一半，生一半） 黄柏（酒炒褐色，一两） 续断（一两，酒洗） 人参（去芦，一两）

共为末，炼蜜为丸，桐子大。每早服二钱，盐汤下；晚服二钱，灯心汤下。

交镇丹

治心气不足，肾脏虚耗，夜多异梦，遗精白浊，渐成羸瘦。

熟地（一两五钱） 五味子（去梗、皮） 肉桂（去皮，不见火） 茯神（去木） 白茯苓（去皮） 车前子（去沙。各一两二钱半） 山药（姜汁制） 天冬（去心[①]） 远志（去心，甘草水拌蒸） 龙齿（各一两五钱） 麦冬（去心，一两二钱） 人参（去芦，五钱） 朱砂（五钱，为衣） 枣仁（去皮，隔纸炒，二钱五分）

上为末，炼蜜丸，梧子大。每服二十丸，加至五十丸，空心温酒或米[②]饮下。

淋浊门

五淋散

治肺气不足，膀胱有热，或尿如豆汁，如血，如石，如膏，淋沥不出，小便疼痛。

---

① 心：此字原书残缺，据文义补。

② 米：原书误作“未”，据文义改。

赤茯苓(一钱二分) 赤芍(一钱) 山栀(姜汁[1],二钱) 当归(酒洗,一钱) 甘草(蜜炙,一钱) 条芩(酒炒,六分)

水煎,空心服。

青皮散

治淋,茎中痛不可忍,因肝经气滞有热。

青皮(醋炒) 黄柏(盐水炒) 泽泻(各一钱) 甘草梢(五分)

水煎,空心服。

简易方

治血淋。

淮生地(一两,切碎,酒炒燥) 蒲黄(一两,炒)

共为末。分五服,空心酒下。药完,其病自愈。

又 方

并治血崩。

用陈年棕,烧灰存性。每空心下二钱,数日即愈。初以酒下,三四日后,以白滚汤下,加木耳,炒末一钱,更妙。

白浊饮

大秋梨(四个,去皮,切成薄片) 白萝卜(去皮,四两,切成小薄片) 生姜(四两,捣碎取汁) 黄米糖(斤半,打碎)

共和一处,入罐内,汤煮二炷香,取起。每日空心饮一小钟,其渣亦嚼咽之,三服痊愈。

捻痛丸

此海上仙方也,最重茎痛,极者不过三五丸立痊,秘之。

滑石(飞去石,二两) 蒲黄(一两) 车前子(五钱) 川牛膝(七钱) 琥珀(二钱,研碎。如无真者,不用)

---

① 姜汁:疑此二字后脱"炒"字,待考。

共为末，炼蜜为丸，如弹子大，每丸重四钱，飞过朱砂为衣。热淋，空心淡竹叶汤下；血淋，麦门冬汤入生藕汁，空心下；余淋，俱灯心同冬葵子煎汤下。

摄阴汤

益智仁（一钱）

捶烂，水一碗，煎八分，煎终入盐少许，露一宿。次早隔水炖[1]服。

增减八正散

生甘草梢（一钱） 生地黄（一钱五分） 车前子（一钱） 牛膝（一钱） 扁蓄（八分） 瞿麦（七分） 麦门冬（一钱） 滑石（□钱） 山栀子（炒黑，八分） 赤茯苓（七分） 木通（七分）

上锉一剂，灯心半分，淡竹叶二十片，煎一碗。空心服。忌酱、姜、大椒、房闱。久淋不痊者，惟滋阴地黄汤加石莲肉一钱、盐一小茶匙，最妙。

二神散

治诸淋急痛。凉利之剂。

海金沙（七钱半） 滑石（五钱）

为细末。每服二钱，灯心、麦冬、木通煎汤，入蜜少许服。

凤栖古柏

治赤白沙淋。

明矾（煅，四两） 陈棕（煅存性，四两） 侧柏叶（灰，半斤） 槐花（灰，四两） 凤凰衣（灰，四两） 当归（煅） 橘核（煅。各一两）

上各煅过。每服二钱，空心好酒下。

---

① 炖：原书作“顿”，据文义改。

燕集深苇

治小便淋沥，痛不可忍，溺出砂石。

石燕（煅红，醋淬七次） 滑石 石苇（去皮） 瞿麦

上各等分为末，糊丸桐子大。每灯心汤下五十丸。

肾痿门

震起汤

此方能补虚劳，强五脏，解烦渴，益真气，安和神志，润泽容色。久服荣畅血脉，滋养胃气，自汗、盗汗并宜服之。

当归身（酒洗，二钱） 白芍药（酒炒，二钱） 川石斛（酒洗，二钱） 黄芪（蜜炙，四钱） 甘草（蜜炙，八分） 山药（炒，一钱） 人参（去芦，八分）

上锉一剂，水二碗，煎一碗。食前，加酒一小杯温服。痿厥，加附子五分、肉桂五分。

金刚保命丸

专治肾损骨痿，不能起居坐卧，服之神验。

杜仲（盐水炒断丝） 苁蓉（酒洗，去鳞甲） 川牛膝（酒洗） 萎蕤（酒蒸） 鹿茸（燎去毛，酥炙，一两。如无，人参一两代之） 菟丝子（酒蒸，各四两）

共为细末，酒煮猪腰子，量多寡，捣和为丸，如桐子大。每服三钱，温酒下。痿厥，于此方中加童便制附子一两、肉桂一两。

神龟滋阴丸

治痿厥，足膝软弱，虚羸无力。

龟板胶（酒溶，四两） 黄柏（酒、盐炒褐色，一两） 茅术（酒炒，一两） 枸杞子（酒洗，一两） 辽五味子（一两） 锁阳

（酥炙，□[1]两） 干姜（炮黑，五钱） 附子（童便制，五钱） 肉桂（不见火，五钱）

共为末，猪脊髓为丸，如桐子大。每服七八十丸，空心酒下。

壮阳丸

治阳痿。

熟地（四两） 巴戟（二两） 破故纸（盐水炒，二两） 仙灵皮（剪去刺，酥炙） 桑螵蛸（焙，一两） 阳起石（炒，另研，一两）

上为末，炼蜜丸，梧子大。每服五十丸，空心黄酒下。

健步虎潜丸

治虚热痿证。

人参（去芦） 当归（酒洗） 黄芪（蜜炙） 白术（土炒） 白茯苓（乳拌） 熟地（酒蒸） 山药（炒） 杜仲（姜酒炒） 牛膝（酒洗） 破故纸（酒炒） 虎胫骨（酥炙） 龟板（酥炙。各等分）

上为细末，炼蜜为丸，如桐子大。每服五十丸，好酒送下，清米汤亦可。梦遗，加锁阳（酒洗）。

益真丸

兴阳事。

枸杞子 菟丝子 五味子（各三两）

上为细末，炼蜜丸，桐子大。每温酒下三十丸，日二服。

上 丹

养脏补虚，调元固气，保神守中，健力强食，男子绝阳不举，

① □：原书此字残缺。考《证治准绳》及《医学纲目》，均作“一”，似是。

女子绝阴不孕[①]。

五味子(半斤) 百部(酒宿浸,焙) 玉女(即菟丝子,酒宿浸,焙) 苁蓉(酒宿浸) 思仙木(即杜仲,炒) 不凋草(即巴戟,去心) 细草(即远志,去心) 仙人杖(即枸杞子) 防风(无叉枝者) 白茯苓 思益(即蛇床子,炒) 柏子仁(另研) 干薯蓣(各二两)

上为末,蜜煎面糊为丸,如梧桐子大。每服二十丸至三十丸,食前温酒送下;不饮者,盐汤送下;春,干枣汤送下。

腰痛门

养血汤

治腰腿筋骨疼痛。

当归(酒洗) 生地 秦艽(酒洗) 肉桂 牛膝(去芦,酒洗) 杜仲(盐、酒炒) 茯苓(去皮) 川芎 防风(去芦。各一钱) 土茯苓(一钱五分) 甘草(蜜炙,三分)

水煎,临熟入酒少许,同服。

固元振痛汤

当归(一钱,酒洗) 肉桂(四分) 破故纸(一钱五分,盐水拌炒) 川续断(酒洗,一钱) 牡丹皮(八分,酒洗) 玄胡索(一钱,酒炒) 乳香 没药(二味另研)

候煎好,入没、乳二味服,服后再饮酒一二杯,即愈。

扶腰散

乳香 没药(各五钱) 金银花(一两) 贝母(一两) 川山甲(煅过,五钱) 小茴香(五钱) 甘草(蜜炙,五钱)

① 不孕:以下文字原书脱,据《中医方剂大辞典》补入(原出《元和纪用经》),仅供参考。

共为细末。好酒送下,立效。

补肾丸

腰子(三个,切片) 杜仲(三钱,姜汁炒) 青盐(三钱) 破故纸(三钱,炒为末)

将三味药用绢袋盛之,入砂锅,同腰子用好酒二碗半,煮一碗多。空心同腰子服下,出汗即止痛。

释痛丸

此方乃毗陵邓氏所传,人每服之,皆有奇效。

白茯苓(飞去筋膜,乳拌三次,三两) 破故纸(盐水拌,炒香,四两) 真没药(二两) 川续断(一两)

共为末,盐水同酒打山药糊为丸,如桐子大。每服三钱,空心酒下,或盐汤亦可。戒房劳。

肾着汤

治肾虚,腰冷痛,如坠重物。

茯苓(飞去筋膜) 白术(酒炒。各四钱) 甘草(蜜炙) 炙姜(各一钱)

水煎。食远顿服。

擎玉膏

治虚、湿、风、寒腰痛。

附子尖 乌头尖(各二钱半) 干姜 雄黄 樟脑 丁香(各一钱半) 南星(一钱半) 麝(少许)

上为细末,炼蜜为膏。姜汁化开,放掌中,擦患处。

元气散

治闪挫气滞腰痛。

舶茴 穿山甲(蛤粉同炒。各二两) 炙甘草 陈皮(去白) 延胡索 白牵牛(炒。各一两) 木香(不见火,一两半)

上为末。每酒下二钱。

疝气门

加味二陈汤

治诸疝(方见“痰部”)。

二陈加枳实　橘核(炒)　栀子仁(炒)

长流水煎。姜汁三匙,食前服。

导气汤

治寒疝痛肿。

木香(三钱)　茴香(二钱)　吴茱萸(酒泡,一钱)　川楝子(四钱)

长流水煎服。

暑疝汤

治夏日疝肿。

猪苓　泽泻　枳壳(麸炒)　厚朴(姜炒)　木通　香薷　扁豆　乌药　甘草

水煎。冬月去薷、豆,加麻黄、赤芍。

炉甘散

治阴汗及茎囊溃烂。

炉甘石(煅,一两)　蛤粉　黄连　五倍子(各五分)

为末,先以蜂房、大腹皮煎汤温洗,拭干后掺药。

除湿散

薏苡仁(一味,炒,去皮)

为末,作稀糊,空心服三钱。经验。

四子丸

治偏坠缩上。

川楝子(六钱)　破故纸(盐炒,六钱)　菟丝子(六钱,米泔水浸炒)

以上三味，各等分，面糊为丸。每早，酒下二三十丸。如不吃酒，白滚水下。永不发，除根。

木肾汤

玄胡索　青皮（各一两）　大茴香（五钱）　红花　当归　川芎　木通（各三钱）　胡桃肉（二两）

用好酒二碗，煎一碗。分二次，空心热服，神效。

萝卜散

治阴囊肿如斗大，痛甚。

萝卜根，捣敷。

保真丸

此药专治九丑之疾，补十二经络，起阴发阳，除风去冷，安魂魄，开三焦，破积聚，消五谷，安五脏，能除心中伏热。

鹿角胶（半斤，锉作豆大，就用鹿角霜炒成珠，研细末）　杜仲（去皮切碎，用生姜汁一两，同蜜少许，炒断丝，三两）　干山药（炒）　白茯苓（去皮，人乳拌晒，凡七次）　熟地（各二两）　菟丝子（酒蒸，焙干）　山茱萸（酒蒸）　北五味子　川牛膝（去芦，酒洗）　益智仁（去壳，面包煨）　破故纸（盐炒）　远志（去骨，米泔水浸）　胡芦巴（同故纸入羊肠同煮干。各一两）　沉香（不见火）　小茴香（用青盐三钱同炒）　川楝子（去皮核，取肉，酥炙）　川巴戟（去心，酒浸过，晒干）　柏子仁（去壳，五钱，另碾如泥）　川山甲（酥炙）　全蝎（去毒，一钱五分）

上各为细末，用好嫩肉苁蓉四两，高酒洗净，去鳞甲垢膜，取净二两，好酒煮成膏，同炼蜜为丸，和前药捣千余下，如桐子大。每服五十丸，淡盐汤送下，温酒亦可，干物压之，渐加百丸。服十日后，觉手足温和，面目光泽，皮肤滋润，唇口赤色，身体轻健，是其验也。

阿衡饮

吴茱萸四十九粒，先以称锤放碗内，下垫草纸二十层，茱萸放锤旁，又以盏盖，将生白酒浇下。乘热随量饮，饮后暖卧。

三核散

治偏坠，七疝，囊肿，痛及小腹。

荔枝核　龙眼核　枸橘核（刀分开，左右记号，为末，左用左，右用右）

为细末。每服一钱，空心升麻汤下，外用后方薰。

薰法

海艾，不拘多少，生姜捣汁，滴醋和泥为窝，托囊，微火薰，三五次效。

浴肾固真汤[①]

浴之可以消疝。

大附子（一个，今以肉桂代之）　苍术（四两）　白芷（二两）　当归（二两）　荆芥（三两）　何首乌（三两）　苦参（四两）　石菖蒲（一两）　威灵仙（二两）　天花粉（二两）　金银花（二两）　蛇床子（二两）　细辛（一两）　吴茱萸（一两）　大腹皮（四两）　草乌（二两）　桂皮（一两）　大茴香（一两，研碎）　五加皮（二两）　川乌（一两）　破故纸（一两，打碎）　木通（二两）　甘草（一两）　木贼草（二两）　皮硝（一片）

上二十五味，各研搅匀，分为十二贴。每日煎一贴，先蒸后洗。每日一贴，可晚洗三次，每浴毕即将小便尿溺之。如患轻者，只用六剂；重者亦不过十二剂，全消。

金铃丹

治膀胱气，阴囊肿痛出水。

---

① 汤：原书无此字，据文义补。

金铃子(肉,五两)　茴香　蛤粉　马蔺花　破故纸　海藻　木香　菟丝子　丁香(各一两)

上为末,糊丸桐子大。每酒、盐汤下五十丸。

五叶汤

治肾湿囊痒。

枇杷叶　野苏叶　野椒叶　苍耳叶　葡萄叶

水煎浴之。

火　部

天二生火，在人曰心。脏之应乎五行者，惟此有二，一为阳火，丙丁君火也；一为阴火，命门相火也。阳火生于心经，通于小肠，为离，遇金而焫[1]，得木而燔，可以水灭，可以湿伏；阴火起于命门，流于北海，为坎，游行三焦，寄位肝胆，遇水益炽，得湿愈焰。若五性厥阳之火与相火相煽，致彼妄动，变焰莫测，煎熬真阴，阴亏则病，阴绝则死，故《经》曰"君火之气"，以暑湿言；"相火之气"，直以火言，盖言其炎燥酷烈，甚于君火也。东垣所以云：相火为元气之贼。苟能得正治、从治之法，使道心为一身之主，而守以静，则人心自然听命，五火中节，相火亦安，能补造化生生之理，何至有诸热瞀瘛，诸逆冲上，诸躁[2]狂越，诸禁[3]鼓栗，诸病胕肿，酸痛惊骇之患哉。

怔忡门

镇安汤

治思虑过多，耗伤心血。心血既耗，神无所守，夜多不寐，躁动不安，惕惕然如人来捕捉之意。

当归身（酒洗，一钱）　白茯神（去木，八分）　生地黄（一钱五分）　麦门冬（去心，一钱五分）　酸枣仁（炒熟，一钱）　人参（去芦，八分）　龟板胶（一钱）　柏子仁（去壳，一钱）　朱砂（五分，飞过，候药煎好入服）　川黄连（酒炒。如饮食少者，勿用，以玄参八分代之）

---

① 焫：原书误作"炳"，据文义改。

② 躁：原书误作"燥"，据《素问·至真要大论》改。

③ 禁：原书误作"郁"，据《素问·至真要大论》改。

上锉一剂，灯心半分，圆眼肉二钱，煎服。

琥珀丸

补心生血，镇魄安魂。一切胆寒肝弱，惊战羸乏之症，并皆治之。

怀熟地（酒蒸，二两） 生地（铜刀切片，烘，二两） 白茯神（飞去木，一两五钱） 白茯苓（乳拌五次，一两五钱） 柏子仁（去壳捣膏，一两） 酸枣仁（炒熟，一两） 五味子（七钱五分） 胆南星（八钱） 麦门冬（去心，一两五钱） 真琥珀（皂角水洗去油） 远志（桂水浸，去骨） 人参（去芦。各一两） 川黄连（酒炒，三钱） 明朱砂（飞过净末，三钱，为衣）

共为末，炼蜜为丸，如桐子大。每服三钱，灯心汤下。

天王补心丸

此方乃闻人道长提学南畿，心劳神疲，忽撅井得此方，服之神验。视刘松石中丞所传之方，少石菖蒲、熟地、杜仲、百部、茯神、甘草六味，更简当。

怀生地（铜刀切，烘，四两） 当归身（酒洗，一两） 天门冬（去心） 麦门冬（去心） 柏子仁（去油捣膏） 五味子 桔梗（炒） 人参（去芦，蒸） 酸枣仁（炒熟。以上各一两） 白茯苓（乳拌） 玄参 丹参 远志（甘草水浸，去骨。以上各五钱） 黄连（酒浸，姜汁拌炒，二两。恐损胃，减半）

共为末，炼蜜为丸，如桐子大，以飞过辰砂五钱为衣。每服五、六十丸，临卧灯心汤下，圆眼汤亦可。

赤苓导心汤

治水停心下，怔忡。

赤茯苓（八分） 甘草（蜜炙，五分） 桂枝（先煎群药好，后下） 泽泻（七分） 猪苓（七分） 车前子（八分） 木通（五分） 白术（土炒，七分）

上姜三片，煎服。

神苓汤

治痰饮蓄于心胃。

赤茯苓（八分） 制半夏（七分） 白茯神（八分） 胆南星（七分） 橘红（七分） 甘草（蜜炙，五分） 沉香（不见火，五分，水磨） 麦门冬（去心，一钱） 旋覆花（七分）

上竹沥二钱，生姜一片，水煎。食远服。

酸香丸

治心气不足，血虚自汗，怔忡（地天丸附）。

人参（一两） 乳香（三钱，另研） 酸枣仁（炒熟，一两） 当归（酒洗，二两）

共为细末，山药打稀糊为丸，如桐子大。每服三十丸，早、晚二服，枣汤下。如血燥心烦，咽痛口干，喜冷，小便黄赤，于前方合“地天丸”用之：熟地黄、天门冬，等分，蜜丸。

腰子丸

治心虚腰酸，怔忡出汗。

熟地黄（酒蒸，一两） 天门冬（去心，一两） 人参（去芦，蒸） 归身（酒洗。各五钱）

猪腰子一枚，先以腰子去筋膜，用水二碗，煮至一碗半，切碎，入参、归同煎。饮汁，仍将药渣焙干为末，山药糊丸，每三五十丸，米汤下。

惊悸门

十味温胆汤

治心脏虚怯，触事易惊，或梦寐不祥，遂至心惊胆怯，气郁生涎，涎与气搏，变生诸证，短气自汗，并皆治之。

橘皮（八分） 甘草（蜜炙，八分） 白茯苓（七分） 制半

夏（八分） 枳壳（六分） 酸枣仁（炒熟，八分） 远志（甘草汁浸，去骨，七分） 五味子（十一粒） 熟地黄（一钱）

水二钟，煎一钟，竹茹二钱，生姜一片，食远温服。

定志丸

治心气不足，惊悸恐怯。

白茯神（三两，水飞，去木） 人参（去芦，三两） 远志（甘草水浸，去骨，二两） 石菖蒲（去毛、节，二两） 琥珀（五□）

共为细末，炼蜜为丸，桐子大，飞朱砂为衣。每服百丸，食后枣汤下。

镇惊汤

治风惊，心神不宁，常多恐怖。

白茯神（去木，七分） 生地黄（一钱） 人参（去芦，五分） 石菖蒲（去毛、节，五分） 沙参（七分） 天冬（去心，一钱） 甘草（蜜炙，四分） 远志（五分） 犀角（磨，五分） 赤小豆（二十一粒）

上锉一剂，灯心半分，水煎温服。

珠母丸

治肝虚，内受风邪，卧则宽散而不收，若惊惕之状。

珠母（研，七钱五分） 当归（酒洗） 熟地黄（酒蒸。各一两五钱） 人参（去芦，蒸） 酸枣仁（炒熟） 柏子仁（去壳，捣膏） 犀角（锉碎） 白茯苓（乳拌五次。以上各一两） 沉香（不见火） 龙齿（煅。各五钱）

上为细末，炼蜜为丸，如桐子大，朱砂为衣。每服二钱，薄荷入金银同煎汤下，日午一服，卧时一服。

朱柏丸

治心虚，惊悸不宁。

朱砂(飞□[1],五钱) 归身(五钱) 白芍(五钱) 川芎(五钱) 侧柏叶(五钱) 陈皮(一钱) 甘草(一钱) 黄连(炒,一钱半)

上为细末,以猪心血丸,绿豆大。每白汤下二十丸。

① 飞:原书此字后空一格,疑脱"过"字,待考。

本面书影整理文字见第1面。

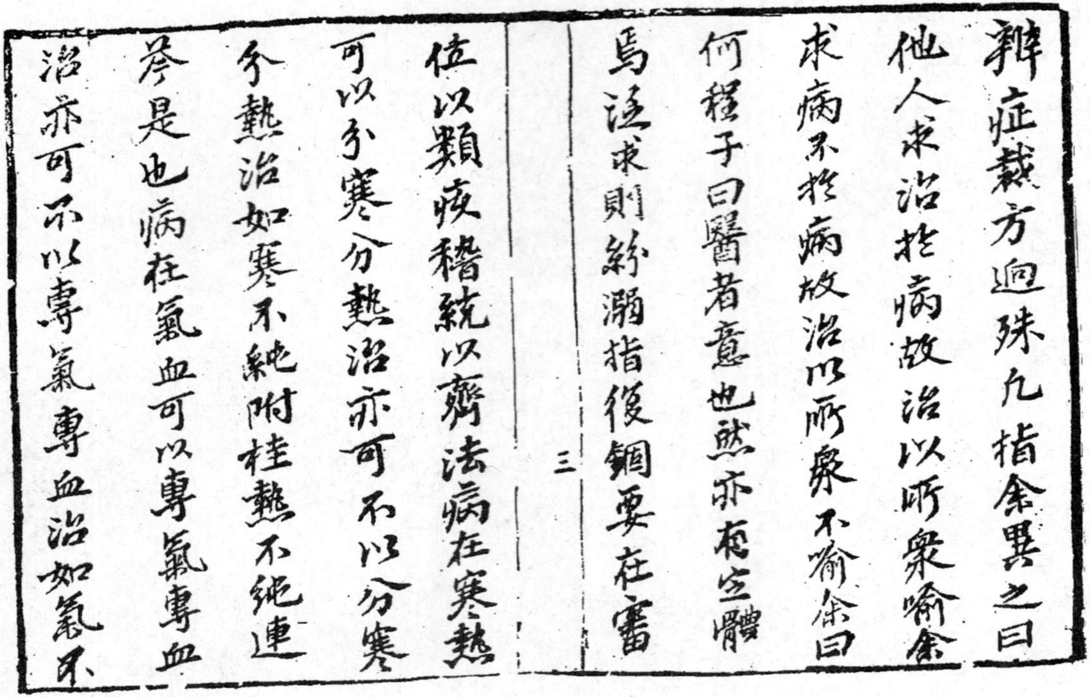
辨症裁方迥殊凡指余異之曰
他人求治於病故治以所衆喻余
求病不於病故治以所衆不喻余曰
何程子曰醫者意也然亦有立體
焉泛求則紛溺指復綱要在審
三
位以類痰稽統以齊法病在寒熱
可以分寒分熱治亦可不以分寒
分熱治如寒不純附桂熱不純連
芩是也病在氣血可以專氣專血
治亦可不以專氣專血治如氣不

土　部

天五生土，在人曰脾。其见于内者为脏，均养心、肾、肺、肝；见于外者为肉，运定往来呼吸。托唇口为门户，纳水谷以滋生，受肝之制，伏而驱用于肾，通调水道，下输膀胱。苟阴阳失节，喜怒过伤，阴火得乘，诸病乃作。必甘温以补，令清气常行于阳道，得煽运之职，而荣养灌溉之令达矣。

内伤门

补中益气汤

治中气不足，肢体倦怠，口干发热，饮食无味，元气虚弱，感冒风邪，不胜表散者，俱用此方治之。

黄芪（蜜炙，一钱五分）　甘草（蜜炙，一钱）　白术（土炒，一钱）　柴胡（寒邪者生用一钱，补养者醋炒五分）　升麻（受寒邪者生用八分，引参芪者醋炒五分）　陈皮（一钱）　当归身（酒洗，一钱）　人参（去芦，八分）

上锉一剂，生姜一片，大枣一枚，水煎服。感寒邪者，葱一根，生姜三片。

当归补血汤

治阴阳俱虚，劳倦辛苦，用心过多，内伤发热等症。

黄芪（蜜炙，一两）　当归（酒洗，二钱）

白水煎服。

人参养荣汤

治脾肺俱虚，发热恶寒，肢体倦瘦，食少作泻等症。若气血虚而变见诸症，勿论其脉与症，但用此汤，其病悉退。

黄芪（蜜炙）　陈皮　人参（去芦）　当归身（酒洗）　白术

（土炒。以上各一钱） 甘草（蜜炙） 五味子 茯苓（各七分半） 肉桂 远志（去骨。各五分） 白芍药（酒炒，一钱五分）

上锉一剂，姜、枣煎服。

加味双和汤

治虚劳骨蒸，益气养血。

熟地黄（酒蒸，一钱） 黄芪（蜜炙，一钱） 当归身（酒洗，一钱） 白芍药（酒炒） 川芎（八分） 甘草（蜜炙，六分） 肉桂（六分） 麦门冬（去心，一钱）

上锉一剂，姜、枣煎服。

十全大补汤

治气血两虚[①]。

呕吐门

藿香散

治饮食填塞，呕吐不已。

甘草（蜜炙，三分） 厚朴（姜炒） 陈皮 藿香（各一钱） 砂仁（研） 神曲（炒。各五分） 苍术（米泔水拌炒，一钱五分）

枣二枚，姜三片，水煎温服。

加味二陈汤

治热痰胃痛，恶心吐水。

陈皮 半夏 茯苓 川芎 白术（土炒） 苍术（米泔水拌炒） 栀子（姜炒） 香附（醋制。各一钱） 黄连（姜汁炒） 砂仁（研。各一钱）

挟虚，加人参。

---

① 治气血两虚：此方药物、制法、服法等失载。

上分作二服,生姜煎,热服。

又方

治寒痰气结,喘呕。

二陈汤加砂仁、丁香。

生姜煎服。

青镇丸

治肝热吐酸。

即小柴胡汤加青黛。

为末,姜汁浸,蒸饼为丸,桐子大。每五十丸,姜汤下。

半红汤

此方治积气痰痞,饮食不下,呕吐。

橘红(一钱五分)　制半夏(一钱五分)

生姜三片,水二碗,煎一碗,温服。

五汁润燥汤

治翻胃症,胸中干燥,痰涎酸苦,久不纳食。

韭汁　生姜汁　竹沥　牛乳　童便(各半盏)

五味调匀,重汤煮热,温服。

枇杷叶饮

止呕和中,利膈消痰。

枇杷叶(刷去毛,蜜水拌炒,二钱)　人参(去芦,一钱)　制半夏(一钱)　茯苓(五钱)　茅根(二五[①])　生姜(七片)　槟榔(五钱)

水煎服。

苍萸丸

治吐酸吞酸。

---

① 五:疑为"钱"字之误,待考。

黄连（一两五钱） 吴茱萸（水泡炒，一两） 陈皮 苍术（米泔水拌炒） 桔梗（炒） 茯苓 黄芩（与黄连[1]同姜炒。各一两）

神曲糊丸，桐子大。每二、三十丸，时时唾津下。

三圣丸

治嘈杂。

白术（土炒，四两） 黄连（酒炒，五钱） 橘红（一两）

为末，神曲糊丸，绿豆大。每五十丸，唾津下，或姜汤下。

《道藏》方

白槟榔（一枚） 橘皮（一分）

煨炙，为末。水一钟，煎半钟，服。

抑郁门

六郁汤

解诸郁。

香附（童便浸，醋炒） 苍术（米泔[2]水炒） 神曲（炒） 栀子（姜炒） 连翘（研） 陈皮 川芎 贝母（去心，研） 枳壳（麸炒） 苏梗 白茯苓（以上各一钱） 甘草（蜜炙，五分）

水煎服。

此方治诸郁之总司也。夫郁所感不同，从治亦异，如木郁达之，火郁发之，土郁夺之，金郁泄之，水郁折之，升降变化，贞乎自审。若混淆[3]，何以施治？如气郁胸胁胀痛，脉必沉涩，用香附、苍术、抚芎、郁金之类；火郁目瞀，小便赤，头眩舌干，脉必沉数，

---

① 连：原书误作“迎”，据文义改。

② 米泔：原书误作“采汁”，据《古今医鉴》改。

③ 淆：原书误作“摇”，据文义改。

用山栀仁、黄芩、青黛、天花粉、连翘、薄荷之类;痰郁动则喘,或咳,眩晕,寸口脉必沉滑,用南星、半夏、贝母、瓜蒌、海石、竹沥、姜汁[①]之类;湿郁,周身走痛,或关节痛,阴寒则发,脉必沉缓,用防风、羌活、苍、白术、柴胡、木瓜之类[②];血郁四肢无力,能食,大便或红或黑,小便赤涩,脉必沉涩而芤,用牡丹皮、玄胡索[③]、桃仁、红花、香附之类;食郁,饱闷嗳酸,恶闻食气,气口脉必实大,紧盛于人迎,用神曲、山查、枳实、枳壳之类。夫如是,可以无妄治之惑矣。

加味越鞠丸

治诸郁,痰,火,食,湿,气闷等证。开胸利膈,进饮食。

香附子(童便浸,醋炒) 真神曲(炒) 苍术(米泔水拌炒) 川芎 山栀子(姜汁拌炒黑。以上各四两) 橘红 白术(土炒) 黄芩(酒炒) 山查肉(饭上蒸。以上一两五钱)

共为末,陈仓米糊为丸,如梧子大。每服百丸,滚汤下。

泄泻门

胃苓汤

治脾胃不和,伤湿中暑作渴,腹痛泄泻不止。

陈皮(一钱) 苍术(米泔水拌炒,八分) 紫厚朴(姜汁拌炒,八分) 白术(土炒,一钱) 泽泻(七分) 猪苓(七分) 白茯苓(一钱) 白芍药(酒炒,八分) 肉桂(夏月去肉桂,换砂仁,极效) 甘草(蜜炙,六分)

上锉一剂,莲肉、生姜煎服。

---

① 汁:原书误作"江",据文义改。

② 类:原书此字残缺,据文义补。

③ 玄胡索:原书误作"玄扬索",据文义改。

又 方

治阴湿生冷，致伤脾胃，不痛不热，只泻清水，或米不化。

白术（土炒） 茯苓 山药（炒。各一钱） 苍术（米泔火[1]拌炒） 陈皮（七分[2]） 猪苓 泽泻 升麻 防风 厚朴（姜炒） 炙甘草（各五分）

姜、枣煎服。

四神丸

治脾肾虚弱，五鼓清晨泄泻。

破故纸（炒，一两） 肉豆蔻（五钱） 五味子（五钱） 吴茱萸（一钱二分，水泡炒）

生姜煮枣，取枣肉为丸，桐子大。每五十丸，空心盐汤下。前二味名“二神丸”，后二味作末，米汤下，名“五味子散”。俱肾泻。

青钱丸

治饮食伤脾，久泻或痢。

白术（土炒，二两） 山查肉（饭上蒸） 神曲（炒。各一两五钱） 白芍（酒炒） 半夏（姜制） 黄芩（酒炒。各五钱）

荷叶煮饭为丸。空心下五七十丸。

瑞莲丸

治虚损脾惫，泄泻不食。

四君子汤加：干山药（炒） 莲肉（去心，炒） 芡实 白芍（酒炒）

猪肚煮熟，捣和前八味药为丸。每百丸，空心米汤下。

---

① 火：疑为“水”字之误。

② 七分：此前疑脱“各”字。

藿苓汤

治外感寒邪,内发泄泻。

藿香(八分) 紫苏叶(一钱) 陈皮(八分) 桔梗(炒,八分) 甘草(蜜炙,五分) 白茯苓(一钱) 半夏曲(八分) 白芷(八分) 紫厚朴(姜炒,八分) 大腹皮(八分) 白术(土炒,一钱五分) 泽泻(八分) 猪苓(八分) 肉桂(三分)

上锉一剂,生姜三片,葱一根,水煎热服。

三白同仁散

治脾胃虚弱,饮食不进,呕吐泄泻。

人参(去芦,八分) 白术(土炒,一钱) 干山药(炒,一钱) 甘草(蜜炙,八分) 白茯苓(八分) 白扁豆(炒研,一钱) 薏苡仁(炒,一钱) 砂仁(五分) 陈皮(一钱) 桔梗(炒,八分) 莲肉(去心,炒,二钱)

此散或煎服,或为末,枣汤调下。

香术汤

即薷苓汤。治中暑泄泻。

香薷(一钱) 扁豆(炒,一钱五分) 厚朴(姜炒,一钱) 黄连(姜炒,七分) 泽泻(八分) 猪苓(八分) 茯苓(八分) 白术(土炒,一钱五分)

生姜一小片,乌梅半个,煎服。

加味四君子汤

治一切脾胃虚弱,肠中滑泄,完谷不化,发渴腹痛等症。

人参(去芦) 白术(土炒) 粉甘草(蜜炙) 白茯苓 黄芪(蜜炙) 山药(炒。各一钱) 紫厚朴(姜汁炒) 白豆蔻(面包煨) 砂仁(面包煨。各七分半)

渴极,加麦冬一□。

上锉一剂,莲肉二钱,生姜一片,水煎热服。

二两五丸

治脾肾虚寒，肠鸣泄泻。

破故纸（盐水拌，炒香，二两） 肉豆蔻（面包煨，二两） 木香（不见火，五钱）

共为末，灯心汤煮大枣肉为丸，如桐子大。每服四钱，莲肉汤下。

六花散

治元脏气虚，真阳耗散，脐腹冷痛，泄泻不止。此起危之圣药也。

白茯苓（八钱） 附子（煨，一两） 木香（四钱） 肉豆蔻（面包煨，三钱） 诃子（面包煨，三钱） 人参（二两）

共为末。每服三钱，莲肉生姜汤调下，日进三服。

资生丸

健脾开胃，消食止泻，调和脏腑，滋养荣卫。功难尽述，真济世之神方也。

白术（东壁土炒，二两） 人参（乳浸透，饭上蒸，三两） 白茯苓（研碎，水飞过，乳浸透，一两五钱） 橘红（二两） 山查肉（米汤拌蒸，二两） 真神曲（炒，二两） 川黄连（姜汁炒，三钱五分） 白豆蔻仁（面包煨，三钱五分） 泽泻（去毛，饭上蒸，三钱五分） 桔梗（炒，五钱） 藿香梗（五钱） 粉甘草（炒，一两五钱） 白扁豆（炒去壳，三两） 莲肉（炒，去心，三两） 薏苡仁（淘净，炒，三两） 山药（炒，一两五钱） 麦芽面（炒，一两五钱） 芡实（净肉，炒，一两五钱）

共为细末，炼蜜为丸，如弹子大，每丸重三钱。每服一丸，食后细嚼，淡姜汤下。

路遇仙

采江豆叶，不拘多少，阴干[1]为末。令患者少停饮食，口觉发干，浓煎一大壶，加茶饮之。

楚黄太守吴公患泄泻，诸医不效，求医润城。适医亦患泄泻，不得已强行，至中途渴甚，见老妪携瓶，即索饮，不数武泻止。复回询之，不获，遗瓶内有一纸，乃前方也。吴公因此亦愈，故并记之。

九仙糕

养精神，扶元气，健脾补虚，生肌除湿，老年更宜服之。

莲肉（去皮、心，炒）　山药（炒）　白茯苓（去皮净）　薏苡仁（炒。各四两）　小红枣（去皮，炒）　白扁豆（炒熟。各二两）　芡实（去壳净，四两）　柿霜（二两）　白羊糖（一斤四两）　饭根（五升）

共为细末。或滚汤调服，或蒸糕用。

痢疾门

加减导气汤

治痢疾初起，腹痛，红白相兼，里急后重，发热口噤，并皆服之。

白芍药（酒炒，一钱）　紫厚朴（姜汁炒，八分）　槟榔（六分）　川黄连（吴茱萸泡酒拌炒，一钱二分）　木香（酒磨，六分）　当归梢（酒洗，一钱）　枳壳（麸炒，八分）　大黄（酒蒸，一钱八分）　玄明粉（八分）

小便赤涩，加木通、滑石；腹痛，加酒炒玄胡索；痛甚，加没

① 干：原书误作“敦”，据文义改。

药；暑[①]热盛，加香薷、白扁豆；稍弱汗多人，去大黄、玄明粉；血痢多，用当归、黄连；白痢，黄连减半，加吴茱萸十粒；饮食不进，仓米三钱。但大黄、玄明粉，必察其人气实，腹疞痛，热滞在里者，方可酌用。如便脓血相杂，而脉浮大者，慎[②]勿以大黄下之，下之必死，谓气下竭也，而阳无所收。凡阴阳不和，惟分利治之，倘处暑、霜降以后，脏腑渐变虚寒，余每于血痢中用前方去大黄、玄明粉，加炮姜一钱；白者，白术七分。无不应手而愈。要在施治者辨其在表者发，在里者下，在上者涌，在下者竭，身热者内疏，小便赤涩分利，然后无妄治之失也。

仓廪汤

治噤口，身热脉大，毒气冲心，食入即吐。

人参　茯苓　甘草(蜜炙)　前胡　川芎　羌活　独活　桔梗　柴胡　枳壳(麸炒。各八分)　陈仓米(五钱)

上锉一剂，生姜三片煎服。一方去独活，加黄连、木香、紫厚朴，各五分。

归连芍药汤

治诸痢，里急后重。

白芍(酒炒)　当归(酒洗)　黄芩　黄连(酒浸，吴茱萸泡汤拌炒)　槟榔(各七分)　扁豆(炒研，一钱)　枳壳　防风(各五分)　木香(三分，不见火)

水煎。初痢腹痛，赤白相杂，热甚者，加酒煨大黄一钱；久痢，气弱下陷，出汗，食少者，加人参、黄连、白术各一钱、陈皮、升麻各五分；红痢，加乌梅一个；白痢，加白术一钱、陈皮五分。

---

① 暑：原书误作“著”，形近致讹，据文义改。

② 慎：原书误作“甚”，同音而讹，据文义改。

神豆膏

巴豆(新者)　雄黄

二味同研为膏。先将病者眉心洗净,将膏摊油纸上,如一豌豆大,贴穴上,壮年一炷香,老幼半炷香,香尽,将药揭去拭净,即效。须端阳午时制。

初痢丸

暑热在里者当用。

黄连(四两,同茱萸水拌炒,去萸)　木香(五钱)　槟榔(一两)　大黄(一两,酒蒸)

上为末,醋糊丸。空心米汤下八十丸,服二次必愈。

香连丸

治赤白痢,里急后重。

黄连(四两,同吴茱萸水拌,浸一宿,炒干去萸)　木香(一两,不见火)

共为末,醋糊丸,桐子大。每三五十丸。红痢,乌梅汤下;白痢,清米汤下;噤口不食,莲子煎汤下;如泄泻深黄色,属热,亦用此丸,米汤下。

加味香连丸

治一切痢疾。

枳壳(麸炒)　黄连(酒炒)　吴茱萸(水泡炒。各二两)　木香　乳香　没药(各三钱)　白豆蔻(面包煨,二钱)

共为末,用乌梅二两,滚水泡,去核,捣和为丸,如桐子大。每服三十丸。白用干姜汤下;红用甘草汤下;赤、白二样同下泄泻,干姜汤下。

益气汤

治久痢不愈。

黄芪(蜜炙)　人参　泽泻(各五分)　白术(土炒)　陈皮

白芍(酒炒。各一钱) 当归(酒洗,七分) 升麻 甘草(蜜炙) 木香 白豆蔻(面包煨) 粟米壳(醋炒。各三分)

锉一剂,水煎服。

姜茶汤

治赤白,冷热腹痛。

生姜(五大片,捣汁十茶匙) 细松萝茶(三钱,煎浓汁半杯) 连根韭菜(捣汁半茶杯)

热酒冲服。如噤口痢,加陈仓米一合,煎汤同下,大有奇效。

家莲散

治经年脏寒久痢。血痢初不可服。

莲肉(水泡,去皮、心,焙干,四两) 川厚朴(去皮,姜汁浸炒,一两) 干姜(炒黑色,一两)

共为末。每服二三匙,米饮下,一日三服,即愈。

白沙饮

老少皆可服。

白沙羌糖

无根水调下,白痢四两,红痢六两。

苍术丸

治湿痢。

苍术

为末,炼蜜为丸,圆眼大。瓦罐滚水入三丸,将布圈在瓦罐上,以脐覆蒸,候水冷,取起丸药,将水烧滚,如前入丸,再蒸良久,二三次,其痢即止。

小灵丸

治新久泻痢。

雄鸡肶胵[①]内皮(不见水,焙,一钱一分)　黄柏(一两五钱,生半,炒半)　乳香　没药(各一钱,另研)　巴豆霜(四十九粒)

上为细末,水丸豆大。每服三五丸。白痢,姜汤下;红痢,红花汤下。

山红散

山查肉(一钱)

为末。红痢加蜜,白痢加砂糖,滚水调下。

痢验方

将川连去毛茨,再咀片,用槐角煎汤浸川连,汤不宜多,浸透炒干;又将枳壳用麦皮炒,去麦皮,用枳壳。二味各等分,为末。大人用一钱五分,小儿用七分。用萝卜片煎汤,如无卜片,即叶亦可,空心调服。忌荤腥、生冷、面食。

开仓钥

治胃虚久禁。

人参(一钱)　白芷　黄连(炒。各二钱)

三味同为细末,蜜调,放于掌中,用舌时时餂之,但食一半即食。

一　方

用人参一两、橘[②]红三钱,煎清汁饮之。

纳脐膏

治噤口痢。

黄瓜藤,连茎叶见霜的,晒干,烧灰存性,香油调,纳脐内即止。

---

① 肶胵:原书误作"胵胵",据文义改。
② 橘:原书此字残甚,观其剩笔,略似此字,待考。

又　方

治噤痢，小便不通者。

麝香　木鳖　田螺

先将田螺捣烂，入二味再捣，封脐，立愈。

葛根汤

治酒痢。

葛根　枳壳（麸炒）　制半夏　生地黄　杏仁（去皮、尖，炒）　白茯苓（以上各一钱）　黄芩（酒炒，八分）　甘草（蜜炙，四分）

上锉一剂，入黑豆五十粒，生姜三片，白梅一个，煎服。

回生酒

治噤口痢，日夜无数，里急腹痛，不食，危笃者，此药服之如神。

人参　当归（酒洗）　白芍（酒炒）　陈皮　莲肉（去心炒）　黄连（酒炒）　黄芩（酒炒）　地骨皮（各一钱）　木香　乳香　炙甘草（各五钱）　椿白皮（蜜炒，一两）　白矾（三分）　陈枣（十五枚）

醇酒二碗，同药入磁瓶内，固济悬胎，水煮一炷香，候冷去渣，露一宿。次晨温服。

参香散

治大人小儿脏气虚怯，冷热不调，积而成痢，或下鲜血，或如豆汁，或如鱼脑，或下瘀血，或下紫黑血，或赤白相杂，里急后重，日夜频数，无论新久，并皆治之。

人参（去芦）　木香（酒磨）　白扁豆（炒研。以上各一钱）　白茯苓　肉豆蔻（面包煨）　罂粟壳（去蒂，蜜拌微炒。以上各二钱）　广陈皮（八分）

共为细末。匀为二服，陈米汤调下。

《道藏》方

乌梅　枣子　栗壳[①]（各七个）　稻草（七寸）

灯心七根，酒煎服。

疟疾门

加减柴苓汤

此药分利阴阳，和解表里，一切风寒暑湿之疟，当以是方加减。

小柴胡（八分）　黄芩（酒炒，八分）　制半夏（七分）　粉甘草（蜜炙，五分）　猪苓（七分）　泽泻（七分）　白术（土炒，七分）　白茯苓（八分）　青皮（醋炒，六分）

上锉一剂，生姜一片，煎服。有汗者，倍白术；无汗者，倍柴胡；暑盛者，加香薷、白扁豆；胸闷满者，桔梗、厚朴；热多，倍黄芩；寒多，入肉桂；有风者，羌活、防风；挟湿者，苍术、白术；有痰，加橘红、贝母、半夏；烦渴，煎麦冬、灯心、花粉；宿食不消，去青皮而加枳实；汗多气弱，添人参而减柴胡；当归、知母，治阴分有奇效；槟榔、草果，截食疟有神功；常山利饮逐水而性善吐，多服促人寿，非可轻用；大黄破坚除积而力太泄，妄饮损元气，岂得误投？故仁斋[②]为蓄热内实立此，而后世尚来不重肯之讥[③]，矧今之麻黄、桂枝妄进者乎？然疟本伤寒之证，有中三阳者，亦有中三阴者。足太阳之疟，头重腰痛，寒从背起，先寒后热，熇熇暍暍然，热止汗出；足少阳之疟，身体解㑊，寒不甚，热不甚，恶见人，见人惕惕然，热多汗出；足阳明之疟先寒，洒淅洒淅，寒甚，久乃

---

① 栗壳：疑为“粟壳”之误。

② 仁斋：指南宋怀安名医杨士瀛，字登父，号仁斋，著有《仁斋直指方论》。

③ 尚来不重肯之讥：此句文字疑有脱误，待考。

热，热去汗出，喜见日月灯光；足太阴之疟，好太息，不乐，不嗜食，多寒热汗出，病至则善呕，呕已乃衰；足少阴之疟，呕吐甚，多寒热，热多寒少，欲闭户牖而处，其病难已；足厥阴之疟，小腹满，小便不和，腰痛，气不足，恐惧，腹中悒悒。又有寒热大作，不论先后，此太阳、阳明合病，谓之大争；三阳合病，寒热益甚，当从类而施治焉。至于五脏之疟，尤不可不知，如子亥时发为肾疟，令人洒洒然，腰脊痛，宛转大便难，目眴眴然，手足寒；寅卯时发为肝疟，令人色苍苍然，太息，其状若死者；巳午时发为心疟，令人烦心，甚欲得清水，反寒多，不甚热；申酉时发为肺疟，令人心寒，寒甚热，热间善惊，如有所见；辰戌丑未发为脾疟，令人寒，腹中痛，热则肠鸣，鸣已汗出。此古人于肾疟有桂枝加当归、芍药之剂，肝疟有四逆并通脉四逆之剂；心疟有桂枝、黄芩之剂；肺疟有桂枝、芍药之剂；脾疟有小建中芍药、甘草之剂。故小柴胡汤治少阳，小柴胡加桂汤治太阳，黄芩芍药加桂汤治阳明，小建中汤、异功散治太阴，小柴胡加半夏汤治少阴，四物柴胡苦楝附子汤治厥阴。两阳合病，桂枝、芍药最宜；三阳合病，桂枝、黄芩是要。虽从古立治如此，然因时制①宜，随证变迁，又在高明之审处耳。

清脾散

治饮食伤脾，停滞痰饮，脉来弦数而为瘅疟，但热不寒，或热多寒少，口苦咽干，心烦而渴，小便赤涩。

柴胡　半夏　黄芩（酒炒）　草果　茯苓　白术（土炒）　厚朴（姜汁炒）　甘草（蜜炒）　青皮（醋炒。各等分）

姜、枣煎服。

祛疟饮

三发后可用，因其衰而减之，立效。

---

① 制：原书误作“致”，据文义改。

广陈皮(一钱) 小柴胡(七分) 知母(盐、酒炒,三钱) 川贝母(去心,研,一钱) 山查肉(一钱二分) 枳实(麸炒,八分) 槟榔(七分) 紫苏(八分) 甘草(蜜炙,三分)

上锉一剂,生姜一片,乌梅一个,煎服。夜发,露一宿服。

二母饮

治劳疟。

人参 川贝母(去心,研) 白术 黄芪(蜜炙) 白茯苓(去心。各一钱) 当归(五分,酒洗,刺去①) 甘草(三分) 陈皮(四分) 知母(生用) 白芍(炒) 麦门冬(去心。各七分)

枣一枚,姜三片,水二钟,煎一钟。不拘时服。

参胡饮

人参 柴胡 黄芩(酒炒) 甘草(蜜炙) 当归(酒洗) 芍药(酒炒) 川贝母(去心,研。一方无贝母而有大黄。各等分)

上锉一剂,姜、枣煎服。

柴朴汤

治一切疟。

柴胡 厚朴(姜炒) 黄芩 独活 前胡 苍术(米泔水拌炒) 广陈皮 半夏曲 白茯苓 藿香(各一钱) 甘草(蜜炙,三分)

锉一剂,姜煎服。气弱,加人参、白术;食不消化,加神曲。

---

① 刺去:疑为衍文,待考。

水肿门

茵陈五苓散

治黄服。证属湿热。

五苓散加山栀　茵陈　滑石　苍术　甘草

灯心半分,水煎服。

导滞通经汤

治脾湿有余,气不宣通,面目手足浮肿。

白术(土炒,一钱五分)　桑白皮(炒,一钱)　木香(七分)　陈皮(八分)　白茯苓(一钱二分)

上用车前子、木通各五钱,水四钟,煎二钟,再入前药,煎至钟许。食远服。如上半身肿盛者,当加紫苏叶、羌活、防风,发汗以开鬼门;下半身肿者,当加泽泻、牛膝、车前、木通,利小便以洁净腑。此治之大要也。

加味五皮汤

治风湿客于脾经,气血凝滞,以致面目虚浮,四肢肿胀,心腹膨闷,上气喘促。

茯苓皮　大腹皮　生姜皮　地骨皮　五加皮　陈皮　桑白皮　木瓜　白术(土炒)　防己(各等分)

灯心、生姜煎服。

蹋肿健脾汤

治水肿,诸药不效,脾亏不能分消者。

白茯苓(一钱五分)　白芍药(酒炒,一钱二分)　白术(土炒,一钱)　白扁豆(炒研,一钱二分)　薏苡仁(炒,一钱)　防风(八分)　泽泻(七分)　车前子(一钱)　木香(七分)　木瓜(一钱)　陈皮(七分)

上锉一剂,莲肉去心,炒二钱,灯心半分,水煎服。

退金丸

治黄肿。

苍术　白术(各二两五钱)　甘草(炙,五钱)　厚朴(姜炒,一两)　陈皮(一两五钱)　神曲(炒)　麦芽(炒。各一两)　香附(童便浸)　针砂(醋炒红。各一两)

有块加醋煮三棱、莪术,各一两五钱。

上为末,面糊丸。每六七十丸,姜汤下。忌荞麦面、生冷、鱼腥。

加减金匮肾气丸

治肺肾虚,腰重脚肿,小便不利;或肚腹肿胀,四肢虚浮;或喘急痰盛,已成蛊证,其效如神。此证多因脾胃虚弱,治失其宜,元气复伤而变证者,非此药不救。

六味地黄丸加附子(五钱)　肉桂(五钱)　牛膝(一两)　车前子(一两)

炼蜜丸,如桐子大。每服三钱,空心滚白汤下。

黄疸门

清黄汤

治湿热所伤,郁为黄疸,遍身如金色者,并五疸,皆治之。

山茵陈(二钱)　白苓[①](土炒,一钱二分)　泽泻(八分)　猪苓(八分)　茯苓(一钱)　秦[②]艽(一钱二分)　山栀子(炒黑,一钱)　薏苡仁(炒,一钱)

酒疸,加甘葛(一钱)

夫疸证虽有五,而病原未有不从脾弱,为湿热蒸而致,面目

① 白苓:此后有"茯苓一钱",故疑为"白术"之误。

② 秦:原书阙此字,据文义补,待考。

肢体尽为赤黄，法当以利小便为要，郁热之湿，分而去之。然要审其虚实，以施治焉。

加味四君子汤

治色疸。

人参（去芦） 白术（土炒） 白茯苓 白芍药（酒炒） 黄芪 白扁豆（炒研。各二钱） 甘草（蜜炙，一钱） 车前子

上锉一剂，水二碗，姜五片，红枣二枚，煎一碗，服无时。

茯苓渗湿汤

治黄疸，寒热呕吐，渴欲饮水，身体面目俱黄，小便不利，全不饮食，不得卧，并皆治之。

白茯苓（八分） 茵陈（一钱） 猪苓（八分） 泽泻（八分） 陈皮（八分） 白术（土炒，一钱二分） 黄连（酒炒，八分） 山栀子（炒黑，八分） 苍术（米泔水拌炒，八分） 秦艽（一钱） 防己（七分） 葛根（一钱二分）

酒疸，加水蜜一钱，水酒煎服；肾疸，黄柏炒一钱，水煎，入盐一小茶匙服。

四宝丸

治黄疸，吃生米、茶叶、黄泥、黑炭。

使君子（二两） 槟榔 南星（姜汁制。各一两）

若吃生米，加炒麦芽二两；吃茶叶，加炒茶叶二两；吃黄泥，加炒壁土二两；吃黑炭，加黑炭二两。

共为末，炼蜜丸，如桐子大。每服五十丸，清晨砂糖水送下，神效。

噎膈门

补气运脾汤

治中气衰弱，脾不能运，膈噎有痰。

橘红(一钱) 白米(土炒,一钱) 茯苓(一钱) 黄芪(八分,蜜炙) 砂仁(四分,去壳) 甘草(蜜炙,五分) 制半夏(八分) 人参(五分)

一方加枳壳(麸炒,五分)、石斛(一钱),更妙。

上锉一剂,姜、枣煎服。

四汁方

治一切噎膈翻胃,无不愈者。

韭汁(一碗) 牛乳(一碗) 生姜汁(一碗) 竹沥(一碗) 童便(一碗)

将五味和匀,炖暖服。

香砂宽中汤

治膈噎,胸痞气滞,胃寒。

木香(临服时酒磨入药,服七分) 砂仁(面包煨,研,七分) 白术(土炒,一钱) 橘红(一钱) 香附子(醋制,一钱二分) 白豆蔻(面包煨,去壳,七分) 青皮(醋炒,七分) 槟榔(七分) 半夏曲(七分) 白茯苓(一钱) 厚朴(姜汁炒,八分) 甘草(蜜炙,二分)

共为一剂,生姜三片,水二碗,煎一碗,温服。如胃热,加酒炒川黄连一钱二分。

人参利膈丸

治胸中不利,大便燥结,痰嗽喘满,脾胃壅滞。推陈致新,治膈噎之圣药也。

当归身(酒洗) 藿香梗 甘草(蜜炙) 枳实(麸炒。各一两) 大黄(酒蒸) 紫厚朴(姜制。各二两) 木香(不见火) 槟榔(各七钱五分) 人参(去芦,一两)

共为细末,以神曲打糊为丸,如桐子大。每服三钱,食后淡姜汤下。

香胞煎

用猫衣胞一个(阴阳瓦焙,不可令焦。猫初生即取起,迟则猫自食之矣。)

为末。每服五分,用麝香二厘,烧酒下。

又　方

用芦根,捣汁二、三碗,入姜汁半酒杯,频服。

中和启胃丸

开胃健脾,宽中顺气。凡秉赋虚弱者最宜。兼治翻胃噎食。

石斛(一两,盐水洗,拌茯、查末同蒸)　白豆蔻(面包煨,一两,末,同白术拌蒸)　陈皮(去白,末,三两,同人参拌蒸)　白茯苓(二两,末)　山查肉(二两,末)　人参(二两,末)　白术(土炒,四两,末)

各末相拌,俱在饭上蒸少时,用麦芽取粉,打糊为丸,如桐子大。每四五十丸,食远白汤下。

《道藏》方

治五噎。

芦根(五两,锉)

以水一升,煎至五合,顿热服。加枳壳一两,去瓤麸炒,同煎服,更妙。

积聚门

大七气汤

治五积六聚,形若癥瘕,时作时止,随上随下,上气窒碍,心腹疼痛,二便不利,小腹胀满。

广陈皮(去白,八分)　荆三棱(醋炒,七分)　甘草(蜜炙,五分)　莪术(醋浸炒,七分)　桔梗(炒,七分)　青皮(醋炒,七分)　益智仁(面包煨,去壳,六分)　肉桂(不见火,四分)

藿香梗（八分） 香附米（醋制，二钱）

上锉一剂，姜、枣煎服。

夫积聚有左右上下之不同，心、肝、脾、肺、肾之各异，尤当审其积为阴气而聚为阳，若不明其何部，令药有专功而妄投之，则一部之邪未退，而诸部之真先损。如肝积名曰肥气，在左胁下，如覆杯，有头足，久令人嗽逆，其脉必弦而细；心之积名曰伏梁，起脐上，或大如臂，上至心下，久令人心烦，其脉必沉而芤；脾之积名曰痞气，在胃脘，大如小盘，久令人四肢不收，饮食不为肌肤，或发黄疸，其脉必浮大而长；肺之积名曰息贲，在右胁下，亦如覆杯，久令人洒淅寒热，喘咳肺壅，其脉必浮而毛；肾之积名曰奔豚，在小腹，连腰上，冲心下，来去若豚奔之状，久[①]令人喘逆，骨痿少气，其脉必沉而滑。此皆阴阳不和，脏腑虚弱，风邪搏之，忧虑乘之，而为诸种留结之疾。余分部立方，是在善治者之审处也。

鳖甲丸

治肥气，体瘦无力，不思饮食。

鳖甲（四两。用九肋或七肋者。洗净，用醋浸一昼夜，酥油炙，勿令枯焦，为末） 荆三棱（微炒，三两） 枳壳（去瓤，麸炒，三两） 大黄（酒蒸，二两） 广木香（不见火，一两五钱） 桃仁（双仁者勿用。去皮、尖，炒，一两五钱）

共为末，用醋煮小柴胡浓汤，打神曲糊为丸，如桐子。每服二钱，食远温酒下，日进二服。一方，加人参（一两）、青皮（醋炒，一两五钱）、白术（土炒，一两），更效。

肥气汤

小柴胡（醋炒，八分） 当归全（酒洗，一钱） 苍术（米泔水

---

① 久：原书误作“人”，据文义改。

拌炒,六分） 青皮（醋炒,七分） 蓬术（醋炒,五分） 三棱（炒,五分） 紫厚朴（姜汁炒,七分） 人参（去芦,一钱） 川黄连（姜汁拌炒,五分。如口不干,心不烦,饮食少进者,勿用。）

生姜一片,煎服。

半夏散

治伏梁积心下,硬急满闷,不能饮食,胸背疼痛。

制半夏 鳖甲（醋炙） 川大黄（酒蒸） 诃黎勒皮 桂心 荆三棱 橘红 槟榔 木香 前胡 当归全（酒洗。各二两,桂、香减半）

共为粗末。每服四钱,生姜一片,水煎服。

伏梁丸

治伏梁,气横心下,坚实不散。

茯苓 人参（去芦） 紫厚朴（姜汁拌炒） 枳壳（去穰,麸炒） 荆三棱（纸包,醋湿煨） 制半夏 白术（土炒） 石菖蒲（去节） 丹参

以上各等分为末,神曲糊为丸,如桐子大。每服二钱,灯心汤下。

匀中汤

治脾积痞气,胃脘不安,肌瘦食少。

白术（土炒） 陈神曲（炒,一钱） 麦蘖（炒,一钱） 郁李仁（一钱,一半炒,一半生） 紫厚朴（八分,姜汁炒） 肉桂（四分） 大腹子（一钱二分） 牵牛末（一钱） 良姜（炒,五分） 甘草（蜜炙,五分）

上锉一剂,姜、枣煎服。

伤寒部

盖伤寒者，乃冬气严寒，万物闭密，即时触冒之名也。其不即时而发者，寒毒蓄于肌肤，至春变为温，夏变为暑。夫伤寒温暑，其类虽殊，其所受之原则一也。其原一，故总谓四时伤寒；其类殊，故治不得不异。后人不知仲景立法、立方之旨，而以麻黄、桂枝误用于温暑之证，草菅[①]人命而归咎于仲景，不大谬哉！若夫春应暖而反大寒，夏应热而反大凉，秋应凉而反大热，冬应寒而反大温，以致一岁之中长幼相似而为病者，此时行之气不正所感也。苟能究其即病过时之旨，时行暴中之变，地土温凉高下之异，物性刚柔食居之殊，明四治之能，会四方之间，自登仲景之堂，而悟歧黄之奥矣。

太阳经

伤寒一日，在太阳膀胱经，若脉静者，不传；或二三日，阳明、少阳证不见者，为不传也。此经乃诸阳之首，传变为多，故名太阳。其脉起于目内眦睛明穴，上额至通天，斜行左右，交于巅顶百会，从巅至耳上角；其直行者，从巅入脑络，还出别下项，从肩膊内夹脊骨抵腰中，入循膂，络肾；其支别者，从腰中下，会于后阴，下贯臀，入腘中；其支别者，从膊内左右别下，贯胛夹脊内，过髀枢，循髀外后廉，下合腘中，下贯腨内，出入踝之后，循京骨，至小指外侧端。故病头项痛，身热恶寒，无汗，脊强，腰痛而喘，脉浮而紧，麻黄汤主之。

---

① 菅：原书误作“管”，据文义改。

麻黄汤

麻黄（去节，先用热醋浸，去沫[①]，二钱） 桂枝（去皴皮，一钱） 炙甘草（五分） 杏仁（去皮、尖，一钱）

先用水二碗煎，去黄沫，然后入余药煎服。

轻可去实，麻黄之属。实谓寒邪在表，冬月汗不出而腠理密，邪气胜而表实轻，所以扬之。麻黄味甘苦，入太阳寒水之经，专主于发散也。桂枝善调荣，入肺、膀胱二经。寒并于荣则荣实而卫虚，用桂枝以调荣，又非可执无汗不得用之说也。伤寒荣胜卫，故血脉不流通，用甘草之甘以治，兼以缓其麻黄轻剽之性。杏仁苦温，通其气道，以解肌调卫也。然必须冬月在表真有寒邪宜之，然亦不可多剂而生他证。

太阳、阳明合病，喘而胸满，不可下，宜服。

太阳病，脉浮紧，无汗发热，身痛，八九日不解，表证仍在，此当发其汗。服药已，微除，其人发烦，目瞑剧者，必衄血，衄当解，不解者，阳气重故也，此方主之。

阳明病，脉浮无汗而喘，发汗则愈，此方主之。

太阳证，头项痛，腰脊强，发热恶寒，自汗，尺寸脉皆浮而缓，荣也，桂枝汤主之。

桂枝汤

桂枝（三钱） 芍药（三钱） 炙甘草（二钱）

姜、枣煎服。

脉缓，风伤卫也；自汗出，伤于荣也。桂枝能外固表而调荣，宣导诸药，为之先聘，是辛甘发散为阳之意。《内经》曰：风淫所胜，平以辛，佐以苦，以甘缓之，以酸收之。是芍药为臣，而甘草

---

① 沫：原书此字残缺，据文义补，待考。

为佐也。且姜、枣之用，专行脾之津液[①]而和荣卫，非若麻黄汤专于发汗，不待行化而津液得通矣。

太阳中风，脉浮紧，发热恶寒，身疼痛，不汗出而烦躁者，大青龙汤主之。

大青龙汤

麻黄（二两，去节） 桂枝（二两，去皮） 炙甘草（二两） 杏仁（去皮、尖，四十枚） 石膏（鸡子大，捶碎） 生姜（三两） 大枣（十二枚，核[②]）

先煮麻黄，去沫，再入诸药煮。匀五七次服，得汗即止，不必再服。按：青龙，东方甲乙木神也，应春而主肝，专发生之令，为敷荣之主。谓之青龙者，以发散荣卫两伤之邪，是名肝木之体耳。此方为中风见寒之脉而设，浮则为风，风则伤卫；紧则为寒，寒则伤荣。荣卫俱病，故发热恶寒，身疼痛也。风并于卫者，为荣弱卫强；寒并于荣者，为荣强卫弱。今风寒两伤，荣卫俱实，故不汗出而烦躁也。青龙汤者，发汗以除荣卫风寒。然此汤过于险峻，总不若麻黄桂枝各半汤为最稳。如荣卫俱虚，脉微弱，汗出，恶风者，服之则必亡阳，筋惕肉瞤而为逆也。

太阳证，头痛，身热，无汗恶寒，脉当紧，今反缓，是伤寒得伤风脉也。太阳证，头痛发热，自汗，恶风，脉当缓，今反紧，伤风得伤寒脉也。俱宜麻黄桂枝各半汤。

麻黄桂枝各半汤

桂枝（二钱） 甘草（二钱） 麻黄 芍药（各一钱五分）

---

① 津液：原书误作“精液”。考下文“津液得通矣”，显为传写之误，今改正。

② 核：疑为衍文。

杏仁（七分半）

生姜、大枣煎服。

先二证，脉自不同，皆以大青龙汤主之。陶氏谓：无烦躁用此方。易老又以九味羌活汤代之，避麻黄、桂枝不用，使不犯三阳之禁忌。

九味羌活汤

即羌活冲和汤。

羌活（一钱） 防风 苍术（各八分） 细辛（六分） 川芎 白芷（各七分） 生地 黄芩（各八分） 甘草（四分）

此方用羌活以治太阳肢节痛，大无不通，小无不入。同防风为引，以治一身尽痛；合苍术，除湿而上行，使邪气不纳。细辛兼治足少阴肾，苦头痛；川芎治足厥阴，头痛在脑；白芷治阳明，头痛在额；生地治少阴，心热在内；黄芩治太阴，肺热在胸；甘草缓里急而调和诸药。凡伤风见寒，伤寒见风，并非时感冒，恶寒头痛，身热无汗，腰脊项强，脉浮而紧，俱宜服之。春可治温，夏可治热，秋可治湿。易老正以此代麻黄、桂枝、青龙等方也。古所谓"神解散"，即此。

藿香正气散

治伤寒头痛，憎寒壮热；或感风湿，霍乱吐泻，并山岚瘴气，伏暑转筋。

藿香 白芷 大腹皮 白茯苓 苏茎叶（各一钱） 厚朴 陈皮 桔梗 半夏曲（各八钱） 炙甘草（五分）

姜、枣煎服。

此方宋人所制，专治内伤饮食，外感寒邪，拘急憎寒，头疼壮热，呕逆胸满，与夫伤食、伤冷、伤湿、中暑、霍乱、山岚瘴气、不伏水土、寒热作疟等证。然非正伤寒之药，若太阳骨节痛，发热，脉沉,与元气虚人,并夹阴伤寒,服之皆不中病。

十神汤

治时令不正,瘟疫妄行,感冒发热,或欲出斑疹。此药不问阴阳,两感风寒,并宜服之。

川芎　干葛　紫苏　麻黄　升麻　赤芍　白芷　陈皮　香附子(各一钱)　甘草(五分)

葱、姜煎服。

如胸满,加枳壳。春、夏、秋,俱去麻黄。

此方用升麻、葛根,能解利阳明经瘟疫时气,非正伤寒之药也。若太阳经伤寒发热用之,则引邪入阳明经,传变发斑矣,慎之。

人参败毒散

治伤寒头痛,壮热恶寒,及风痰咳嗽,鼻塞声重,风湿身肿,体痛恶风,疫疠,四时通用。

羌活　独活　前胡　柴胡　川芎　枳壳　白茯　桔梗　人参(各一钱)　甘草(五分)

姜煎服。

十味芎苏散

即芎芷香苏散。治四时伤寒,发热头痛,身体痛,畏风。

川芎　苏叶　干葛　柴胡　茯苓　陈皮　枳壳　桂枝(各八分)　半夏曲(六分)　甘草(五分)

姜、枣煎服。欲汗,加连须葱一根。

养胃汤

治外感风邪,内伤生冷,憎寒壮热,头目昏疼,不问风寒二证,夹食停痰,俱得微汗为妙。

橘红　藿香　厚朴(姜炒)　白茯　苍术(米泔水拌炒)　人参(各八分)　半夏　甘草　草果(研。各五钱)

葱、姜煎服。夏月去葱,入乌梅一个,煎服。兼治饮食伤脾,发为痎疟;独寒无热者,加附子,名“不换金散”。

伤寒初起时,有太阳即有阳明合病者,头痛,恶寒,发热,腰脊痛,目痛,鼻干,不得卧,宜桂枝汤加羌、芷、防、葛之类;必自下利,葛根汤;不下利,但呕,葛根加半夏汤。有太阳初起即与少阳合病者,头痛,恶寒,发热,胸胁痛而耳聋。自利者,黄芩汤;善呕,宜柴葛解肌汤、葛根半夏汤选用。阳明与少阳合病,必下利,脉滑而数者,有宿食也,宜下之,大承气汤。

葛根汤

葛根　麻黄(各二钱)　桂枝　芍药(各一钱二分)　甘草(五分)　生姜　大枣

本方去芍药加半夏、杏仁,即葛根加半夏汤。

黄芍汤

即黄芩汤。

黄芩(酒炒,三钱)　芍药(一钱五分)　甘草(一钱)　大枣(三枚)

水煎服。呕加半夏、生姜。

柴葛解肌汤

柴胡　干葛(各二钱)　黄芩　芍药　羌活　白芷　桔梗(各一钱)　甘草(五分)　生姜　大枣

无汗,无寒,去黄芩;冬加麻黄;春、夏加苏叶。

大承气汤

胃实谵语宜用。五六[①],阳明证,不大便、腹痛、烦渴、绕脐硬痛;少阴口燥咽干,日晡发热,脉实。

① 五六:疑此后脱“日”字。

大黄(五钱) 厚朴(一钱五分) 枳实(二钱) 芒硝(二钱)

先将三味煎好,入大黄,一二沸即起服。

有初起而得三阳合病者,病势深重,宜用重药,升麻发表汤。

三阳合病,腹满身重,难以转侧,口内不仁,面垢谵语,遗尿,不可汗下。自汗者,白虎汤;三阳合病,脉浮大见关上者,但欲眠,目合则汗,小柴胡、白虎汤。

升麻发表汤

麻黄 桂枝 杏仁 甘草 升麻 川芎 防风 白芷 羌活 淡豆豉(等分)

葱、生姜,水煎热服。

白虎汤

汗后,脉洪大而渴,虚烦,中暍化斑,俱宜用。

石膏(三钱) 知母(一钱) 甘草(八分) 粳米

水煎服。加人参,即人参白虎汤;与小柴胡汤合,即柴胡白虎饮。

合病、并病,世所难明。合病者,两经或三经齐病,不传者为合病;并病者,一经先病未尽,又过一经而传者,为并病。若并未尽,是传未过,尚有表证,法当汗之;若并之已尽,是为传过,法当下之。是知传则入腑,不传则不入腑也。但三阳经合病,仲景无背恶寒等语,以背恶寒乃属太阳证,即非三阳合病也。故三阳与三阴无合病,若有合病,即是两感,不可不明辨矣。

两感伤寒者,乃阴阳双传也,虽为必死之证,亦有可救之理。盖用药有先后,发表、攻里,本自不同。《活人书》云:救里,以四逆;发表,以桂枝。竟不思仲景云:太阳与少阴病,头痛恶寒,邪在表；口干而渴，邪在里；阳明与太阴病，身热目痛，邪在表；腹满不欲食，邪在里。少阳与厥阴病，耳聋，肋痛，寒热而呕，邪在表；烦满囊缩，邪在里。三阳之头痛，身热，耳聋，肋痛，恶寒而呕，在表者，已自不可下；其三阴之腹满，口渴，囊缩，谵语，便实，在里者，可不下乎？盖仲景所谓发表者，葛根、麻黄是也；攻里者，调胃承气是也；《活人》谓救里，四逆；攻表，桂枝。是以救为攻，且四逆以火济火，而腹满囊缩何由得除？死可立待，岂不悖哉！

调胃承气汤

太阳、阳明不恶寒，反恶热，大便秘，谵妄，俱宜服。

大黄（六钱）　甘草（三钱）　芒硝（四钱）

微滚数沸，即服。

伤寒始感自太阳，故以发汗而愈，乃汗行不解者，或表邪未净，或邪热传里，或邪气乘虚内客，故汗后不解。

发汗后病不解，反恶寒者虚，芍药甘草附子汤。太阳病，发热，汗后仍发热，心下悸，振振欲擗地，真武汤；太阳病，发汗后大汗出，胃中干燥，不得眠，欲饮水者，少少与之则愈。若脉浮，小便不利，微热消渴者，五苓散。

发热，汗出不解，心中痞鞕，呕吐不和，大柴胡汤。汗后，不恶寒，反恶热，蒸蒸发热，绕脐硬痛，实也，调胃承气汤。如邪仍未解，柴葛解肌汤。

真武汤

治阴证，脉沉身痛，发汗过多，筋惕肉瞤，并少阴肿痛，小便不利。

茯苓　芍药　生姜　附子　白术

水煎服。咳，加五味子；小便利，去茯苓；下利，去白芍药，加炮姜；呕，去附子，加半夏。

五苓散

太阳邪在下，则引而竭之。渴者，邪入太阳本也，当引之，使从膀胱而出。

白茯苓　猪苓　泽泻　白术（土炒。各一钱）　桂枝（二分）

水煎服。

大柴胡饮

内实，大便难，不恶寒，反恶热者，宜之。

大柴胡　黄芩　半夏　芍药（各一钱）　枳实（二钱）　大黄（四钱，酌用）

姜、枣煎服。

阳明经

伤寒二日，在阳明胃经。此经两阳合明于前，故曰阳明。以其居中土也，万物所归，如府库焉。其脉起于鼻旁迎香穴，上交额[1]中，旁约太阳之脉，遇睛明，历承泣、四白、巨窌，入上齿，复出，挟口环唇，下交承浆，循颐后下廉，出大迎，循颊车，上耳前发际，至额颅，会督之神庭；其支从大迎前下人迎，循喉咙，入缺盆，下膈，属胃络脾；其直由缺盆下乳内廉，下挟脐，入气冲中；其支别，从胃口下循腹里，下至气冲中而合，以下髀关，抵伏兔，下膝膑中，循胫外廉，下足跗、冲阳，入中指内间；其支者，下廉三寸而别以下，入中指外间；其支别跗上，入大指间，出其端。故病身热，目痛鼻干，不得卧，烦渴，不恶风寒，反恶热，其脉尺寸俱长，宜白虎汤。若无汗，微洪，其病在经，宜葛根汤，或葱姜饮，或葛根解肌汤；洪数，自汗，大便鞕，则病入腑矣，轻则大柴胡汤，重则

① 额：《灵枢·经脉》作“頞”。

三承气汤酌用。

阳明病,标热,头额痛,目疼身热,鼻干,不得卧,脉长者,宜葛根解肌汤汗之;若胁下鞕满,大便不利而呕,舌上白胎者,邪在表里之间,宜小柴胡汤和解之;如自汗,脉洪数,表里俱热,烦渴舌燥,饮水者,白虎汤加人参;若蒸蒸发热,大便秘而鞕,调胃承气汤;至伤寒已解,或因食复剧,烦闷,干呕口燥,呻吟错语,不得眠者,黄连解毒汤;若表里大热,舌燥有胎,饮水者,人参白虎合解毒汤治之。

黄连解毒汤

治大热,脉数,干呕,呻吟错语,不得眠。

黄连(二钱五分) 黄芩(酒炒) 黄柏(盐水炒,各五钱) 肥栀子(四枚,姜炒)

白水煎服。

按:白虎汤虽属阳明经正方,然半表半里药也。在经则有葛根汤、葛根解肌汤、葱姜饮;在里则有三承气汤。然有在经而已半入于里,在里而还未尽离经,则前方难示。故用石膏之辛寒入肺而定烦,兼之达表而有汗;用知母之苦寒入肾,以定燥而清火;以粳米、甘草之甘温,挽二药而上下其间,以坐镇胸中之躁。古人立方命名,盖取西方金神,应秋而归肺。热甚于内,以寒下之;热淫于外,以凉解之。原以发泄中外之热,兼解暑暍之气,正秋至凉生之意,何今人竟畏其名而鲜用也?并白之。

白虎汤

葛根汤[俱见前]

葛根解肌汤

葛根 黄芩 芍药 麻黄(各一钱) 桂枝 甘草(各四分)

姜、枣煎服。头痛加川芎、羌活、防风,或石膏、白芷。

葱姜汤

连须葱（七、八茎。取其辛滑发表而助液） 生姜（□两。取其辛温而散寒邪）

水煎服。

大承气汤

调胃承气汤［方见前］

小承气汤

治实而微满，过七日不大便，阳明无表证，汗后潮热，狂言而喘。

生大黄（三钱） 紫厚朴（姜制，一钱） 枳实（麸[①]炒，一钱）

伤寒邪热传变入里，谓之腑也。腑者，聚也。因糟粕与邪热蕴而成实，故潮热谵语、手心濈然汗出，皆燥屎所致也。如大热大实，绕脐硬痛，方与大承气；小热小实，宜与小承气；如邪热虽结而不坚满，故减朴、枳，而以甘草之和缓以调胃气。仲景之意原不孟浪，尝曰：欲用大承气，先[②]与小承气一钟，如转矢失气者可攻，若不得失气，慎[③]勿与。又曰：服承气得利则止，慎勿再服。谆谆告诫，未尝不慎。若误投之，则结成痞气，并虚寒之证，无所不致。

阳明脉浮而紧，咽燥口苦，腹满而喘，发热汗出，不恶寒，反恶热，身重。若误发汗，则心愦愦谵语；若下，则胃中空虚，客气动膈，心中懊侬。舌上有胎者，宜栀子豉汤；若口干舌燥，渴欲饮

---

① 麸：原书残缺，据文义补，待考。

② 先：原书误作“不”，据《伤寒论》、《脉经》改。

③ 慎：原书误作“甚”，据《脉经》改。

水者，人参白虎汤。至于脉浮发热，渴欲饮水，小便不利，猪苓汤。

淡肥饮子

治吐下后，心中懊侬；并大下后，身热不去，心中痛。

肥栀子（四枚，微炒） 淡豆豉（五钱）

水煎服。

阳明发热，汗多者，津液必燥，急下之则为精捷[①]，免用蜜煎也，大承气汤。

阳明，脉尺寸俱长，自汗大出，身表如冰石，脉传至于里细而小，其人动作如故，此阳明传入少阴，戊合癸，夫传妻也，白虎加桂枝汤。然脉虽细小，当以迟疾别之。此证疾而非迟，故用此法。

阳明无汗，小便不利，心中懊侬，身必发黄，或被火迫，额上微汗，小便不利者，亦发黄，身无汗，头汗出，剂颈而还，渴饮水浆，小便不利，此为瘀热在里，亦必发黄，俱宜茵陈五苓散、栀子檗皮汤；阳明脉浮而紧，必潮热发作有时，但浮者，必盗汗出，黄芩汤。

伤寒发黄，惟阳明、太阴二经。以黄者土之正色也，阳明、太阴俱属土，故发黄。其黄之原，外不能汗，内不得小便，内外热蒸，故见此症。若寸口无脉，鼻出冷气，与夫形如烟薰，摇头直视，环口黧黑，遍体尽黄，此真脏气绝也，不治。如四肢逆冷，汗出，脉沉而黄，此为阴黄，乃太阴中湿，或有体痛发热，然其黄如薰而色晦，终不若阳明热黄，如橘子色而明也。须详其小便利不利？小便利，术附汤加茵陈；小便不利，大便反快，五苓散加茵

---

① 捷：疑为“竭”字之误，待考。

陈。

茵陈五苓散

即以茵陈浓煎汤，调五苓散三钱；或以五苓散加茵陈，煎服。

栀子檗皮汤

栀子（一钱五分） 炙甘草（七分半） 黄檗（一钱五分）

水煎服。

草茵汤

治风湿，小便自利，并湿温。

白术（土炒，二钱） 炙甘草（一钱） 附子（炮，去皮、脐，一钱） 茵陈（一钱五分）

姜、枣煎服。

如身黄，小腹鞕满，小便自利，大便反黑，两胁脐下痛，其人如狂，此蓄血证也。如狂者，血在中；发狂者，血在下。其阳明蓄血喜妄，证之重也，宜抵当汤下之；若太阳强利小便，津液[1]重亡，热结膀胱，身黄如狂者，证之轻也，桃仁承气汤；病者如热状，烦满，口干燥而渴，其脉反无热者，此为阴伏瘀血也，桃仁承气汤下之；若当不大便六七日之间，无喜妄如狂，又无小腹鞕满，何以知其为蓄血？盖以脉浮数辨之。浮则热客于气，数则热客于血。下后浮数俱去，则病已矣。苟数去而浮尚存，则荣血中热去，而卫气中热在，邪气独留心下，善饥，邪热不杀谷，潮热反渴；下后浮去而数不解，则卫气中热去，而荣血中热在，血热合并，迫血下行，胃虚胁热，消谷善饥。血至下焦，若下不止，则血得以泄，必脓血也。不大便六七日，血不得出泄，必蓄在下焦为瘀，必须以抵当汤。

① 津液：原书误作"精液"，据文义改。

抵当汤

水蛭(三十个,熬) 虻虫(三十个,去足、翅,熬) 桃仁(二十个,去皮尖) 大黄(酒浸,三两)

水五升,煮三升,温服一升。

桃仁承气汤

桃仁(去皮、尖,五十个) 桂枝 炙甘草 芒硝(各二两) 大黄(四两)

以十分之一,先煎四味,后入芒硝,一二沸,温服。

伤寒,热入于胃,水涸屎燥,发为谵语,此胃中热盛,上乘于心而为热冒,昏不识人,妄有所见,轻则睡中呢喃,重则醒时乱语。有独语者,有语言不休者,有言乱者,有被火劫者,有亡阳者,各自不同。但气短脉沉,逆冷喘满者死。谵语,脉洪数,大便秘,小便赤,手足温,调胃承气汤;胃实身热,便难汗多,并潮热,诸承气汤选用;汗多亡阳,自和①,不可下,柴胡桂枝汤;下利谵语,为有燥屎,脉不微细,小承气汤;利不止者,死。三阳合病,脉滑实,身重难以转侧,口中不仁,面垢,遗尿,不可汗下,宜白虎汤;大热干呕,呻吟错语,不得眠,犀角地黄汤;阳明病,下血谵语者,此为热入血室,并妇人伤寒发热,经水适来旋断,血结于内,而为谵语者,俱用小柴胡汤,或刺期门;若手足冷,脉沉细而微谵语者,此属阴证,用四逆汤。《活人》用白通汤,海藏用黄芪加干姜汤。按:《内经》:脱阳者见鬼。《素问》云:谵语者气虚。独言也。楼全善②尝用参、芪、归、术并四逆、理中之剂,活百余人。则谵语有虚有实,不可不详究也。又有神气不足,只将一事频复

---

① 和:疑为"利"字之误。

② 楼全善:原书误作"娄",今改正。按:元明间萧山县名医楼英,字全善。

言之,而为郑声者,语轻无力,手足并冷,脉息沉细,元气将脱故也。若吃逆不止,神昏气促,不醒人事者,死。苟手足温,脉沉细而微,小便白,宜附子汤,倍加人参以救之。

犀角地黄汤

治血证,大便黑,衄血后脉微,发斑发黄,漱[1]水不欲咽,当汗不汗,内蓄瘀血。

芍药(二钱) 生地(五钱) 牡丹皮 犀角(各二钱五分)

分三服,水煎服。

四逆汤[2]

治太阴自利不渴,阴证,脉沉身痛。

附子(炮,去皮、尖,一枚) 炙甘草(六钱) 干姜(炮,五钱)

水煎,匀二次服。

白通汤

治少阴下利。

附子(炮,去皮、尖,一枚) 炮姜(三钱五分) 葱白(四茎)

水煎,匀二次服。

伤寒发斑,盖因当汗不汗,当下不下,热毒蕴于胃中,乃发斑也。其证有六:一曰伤寒,二曰时气,三曰温毒,四曰阳毒,五曰内伤,六曰阴证。红赤者胃热,紫赤者为热甚,紫黑者多胃烂也。脉洪数有力,手足温暖,易治;若脉沉小,足冷,元气虚弱者,难治。凡斑在欲出未出之际,俱宜升麻葛根汤透之。脉弱者,加人

---

① 漱:原书误作"嗽",据文义改。

② 四逆汤:原书脱"四"字,据《伤寒论》补。

参。斑既出,切不可再升发,惟宜人参化斑汤、黄连解毒汤、玄参、升麻、大青、犀角诸汤选用。未发,不可大汗、大下,大汗则斑烂,大下则内陷。苟烦闷谵语,内实不大便,腹中硬痛,潮热,大柴胡汤或调胃承气汤下之。

时气发斑,乃天疫时行之气,人感之则憎寒壮热,身体拘急,呕逆喘嗽,胸中闷躁,头痛鼻干,呻吟不卧,初则用羌活散、升葛汤,或连翘、桔梗、玄参、大力子、石羔、知母之类;温毒发斑,乃冬时触冒寒毒,至春始发,或瘾疹,或斑如锦纹,或咳。心闷,宜升葛汤;呕,葛根橘皮汤。如冬应寒而反温,人受不正之气,病而发斑,亦温毒也。其治当与时行同。《活人书》以温毒发斑如锦纹者,黑膏主之,或玄参、升麻、青黛一物汤之类。阳毒发斑,其人狂言妄语,下利咽痛,斑赤出如锦纹,阳毒升麻汤、大青四物汤,或人参化斑汤。内伤寒者,先因伤暑,次食凉物,并卧风凉处,内外皆寒,逼其暑火浮肌表而发斑也。甚有脉沉而涩,身体不甚热,鼻中血出者,此内伤于寒,宜调中汤。暑重者,加香薷、扁豆。阴证发斑,手足稀少,多在胸背,其色淡红,病人或元气素弱,或欲事损肾,或凉寒太过,遂成寒伏逼下,无根失守之火,聚于胸而熏于肺,传于肤而发为斑,必如蚊虱咬痕,非大红点也,当服调中温胃,古人以藿香炒白芍主之。寒甚脉微,用大建中汤,使真阳自复,阴火自降,此治本论也。凡治斑,古人必不以斑治,必察人之虚实,脉之沉浮,决不致孟浪坏人命矣。

升麻葛根汤

治一切发斑,欲出未出者。

升麻　葛根(各二钱)　赤芍药(一钱)　炙甘草(五分)

色不明,并出不快,加紫草茸[①],或紫草;脉弱,加人参;腹

---

① 茸:原书误作“葺”,据文义改,后同,不再举。

痛,去赤芍,用炒白芍。

白虎汤加人参,即人参化斑汤。

犀角大青汤

治斑出已盛,心烦大热,错语呻吟,不得眠,及咽痛者。

犀角　大青(各一钱一分。如无,以青黛代之)　玄参　升麻　黄连　黄芩(酒炒)　山栀子(炒黑)　黄檗(各八分)　生甘草(五分)

灯心煎服。

葛根橘皮汤

治发斑,呕吐而咳者。

葛根　橘皮　杏仁(去皮、尖,各一钱)　知母　黄芩　麻黄(各八分)　炙甘草(五分)

水煎服。春夏去麻黄,亦可。

加味羌活散

治斑疮初出,憎寒壮热,头痛身痛,胸中不利。

羌活(一钱五分)　独活　柴胡　前胡　枳壳　桔梗　茯苓　人参　升麻　赤芍药(各一钱)　生甘草(五分)

葱煎服。

若色暗未透,加紫草茸,或紫草;大便自利,去枳壳,加白术;烦热咽痛,加荆芥、防风、薄荷、牛蒡子、连翘。若口苦舌干,烦躁,热毒壅盛,加黄芩、黄连,或石膏、知母,更妥;喘咳有痰,胸中闷热,加瓜蒌仁;斑毒盛出,去羌、独,加玄参、犀角,以消其毒。

黑　膏

治温毒时气,斑如锦纹者。

生地(四两)　淡豆豉(八两)

上二味,猪脂一斤,煎浓汁,入雄黄五分、麝香一分,搅匀为丸,如弹子大。白汤调服。

玄参升麻汤

治阳毒发斑,狂言咽痛,并吐浓血。

升麻　玄参(各一钱五分)　炙甘草(一钱)

水煎服。阳毒,升麻汤本方加犀角、黄芩、射干、人参。

大青四物汤[①]

大青(一钱五分。如无,用青黛代之)　淡豆豉(百粒)　阿胶　生甘草(各一钱)

水煎服。

调中汤

苍术(米泔水炒,一钱五分)　陈皮　砂仁　藿香　白芍　甘草　桔梗　半夏　白芷　羌活　枳壳(各一钱)　川芎(七分)　麻黄　桂枝(各五分)

生姜煎服。

黄连解毒汤

大建中汤

当归　白芍　白术　川芎　附子　半夏　苁蓉　熟地　茯苓(各八分)　黄芪　麦冬　人参(各一钱二分)　甘草　肉桂(各四分)

姜、枣煎服。

少阳经

伤寒三日,在少阳胆经。此经前有阳明燥金,后有太阳寒

---

① 汤:原书脱此字,据文义补。

水,居二阳[①]之中,故曰少阳,为半表半里也。其脉起于目锐眦[②],上抵头角,下耳后循头[③],行手少阳之前,至肩上,却交[④]出少阳之后,入缺盆;其支者从耳后入耳中,出走[⑤]耳前,至目锐眦后;其支别下大迎,合手少阳,抵于䪼[⑥],下加颊车,下颈合缺盆以下胸中,贯膈络肝属[⑦]胆,循胁内,入阳明之气冲,绕毛际,横入环跳;其[⑧]直者从缺盆下腋,循胸中,历季胁,至居髎,入上髎[⑨]、中髎、长强,与前入环跳相合,乃下出膝外廉,至阳陵[⑩]泉,下出辅骨之前,直下抵绝骨之端,下出外足[⑪]踝之前,循足跗,上出小指、次指之端;其支别者,自[⑫]跗上,入大指,循岐骨内出其端。故病耳聋胁痛,口[⑬]苦咽干,寒热往来而呕,其脉尺寸俱弦者,少阳之病也。

小柴胡汤

小柴胡(二钱□分) 黄芩(一钱五分) 半夏(一钱) 炙甘草(七分) 人参(一钱)

姜、枣煎服。

按:少阳胆经,萦纡盘屈皆多,而治法独简,且无专药为本经

---

① 二阳:原书残缺,据文义拟补。
② 眦:原书残缺,据《灵枢》补。
③ 头:《灵枢》作"颈"。
④ 却交:原书阙,据《灵枢》补。
⑤ 出走:原书阙,据《灵枢》补。
⑥ 抵于:原书阙,据《灵枢》补。又"䪼",音桌,即颧骨。
⑦ 肝属:原书阙,据《灵枢》补。
⑧ 其:原书阙,据《灵枢》补。
⑨ 髎:原书阙,据《灵枢》补。
⑩ 阳陵:原书阙,据《灵枢》补。
⑪ 足:原书阙,据文义当是"足"字,今补入。按,《灵枢》无此字。
⑫ 自:原书无此字,据文义拟补,待考。
⑬ 口:原书阙,据《灵枢》补。

之正法，以其前有阳明以为里，后有太阳以为表，少阳在侧，夹于表里之间，故曰半表半里。治法在表宜汗，在里宜下，既居两间，则非汗下所宜，故仲景止以此汤随证加减，和解而已。《经》曰：热淫于内，苦以发之。故用柴胡之辛寒为君；黄芩之苦寒为臣，使之彻热发表；以人参、甘草之甘温治里扶正；佐以半夏之辛，以顺里气之逆；姜、枣之辛甘，得柴胡以散表；参、草之甘温，佐柴胡以和里，合七物而表里之治备矣。

少阳虽有三禁，然有误汗谵语而亡[1]津液，误下谵语属胃一证者，宜调胃承气，亦有以小柴胡加桂汤取微汗者；亦有少阳证服小柴胡不解，用大柴胡汤者；亦有胸胁多痰，用瓜蒂散或栀豉汤而吐者。要在因时制宜，神而明之也。

瓜蒂散

瓜蒂(炒黄)　赤小豆

等分为末，以豆豉一合煎汤，调服一钱，得吐则止。诸亡血并虚弱，禁用。

伤寒，有邪自太阳传入少阳，为越经传，为原[2]病脉浮，宜汗，当用麻黄，不用之故也。小柴胡汤加陈皮、芍药，名柴胡双解散，治少阳耳聋胁痛，口苦，寒热而呕，为极效。若少阳、阳明合病，脉弦而长，小柴胡加葛根汤，更为奇效。

按：小柴胡汤用人参、甘草，为扶正气而设，皆太阴药也；用半夏，为邪半入里，里气必逆，为顺逆气而设，太阳药也；黄芩苦寒，为彻内热而设，阳明药也。惟小柴胡为本经之正药，枣为温

① 亡：原书误作“忘”，据文义改。
② 原：原书作“元”，为通假字，改为本字。

补，姜为辛散，大烦而呕，本方最宜。若烦而不呕，胸多郁热，则去人参之甘补助热；顺而不逆，则去半夏之辛燥动热，加瓜蒌实之寒苦以泄热；不渴则津液足，渴则去半夏，加瓜蒌根、麦门冬，生津彻热。黄芩原为解热，若腹痛缠塞，苦寒难施，去黄芩，加白芍，酸泄利中；大枣亦为温补，若胁下痞鞕，甘温满中，去大枣，加牡蛎，咸寒软坚。若心下悸，小便不利，去黄芩，加茯苓；咳，去人参、姜、枣，加五味、干姜。虽为先哲之规模，然要在临证时旋转□□□□微，又非此种加减所可尽一也。

小柴胡汤病证而下之，若柴胡证在，仍与柴胡汤，必蒸蒸而振，却发热汗出而解。伤寒往来寒热，属少阳者，外与阳争而为寒，内与阴争而为热，表里不拘，内外无定，故寒热往来而无常也，小柴胡汤主之。寒多者，加桂；热多者，大黄酌用。是大法也。亦有太阳病八九日，寒热如疟，不呕，清便一日二三度，止作有时者，桂枝麻黄各半汤；脉微缓者，不可汗，越婢汤；病至十余日，热结在里，往来寒热，大柴胡汤下之；汗下后，不渴不呕，头汗，胸膈满，小便不利，寒热往来，柴胡加桂姜汤。小柴胡汤去人参、半夏，加牡蛎、姜、桂亦可。

越婢汤

并治风痹脚弱。

白术（六钱） 石膏（二钱） 附子（一钱五分） 麻黄（二钱） 甘草（一钱）

姜、枣煎服。

妇人伤寒发热，经水适来适断，暮则谵语，如见鬼状，此为热入血室，小柴胡汤解之，或刺期门。阳明下血谵语，亦为热入血室，但头汗者，刺期门，随其实而泻之，濈然汗出而愈。

伤寒耳聋有二，一为少阳中风，两耳无闻，目赤，胸满而烦，不可吐下。妄吐下则悸而惊,宜小柴胡汤;一为重发汗虚,叉手自冒心,试教令咳而不咳,耳聋无闻,宜黄芪建中汤。

黄芪建中汤

治身痛,尺脉迟,并汗后身痛,脉弱耳聋。

黄芪(二钱) 桂枝(一钱五分) 白芍(三钱) 炙甘草(八分)

姜、枣煎服。

伤寒,邪气传里,里气上逆则为呕也。故少阳半表半里,其证居多,宜小柴胡汤。《经》曰:呕虽有阳明证,不可攻。为其气逆未收敛而为实也,黄芩生姜半夏汤,或小柴胡汤。设或呕而脉弱,小便自利,身热而见厥者,难治。太阳、少阳合病,自利而呕,黄芩加半夏生姜汤;太阳、阳明合病,但呕,葛根加半夏汤;太阳病,发热汗出,心下烦闷,痞硬不利,大柴胡汤;三阳发热而呕,俱小柴胡汤;先呕后渴,此为欲解,宜与水;先渴后呕,水停心下,赤茯汤;膈上寒饮,干呕,吐涎沫,并少阴自利而渴,欲寐,小便白,俱宜四逆汤;瘥后虚烦呕吐,竹叶石膏汤。

赤茯汤

治呕哕,心下痞满,胸膈有停水,头眩心悸。

赤茯 人参(各一钱五分) 半夏 橘红 川芎 白术(各八分)

姜煎服。

竹叶石膏汤

治阳明汗多而渴,衄血而渴,饮水,水入即吐,并瘥后渴。

石膏(三钱) 麦冬(二钱) 人参 炙甘草 制半夏(各一钱) 竹叶(二十片) 粳米(二钱)

姜煎服。

又有所谓干呕者,呕而无物也。热在胃脘,与胃气并,热气上薰,心下痞结,则有此证。若太阳汗出干呕,桂枝汤;少阴下利干呕,姜附汤;厥阴吐沫干呕,茱萸汤;若头痛,与茱萸反剧者,小柴胡汤;手足厥者,橘皮汤;如有水气,小青龙、五苓酌用。

姜附汤

治下后复发汗,无表证,脉沉而微,并阴经下利。

干姜(炮,三钱)　附子(生用,五钱)

白水煎服。

茱萸汤

治吐利,手足厥冷,烦躁欲死,呕而胸满。

吴茱萸　生姜(各五钱)　人参(二钱)

枣煎服。

橘皮汤

治痰逆,恶寒而呕。

橘皮(五钱)　甘草(一钱)　人参(二钱)　竹茹(二钱)

姜、枣煎服。

小青龙汤

治太阳表未解,心下有水气,干呕,发热而咳。

麻黄　芍药　细辛　干姜　甘草　桂枝(各一钱)　五味子　半夏(各八分)

姜煎服。

三阴经论

盖三阴有传经之邪,有直入之邪。由太阳而传入者,此为传经;因内伤而直中者,此为直入。直入之邪,形寒饮冷,损动胃气,只在一经,不复传变。故仲景曰:发热而恶寒者,发于阳也;无热而恶寒者,发于阴也。阳主动而阴主静,此阴所以不传耳。

然三阴俱有吐利、厥冷、腹痛、谵语、烦渴、大便秘结等症，故其治有汗、下、清、温、补五法。《内经》但言在经之热，仲景兼言在胃之寒，两说虽殊，而实不相悖。盖寒邪之伤或在太阳经郁热，然后以次而传至阴经者；或有太阳不传阳明、少阳，而便传三阴经者；或有不从阳经，而直伤阴经者；或有虽从太阳而始，不及郁热即入少阴而见证者；或有直伤即入，而寒变为热，及始寒而终热，及先热而后寒者。缘邪气暴卒，本无定情，而传变不常耳。然其要在仲景《伤寒论》专为即病之伤寒作，不兼为不即病之温暑作，故每有三阴之寒证，而温热之所以用也。后人不解此理，寒热误投，而妄议仲景也。由此观之，在经之热，在胃之寒，实反相用耳。

太阴经

手足太阴，乃脾之经。此经为三阴之首，故名曰太阴。主中宫坤土，其脉起于足大指之端隐白穴，循大指内侧白肉际，过核骨后，上内踝前廉三阴交，腨内，循胫骨后，交出厥阴之前，上循膝股内前廉，入腹，属脾络胃，上膈挟咽，连舌本，散舌下；其支者，复从胃别上膈，注于中，以交于手少阴。故其病腹满，咽干，手足自温，腹痛呕吐，自利不渴，其脉尺寸俱沉细，重按至肌肉之间，筋骨之上，太阴经受病也。

太阴为病，腹满而吐，食不下，自利益甚，时腹自痛，宜理中也。如误下之，其膈下必结鞕，宜泻心汤；若脉浮，即用桂枝汤微汗之；如恶寒甚，不已者，非理中、四逆不可也。三阴俱有恶寒，但喜厚衣即恶寒也。三阴虽有传经热邪，然自有热证，非阴证比耳，最宜详究。太阴经治法，有汗、下、温、和解四法。

伤寒自利，不渴者，属太阴经。脉浮而缓，手足自温，系在太阴；如下后，腹满时痛者，属太阴，宜四逆汤；太阴脉浮者，可发汗,宜桂枝汤。

桂枝加芍药汤

治本太阳经证,医误下之,因而腹满时痛,自利,属太阴也。

桂枝(五钱) 芍药(一两) 炙甘草(三钱) 生姜(五钱)

大枣二枚,水煎服。

此即桂枝本方也,惟芍药加一倍耳。正以本经之药能安脾止痛,以俟外邪之解也。

桂枝加大黄汤

治大便实痛,胃中邪热结燥。

桂枝(五钱) 芍药(八钱) 炙甘草(三钱) 大黄(一钱五分)

姜枣煎服。

邪热入里,腹痛,咽干,便实燥结,身目俱黄,此土敦阜也。脉沉实有力,故用桂解表,芍药以安里,大黄以导滞,此治传经误下后之剂;若直入阴邪,腹满时痛,而脉沉细者,法当温之。且大黄止用芍药三分之一,则知其原主宣通,而非主下也。

伤寒初感,不由太阳,而直中太阴者,必身恶寒,不热不渴,手足厥冷,脉沉缓而无力,宜四逆汤。

小建中汤

腹中急痛,肠鸣泄利。

桂枝 炙甘草(各一两) 芍药(二两) 胶饴(三合半)

姜枣煎服。用水一升,煎半升,去滓温服。

伤寒腹满,多属太阴,以其脾为中央,主土故也。常病为表实,从下之时减者为里虚,当温之;若解表,内不消,非大满,尤[①]生寒热,未可下,是邪全未[②]入腑。若大满大实,兼有燥屎,虽得三四五日,亦为可下,谓邪已入腑矣。大抵阳热为邪,则腹满而咽干;阴寒为邪,则腹满而吐利,饮食不下。若曾经汗、吐、下后而腹满者,治法又各自不同。

阳明发热,腹满,微喘,口苦咽干,或不大便,谵语者,并小柴胡汤;哕而小便难,加茯苓;三阳合病,腹满身重,难以转侧,谵语,口中不仁,无汗,小柴胡汤;有汗,白虎汤。太阴腹满,吐,食不下,理中丸加枳、桔。少阴六七日,腹满胀,不大便,急下之,大承气汤;下利腹满,身痛,先温其里,四逆汤;后攻其表,桂枝汤。发汗后,腹满,当温,厚朴半夏参姜汤;吐后腹满,当下,少与调胃承气;下后腹满,宜栀豉汤;阴阳不和,腹满而胀,桔梗半夏汤。

伤寒,邪气入里,与正气相搏,则为腹痛。然阳邪传里而痛者,其痛不常,当以辛温之剂和之。阴寒在内而痛者,则痛无休时,欲作利也,当以热剂温之。有燥屎宿食为痛者,则烦满,不大便而痛也,宜下之。《经》曰:诸痛为实。痛随利减,皆为里证,其所治不同,又当随证施治。若阳脉涩,阴脉弦,腹中急痛,属太阳,当与小建中汤。不愈,再与小柴胡汤。胸中有热,胃中有邪,腹痛呕吐者,黄连汤。五六日不大便,绕脐鞕痛,烦躁不宁,属阳明,有燥屎故也,承气汤选用。发汗后不解,腹满痛,急下之。腹满,吐,食不下,自利益甚,时腹自痛者,属太阴,理中、四逆酌用。少阴腹痛,四逆。或咳,或悸,或小便不利,或泻利下重,并四逆散。下利清谷,脉微欲绝,通脉四逆汤。腹痛下利,小便利,真武汤。小便不利,下利不止而便脓血者,桃花汤。四五日,腹痛,若

① 犹:原误作“尤”,据文义改。
② 未全:原误作“全未”,据文义改。

转气不趋[1]小腹者,此欲下利也,属厥阴,四逆汤或姜附汤。至少阳,则有胁痛而无腹痛矣。

黄连汤

治腹满痛,大便秘,胸中有热,下焦有寒而呕。

黄连　甘草(炙)　干姜(炮)　桂枝(各五分)　半夏(一钱二分)　人参(二钱)

枣二枚,煎服。

按:此方治上热者,泄之以苦,黄连之苦以降阳;治下寒者散之以辛,姜、桂、半夏之辛以升阴;脾欲缓,急食甘以缓之,人参、甘草、大枣之甘以益胃。故胸热胃邪,下寒而吐痛,一二服即愈也。

通脉四逆汤

治厥逆下利,脉不至。

附子(微制,五钱)　甘草(炙,二钱)　干姜(炮,五钱)

面赤,加葱三茎;呕,加生姜;咽痛,加桔梗;利止,脉不出,加人参。

少阴经

足少阴,肾之经。肾者,人之根蒂也。其脉起于足小指之下,斜趋足心涌泉穴,出然谷之下,循内踝后,别入跟中,折外上行三阴交,上腨内,出腘内廉,抵阴谷,上股内后廉,贯脊,上长强,还出于前,当脐属肾,下脐过关元、中极而络膀胱;其直者,从肾上贯肝,循幽门,上膈,而即入于肺中,循喉咙,挟舌本而终;其支者,从肺出,绕心注胸中,之胆,以交于手之少阴。故其为病,口燥舌干而渴,其脉尺寸俱沉者,少阴受病也。脉沉,反发热者,

① 趋:原书作"趣",据文义改。

必当汗，宜麻黄附辛汤；二三日，或沉而喘，或沉而微，脉不甚小，是表中有寒而里不消，脉应里而发热在表，宜小辛之药缓汗之。

麻黄附辛汤

麻黄(二钱)　附子(二钱五分)　细辛(二钱五分)

姜煎服。

麻黄附甘汤

麻黄　炙甘草(各二钱)　附子(二钱五分)

姜煎服。

按：二方同用麻黄、附子，然有轻重之殊，以少阴本无热，今反发热，是邪在表，当汗；脉沉属里，当温。故用附子温经；麻黄散寒。然热必须汗解，再加细辛之辛，以重发之。次证既无里寒，又无里热，亦用麻黄、附子者，以脉沉而亦发热故也，且在二三日，病证尚浅，所以去细辛而加甘草，缓以散之耳。

伤寒六经，惟少阴经证为难辨。本经但言脉沉细，欲寐，小便热而白，背恶寒，四肢厥，可不审而知之。又有面赤身热，足冷，欲吐不吐，心烦欲寐，或烦而不寐，或恶寒而蜷，时自烦，欲去衣被，或烦而咽痛，胸满，或腹痛而下利，或下利清谷，手足厥逆，四肢沉重，脉微欲绝，或手足寒，身体骨节皆痛，或吐，或利，手足不冷而反发热，外症多端，最宜详审。大要，口燥舌干，烦渴，脉沉实有力，大便秘，为热；下利，呕吐，不渴，脉沉迟无力，恶寒，腹痛者为寒。然其中有急下、急温，有或可下，或可温，或可汗，须随证制宜，精微应变，庶无失也。

伤寒少阴，仲景有急下、急温者，以其病在危笃故也。少阴主肾，肾恶燥，今口燥舌干而渴，是津液枯竭[1]，邪热内炽，宜急

① 竭：原书误作“渴”，据文义改。

下以救肾水之将绝；下利纯清水，心下鞕痛而口燥者，邪热燥屎使然，急下之；绕脐鞕痛，腹胀不大便，土胜水也，急下之。三证俱大承气汤。少阴内寒已甚，阳气欲绝，急温之；少阴膈上有寒饮，不可吐，急温之，宜四逆汤。

少阴病，脉沉细而数，知在里，不可汗。若脉阴阳俱紧，反汗出者，必亡阳也，法当咽痛而吐利。少阴病，得之二三日，烦躁不得卧，黄连阿胶汤。

少阴病，或[1]咳，或悸，手足逆冷，下利后重者，四逆散，或加薤白；若下利，脉绝及无脉者，通脉四逆汤；骨节身体皆痛，脉沉，附子汤。

少阴病，恶寒而蜷，时自烦，欲去衣被者，可治；下利止而头眩，时时自冒者，死。

少阴脉微细沉，但欲卧，汗出不烦，自欲吐，至五六日自利，复烦躁，不得寤寐者，死；六、七日，息高者，死。

少阴病，但厥无汗，而强发之，必动血，或从口出，或从鼻目出，是名下厥上竭，为难治；若四逆而身蜷，恶寒，脉不至，不烦而躁者，死。恶寒身蜷而利，手足逆冷者，不可治。

少阴病八九日，一身手足尽热者，热在膀胱，必便血也；七八日，脉紧，自利变暴，微厥，手足反温者，为欲解也。

黄连阿胶汤

治下利脓血。

黄连（六钱） 阿胶（五钱） 黄芩（二钱） 芍药（三钱） 鸡子黄[2]

---

① 或：原书误作“成”，据文义改。

② 鸡子黄：原书阙剂量。《伤寒论》作“二枚”。

先将三味煎熟，取清汤入胶溶化，再入鸡子[①]黄，搅匀服。

四逆散

治少阴四逆，或咳，或悸，或腹痛，小便不利。

柴胡　芍药　甘草　枳壳（各五钱）

为细末。每二钱，米饮调服，或作汤服。嗽甚，加五味子、干姜；悸，加桂；腹痛甚，加附子；小便不利，加茯苓；泄痢虚者，加薤白，浓煎服。

附子汤

治阴证，脉沉，身痛腹痛；少阴背恶寒，口中和。

附子（制，一两）　茯苓　芍药（酒炒。各三两）　人参（二两）　白术（土炒，四两）

浓煎三饭碗，分三次服。用附子，辛以散寒；用茯苓、人参、白术，甘以补阳；用芍药，酸以扶阴。此方治偏阴偏阳，使火实而水平也。

伤寒少阴咽痛有二证，一为汗多亡阳，宜用干姜附子汤，温经复阳；一为阴盛格阳，故用通脉四逆，散阴通阳。此属寒论。其余咽痛有四证，皆属于热，如太阳病下之，脉紧，必咽痛，半夏汤；阳明头眩，不恶寒，能食而咳，必咽痛，四逆散加桔梗；若少阴由阳邪传入而咽痛者，则有甘草汤，不应，用桔梗汤、猪[②]肤汤、苦酒汤选用。大约治少阴咽痛，热者无过甘草汤，寒者无过半夏汤。其六经俱不言咽痛，而独少阴入咽痛条者，以少阴经络所系，其脉上贯肝膈，入肺循咽，系舌本，邪气循行，故病多咽痛也。他如阳毒发斑如锦纹，唾脓咽痛，宜升麻鳖甲汤；阴毒面目青，身

① 子：原书脱，据文义补。

② 猪：原书误作“伤”，据下文“猪肤汤”条改。

痛如被杖,四、五日可治,用升麻鳖甲汤去雄黄、蜀椒,重加甘草。六七日则不治矣。

干姜附子汤

治无表证,脉微,并下后复发汗。

干姜(炮,三钱)　附子(制,五钱)

水煎服。

半夏汤

治暴寒伏于少阴,脉微,咽痛,下利。

半夏　桂枝　甘草(各等分)

水煎服。

甘草汤

治少阴有热,咽痛。

生甘草(一两)

水煎服。

桔梗汤

并治一切咽痛。

桔梗(三钱)　甘草(六钱)

水煎服。

猪肤汤

治少阴下利,咽痛,胸满而烦。

猪肤(五两)

煮汁,入白蜜三合,铅粉[1]二合,和匀,分三次服。

苦酒汤

治少阴咽痛生疮,不能言语,并声不出。

半夏(二钱)　鸡子(一枚,去黄)

---

① 铅粉:原书误作"沿粉",据《伤寒论》改。

苦酒煎服。

升麻鳖甲汤

治阳毒发斑如锦纹，咽痛唾脓。

升麻（二钱） 当归 鳖甲（炙） 甘草 蜀椒（炒去汗。各一钱） 雄黄（五分）

水煎服。

六一顺气汤

治口燥舌干，实热在内，谵语便实，绕脐鞕痛，或下利纯青水，其色青者，木侮土故也。

大黄（三钱） 枳实 厚朴（各一钱） 甘草（五分） 柴胡 黄芩 芍药（各八分） 芒硝（二钱）

水煎服。

回阳急救汤

治口中和，脉沉细，而热不在里，宜温调之；无热恶寒，蜷卧，厥逆不渴，指甲唇青，腹痛便泄，面如刀刮。

附子（炮） 干姜 人参 白术（土炒） 炙甘草 半夏（制） 肉桂 五味子（各七分） 陈皮 白茯（各八分）

姜煎服。

云苓汤

治呕渴，心烦，不得眠，并热在下焦，小便不利。

猪苓 茯苓 泽泻 陈皮 阿胶（各二钱）

水煎服。

桃花汤

治少阴下利脓血，并湿毒下利。

赤石脂（五钱） 糯米（二钱） 干姜（一钱五分）

水煎，米熟温服。

厥阴经

伤寒传足厥阴经，主肝。此经乃六经之尾，亥为左足之厥阴，戌为右足之厥阴，两阴交尽，故曰厥阴。厥者，尽也。其脉起于足大指聚毛之际，大敦穴上，循足跗上廉，去内踝一寸，上踝，过三阴交，出太阴之后，上腘内廉，循股内，入阴毛中，左右相交，环阴器，抵小腹，会曲骨，极关元，循章门，至期门，挟胃属肝络胆，上贯膈，布胁肋[①]，上人迎外，循喉咙后，上入颃颡，连目系，上出额，与督脉会于巅顶之百会；其支者，从目系下颊里，环唇内；其支者，复从期门属肝处别贯膈上，注肺中，下挟中脘，以交于手太阴。故病唇青舌卷，烦满囊缩，手足厥冷，小腹绞痛，口吐涎沫，其脉尺寸俱微缓者，厥阴受病也。仲景或用四逆散寒剂，正治传经热邪，阳厥故也；或用四逆汤热剂，以直中阴经受寒，阴厥也。

伤寒藏腑传变，阳经先受病，故次第传入阴经。以阳主生，故自太阳水传足阳明土，土传足少阳木，为微邪。若阴主杀，故木传足太阴土，土传足少阴水，水传足厥阴木，至六七日，当传足厥阴肝，水必移气克脾土，脾再受贼邪，则五脏六腑皆用[②]而危殆，荣卫不通，囊缩耳聋，不知人而死矣。宜急用承气汤以下之，十可救其二三。不观古云：脾热病则五脏危。此所谓土败木贼而死。如巡经得度，传自太阳，热邪传足厥阴，其脉由临泣内与督脉会于百会，与太阳会故也。其证三五日，或十三日烦满囊缩，身不热，反畏热，虽四肢微厥，然便实谵妄，口渴，脉沉实有力，俱宜大承气汤下之愈。或六七日传厥阴，脉微浮，或微缓，此

① 胁肋：原书此前重一“胁”字，据文义删。
② 用：疑为“因”字之误，待考。

脾胃脉也。脾不受邪,邪无所容,是荣卫将复,水升火降,必寒热作而大汗解矣。

伤寒,邪在三阳,则手足热;邪入三阴,则有厥逆等症。然有阴阳之辨,分毫稍差,生死立判,不可不详究焉。如初得病便手足厥逆,畏寒下利,小便清,大便调,沉静而惺惺不昧[①],引衣自盖,脉沉而微,此为阴厥,四逆汤主之;苟初病头痛身热,烦躁,大便闭,小便赤黄,时或昏愦,脉虽伏,按之而滑,此为阳厥,宜白虎汤、四逆散、承气汤选用。热极而成厥逆者,阳极似阴也;寒极而成厥逆者,独阴无阳也。然亦有阳证指微厥而亦恶寒;阴证亦有身热头痛;阴结亦常便秘;况阴盛格阳之证,烦躁欲坐井中?阴厥亦每昏愦而不识人。若不细审端委,粗之所败,谓之天命,不亦谬乎?但阳主动而阴主静,阳传而阴不传。且阳气起于十指之外,阴气起于十指之内。阳厥指外必先寒,阴厥指内必先冷,并手足心皆近温处而不暖。阳厥有时,阴厥无时。此其辨也。仲景言四逆者,是四肢皆冷;言厥逆,手足间冷耳。观其言,少阴病,吐利烦躁,四逆者,死;又曰:少阴病,四逆恶寒而蜷,脉不至,不烦而躁者,死。又曰:少阴病,吐利,手足厥冷,烦躁欲死者,吴茱萸汤治之。是四逆者死,厥逆者可治,则知厥逆轻于四逆,为二证矣,治证者不可不知。

甘姜汤

伤寒脉浮,自汗,小便数,心烦,微恶寒,脚挛急,此太阳证也,误与桂枝汤攻表,必发厥,咽干烦躁,吐逆,宜辛甘发散为阳,以复阳气。

甘草(一两)　炮干姜(五钱)

水煎服。

---

① 昧:疑为“寐”字之误,待考。

三阳合病，身重腹满，难以转侧，口内不仁，面垢，谵语，遗尿。发汗则谵语，下之则额汗，手足厥逆，或自汗者，白虎汤；少阴下利，脉微而厥，白通汤；下利不止，厥逆无脉，干呕而烦者，白通加猪胆汁汤；脉暴出者，死。微续者，生。少阴里寒外热，下利清谷，脉微欲绝，面赤腹痛，干呕，并脉不出者，通脉四逆汤；少阴四逆，或咳，或悸，或腹痛，或小便不利，或赤，泄泻者，四逆散；少阴病，无汗厥逆，强发其汗，必动血，或口，或鼻，或目出者，是名下厥上竭，为难治；下利欲饮水，里热也，白头翁汤；厥而心下悸，有水气也，茯苓甘草汤；六七日，大下后，寸脉沉而迟，手足厥逆，咽喉不利，吐脓血者，麻黄升麻汤；有下证悉具，而见四逆者，是失下后血气不通，四肢厥逆，医者不识，复进热药，祸不旋踵矣。

白头翁汤

白头翁　秦皮　黄柏　黄连(各一钱五分)

水煎服。

茯苓姜桂汤

白茯苓　桂枝(各一钱)　甘草(炙，一钱)

生姜五大片，煎服。

双麻饮

麻黄　天门冬　当归　知母　升麻　萎[①]蕤　石膏　黄芩　干姜　芍药　白术　桂枝　茯苓　甘草(各等分)

水煎服。

五味子汤

治伤寒喘促，脉伏而厥。

人参　麦冬(去心)　杏仁(去皮、尖)　陈皮(各一钱五分)　五味子(五钱)

---

① 萎：原书误作“姜”，据文义改。

姜、枣煎服。

伤寒厥阴经病，有所谓蚘厥者，病人素有寒，妄发其汗，或汗后身热，重复汗之，以致胃中虚冷，饮不欲食，食即吐蚘，而乍静乍烦。蚘或上而或下，虫闻食臭必出，所以食入即吐也，理中安蚘散、乌梅丸主之；误下之，利不止，四逆汤；又有所谓狐惑[①]失䘌者，亦皆虫证也。缘腹中有热，食入无多，肠胃空虚，三虫求食。其候四肢沉重，恶闻食臭，默默欲眠，目牵不能□□□□面眉开[②]常有赤白黑三色，变易无常。虫蚀上部为惑，咽喉及脏[③]上唇有疮，声哑；虫食下部阴肛，为狐，下唇有疮。治䘌，通用桃仁汤、黄梅汤、雄黄丸、雄黄锐散。

理中安蚘散

人参（三钱） 白术（土炒） 白茯 干姜（各一钱五分） 川椒（十四粒） 乌梅（三个）

水煎，二次服。

乌梅丸

乌梅（九个） 细辛 炮附子 桂枝 人参 黄柏（各二钱） 蜀椒（去汗） 当归（各一钱六分） 干姜（三钱五分） 黄连（五钱）

共末，以醋浸乌梅，捣烂，同杵和丸，如桐子大。每十丸，食前白汤下。忌生冷、滑香等物。

治䘌桃仁汤

桃仁（去皮、尖，炒。双者勿用） 槐花子（碎，微炒） 生艾

---

① 狐惑：原书误作“沠惑”，据《伤寒论》改。

② 开：疑为“间”字之误，待考。

③ 脏：疑为衍文。

（各一两） 大枣（十五枚，去核）

水煎，匀三次服。

黄梅汤

犀角（磨，一两） 黄连（五钱） 乌梅（七个） 没药（二钱五分）

水煎，匀三次服。

雄黄丸

治狐惑，微烦，默默欲卧，毒气上攻，咽干声嗄，下蚀湿䘌，并便脓血。

雄黄 当归（各七钱五分） 芦荟 麝香（各二钱五分） 槟榔（五钱）

共末，醋糊为丸，桐子大。每十五丸，米饮下。

雄黄锐散

治下部蚀肛䘌疮。

雄黄 苦参 青葙子 黄连（各五钱） 桃仁（去皮、尖）

为末，生艾汁为丸，如枣大。绵裹纳下部。扁竹叶汁和，更佳。

伤寒六七日，囊缩烦满，其脉尺寸俱微缓者，足厥阴肝经也。囊缩，仲景无治法。今检海藏，补治之。扁鹊曰：舌卷囊缩者，死。孙真人亦曰：阴阳易病，卵缩则舌吐出，死。但囊缩有热有寒，热极而缩者，大承气下之；寒极而缩者，附子四逆加吴萸温之。大小便不通，发热引饮，腹满，尺寸脉微缓，烦者，火也；满者，水也。虽不吐蚘，囊缩急者亦水也。火与水相合，四肢厥逆而爪甲青，大小便不通，地道塞也。发热引饮，邪气在里也。俱宜急温急下之。

正阳散

附子（一两，炮，去皮、脐。取其味辛咸温，治风，利窍，回阳，疗囊缩腹痛） 干姜（味辛，入极阴而回正阳） 甘草（炙。甘缓温中。各二钱五分） 麝香（一钱。辛温香散透关，治风毒，囊缩腹急，满痞） 皂荚（二两，酥炙，去皮、弦。咸温透窍）

共末。每二钱，白汤调服。

回阳丹

附子 全蝎（味甘辛，疗一切风毒） 硫黄（味酸温大热，治心腹肿聚，邪气冷癖，左胁气咳，上气，脚冷无力） 木香（味辛温，疗肌中偏寒，主乏精，并气不足） 吴茱萸（酒洗，炒。味辛温大热，逐邪治风，并诸食不消，气逆，利五脏，顺气） 荜澄茄（味辛温，破积气，疗皮风，心腹气胀，逆冷。以上各五钱） 炮姜（二钱五分）

共末，酒糊丸，如桐子大。每三十丸，姜汤下，连进二三服，取汗。

囊缩，用豆炒热，投热醋中薰之，可立出。如诸药不效，用白雄鸡一只，微[①]去尾上毛，割一大口，去肠肝，乘热套囊上[②]。此物害生，非至急不可遂用。

伤寒有所谓阴毒者，仲景叙证，不过言面目青，身痛如被杖，咽喉痛，五日可治，七日不可治而已。其所立方，亦不过升麻、当归、甘草、鳖甲之药。观仲景所谓"阴毒"，乃感天地恶毒，异气入于阴经，故曰阴毒耳。后世遂以阴寒极甚之证称为"阴毒"，引仲景所叙"目青，身痛，咽喉痛，如被杖"语，并而言之。后之言"阴毒"者，乃肾气虚冷，或因房欲，或食冷物，内伏阴冷，外冒

---

① 微：疑为"衔"字之误。"衔"与"挦"同音，故应作"挦"字，待考。

② 上：原书误作"土"，据文义改。

风寒,内外受伤,阳气不守,发为头痛腰重,腹痛,睛痛,倦怠,四肢逆冷,额上及手背冷汗,精神恍惚,如有所失,六脉俱沉细而疾,尺部短小,寸口或无,若服寒药,渴转甚,燥转急,此为阴寒,则仲景"阴毒"原自殊途,而今亦谓之"阴毒",不可不辨。治证当补虚和气,辛温为急,宜服正元还阴散,及葱灸等法。

阴毒回元汤

治伤寒时气二三日,结成阴毒,或服药六七日至十日变成者,身重背强,腹中绞痛,咽喉不利,毒气攻心,心下坚强,短气不得息,呕逆,唇青面黑,四肢厥冷,脉沉细,身如被杖。

炙甘草　桂枝　升麻　当归　蜀椒(去闭口者。治[1]出汗。各五钱)　雄黄(二钱五分)　鳖甲(酥炙,一两五钱)

水煎。分三次服,以有汗为度。

正元散

治伤寒头痛,骨节痛。连进二服即瘥。若或阴毒,急合退阴散用之。

麻黄(三节)　陈皮　生大黄　甘草　干姜　肉桂　芍药　附子　吴茱萸　制半夏(各八分)

姜、枣煎服。阴毒,去麻黄,加后方。

剥阴散

治手足厥冷,脉沉细,阴毒。

川乌　炮干姜(各五分)

水煎熟,入盐一小茶匙,服。

五胜散

治阴毒头痛,壮热骨疼,昏沉困倦,咳嗽鼻塞,并慢□。

白术(土炒,二钱)　炙甘草(一钱)　五味子(一钱)　石

① 治:疑为"炙"字之误。

膏(二钱) 炮姜(二钱)

枣、姜煎,入盐一小茶匙服。阴毒重,入艾叶①一钱

白术散②

治阴毒,心闷烦躁,四肢冷厥。

川乌(炮,去皮、脐) 桔梗 附子(炮,去皮、脐) 白术(土炒。各二钱) 细辛(一钱五分) 炮姜(一钱)

姜、枣煎服。

阴毒之病,积阴感于下,微阳消于上,故四肢沉重,冷厥腹痛,胀满燥结,虚汗,爪甲俱青,六脉沉细。此证连于气海、关元二穴,灸百壮,以手足温暖为度。若阴虚阳脱,体冷无脉,气息欲绝,不省人事,厥逆囊缩,百药无效者,用葱以索缠如臂大,切去根,用白,长二寸,如大饼样,先以火熁一面令热,熜病人脐上脐下,上以熨斗贮③火熨之,令热气入腹,须用三五饼,坏者易之。良久,病人必然苏醒,手足温,微汗即瘥,内服四逆汤。

代灸膏④

附子 马蔺子 蛇床子 吴茱萸 肉桂(等分)

为末,面调,摊纸上,圆三寸许。贴脐下关元、气海,其力暖,可代灸。腰痛贴之,亦神。

回生膏

此外接法,治男妇阴毒,并阴阳易。

牡蛎(火煅,末) 炮姜(各一钱)

---

① 叶:原书此字残甚,只馀下半部"木"字形,拟作"葉"(叶),待考。

② 白:原书此字残甚,剩形似"白"字,待考。

③ 贮:原书此字残缺,剩形似"贮"字,待考。

④ 灸:原书误作"炙",据《御药院方》改,下"灸"字同。

为末。男病用妇唾调，擦热，紧掩二睾丸上，得汗即愈；女病，用男唾调，擦热，掩二乳上。囊缩，并阴寒二便不通，皆可用此，固根蒂而使坎离交也。

伤寒有所谓循衣摸床，微喘直视者，危恶之证也。然其因有二，一为太阳中风，以火逼汗，遂成坏证，小便利者生，不利者死；一因阳明里热之极，惕而不安，微喘直视，脉弦者生，阴未绝也，服小承气汤；脉涩者死。楼全善常用大补气虚之剂，十救八九。

伤寒有所谓筋惕肉瞤者，多因发表、攻里太过，邪热未解，血气虚夺，筋肉失养，或不因此，由素禀血少，邪热搏于血脉，火性动惕，若不经发汗，七八日潮热，不大便，小便赤涩，兼脐旁鞕痛，而筋惕肉瞤者，加味大柴胡汤下之；如发汗三二次而变此证，乃汗多，气血俱虚也，人参养荣汤；内有热，虚烦不眠者，温胆汤；病脉微虚弱，汗出恶风，手足厥逆而有此证者，真武汤；如叉手冒心，心下悸，欲得按住者，桂枝甘草汤。

伤寒五六日，大下后，身热不去，心中结痛未解也，栀豉汤；下后，心烦腹满，起卧不安，栀子厚朴汤；阳明痛，下后不解，心中懊憹而烦，栀豉汤；若绕脐痛，有燥屎，再以承气下之；太阳病下之，脉促胸满，桂枝汤去芍药；微恶寒者，加附子；医以丸药下之，身热微烦，栀子干姜汤；太阳病，本桂枝证，医反下之，利遂不止，脉促，表未解，喘而汗出者，葛根芩连汤；服桂枝，或下之，仍头痛项强，无汗，翕翕然发热，心下满痛，小便不利，桂枝汤去桂加术、苓；太阳病过经十余日，二三下之，呕不止，心中微烦，大柴胡汤；六、七日，大下后，寸脉沉而迟，手足厥逆，下利，脉不至，咽喉不利，吐脓血，泻利不止，为难治，麻黄升麻汤。

麻黄升麻汤

麻黄（二钱） 升麻 当归（各一钱） 知母 黄芩 萎蕤

石膏　白术　芍药　天冬　桂枝　茯苓(各八分)　甘草　干姜(各六分)

煎麻去沫,入诸药,煎服。

伤寒结胸,心下痞结,鞕满而痛者,缘病发于阳[①]而反下之过早,使里之正气为下先损,表热乘虚入里,结实心下。不按而痛,脉沉而紧者,为大结胸,用大陷胸汤;按之则痛,脉浮而滑者,为小结胸,用小陷胸汤。又有留饮不散而成,头汗,脉沉及附骨者,或微喘,此积饮成水结胸也,半夏茯苓汤,或小柴胡汤去枣,加牡蛎。有不因误下而成结胸者,此由失下,以致结实,热实结胸,陷胸汤;寒实结胸,痛而不烦,乃下后虚逆,寒气所结,理中汤加枳实、茯苓;如血结胸,手不可近,嗽水不欲咽,喜妄如狂,大便黑,小便自利,犀角地黄汤。

大陷胸汤

治太阳本药,并热实。

大黄(六钱)　芒硝(五钱)　甘遂(四分)

水微煎,服。如胃中空虚,短气烦躁,脉浮,俱不可轻用。

小陷胸汤

治少阳本药,苦以泄,辛以散之也。

半夏(制,二钱)　黄连(三钱)　瓜蒌实(一个)

水煎温服。

大陷胸丸

治阳明本药,并喘满项强,如柔痓状者。

大黄　芒硝　杏仁(去皮、尖)　葶苈(各二两)

为末,蜜丸,用甘遂末薄为衣。每服三钱,连进二服,以下为度。

---

① 阳:原书误作“汤”,形近而误(指繁体字),据文义改。

结胸欲绝，心膈高起，手不得近，用大陷胸汤不瘥者，乃下后虚逆，气已不理，而毒复上攻，是气毒相抟结而使然，当用枳实理中丸；若未经下早，非结胸也，乃表邪传至胸中，未入于腑，症虽满闷，尚为在表，正属少阳部分，半表半里，宜小柴胡汤加枳壳。未效，对[①]小陷胸，如神。

枳实理中丸

枳实（麸炒） 茯苓 人参 白术（土炒） 炮姜 炙甘草（各二两）

为末，蜜丸，重五钱。热汤下。渴，加天花粉；自汗，加牡蛎。

结胸，脉浮大者，不可下，下之则死。

结胸证悉具，烦躁不得宁者，亦死。

伤寒痞气，缘病发于阴而反下之过早，使虚邪留滞心下，塞而不通，否而不泰，按之则濡，满而不痛，初用枳桔汤，若关脉沉者，枳实理中丸、半夏泻心汤，或三黄汤，泻其肝；恶寒汗出，附子泻心汤，服此去痞；如烦渴不去，小便不利，五苓散；下后复汗，心下痞而恶寒者，表未解，不可攻痞，与桂枝汤解表，后用三黄汤治痞。表未解而心下妨闷，为支结，柴胡桂枝汤；胸胁满而微结，小柴胡汤加炮姜、牡蛎；表证未罢，因攻之，胁热下利，心下硬，为表里俱病，桂枝人参汤；下利，心下痞鞕，食臭干噫，腹鸣，甘草泻心汤、生姜泻心汤，治法通用桂枝人参汤。苟下利不止，当治下焦，赤石脂禹余粮汤；又不止，只利小便，五苓散；发热不解，呕吐不利，心下痞鞕，大柴胡汤；吐、汗、下后，噫气痞鞕，旋覆代赭汤；咳逆气虚，四逆汤；胃寒，先用理中丸，后旋覆代赭汤。

半夏泻心汤

此方药味，本理中、人参黄芩汤方也。

---

① 对：此字有误，疑当作“与”，待考。

半夏　黄芩　炮姜　人参　甘草(炙。各三钱)　黄连(二钱)　大枣三枚

水煎,二次温服。

三黄汤

大黄(五钱)　黄连　黄芩(各二钱五分)

水煎服。

加附子,即附子泻心汤。诸攻痞之药皆寒剂,而此独用附子,正以辛热佐其寒凉,欲令开发痞之怫郁结滞,要非攻寒也。

柴胡桂枝汤

柴胡(一钱五分)　桂枝　黄芩　芍药　人参(各一钱)　甘草　半夏(各八分)

姜、枣煎服。

桂枝人参汤

桂枝　炙甘草(各四钱)　白术　人参　炮姜(各二钱)

水煎,匀二次服。

甘草泻心汤

治胃中虚,客气上逆,痞鞕。

炙甘草(四钱)　黄芩　炮姜(各三钱)　半夏　黄连(各一钱)

大枣煎服。

生姜泻心汤

生姜(四钱)　半夏　炙甘草　黄芩　人参(各三钱)　黄连(二钱)　炮姜(一钱)

枣煎服。

赤石脂禹余粮汤

即二味各一两,水煎,匀三次服。

旋覆汤

旋覆花　炙甘草(各三钱)　人参(二钱)　代赭石　半夏(各一钱)

姜、枣煎服。

伤寒烦躁者,烦为扰烦,躁为愤躁,然有阴阳虚实之别。心热则烦,阳实阴虚;肾热则躁,阴实阳虚。烦则热之轻,躁则热之重也。有先烦而渐至于躁者,有先躁而后烦者。有邪在表者,有邪在里者,有因火劫者,有阳虚者,有虚盛者,有阳盛隔阴,欲卧泥水中,饮水不得入口者。若下利厥逆,烦躁不得眠,恶寒躁挛,脉不出者,为难治。太阳脉浮紧,无汗恶风,大青龙汤;得病二三日,脉弱,无太阳证,柴胡汤;心下鞕,能食,小承气汤;心中悸者,小建中汤;但发热,六七日,渴欲饮水,五苓散;无热,但狂言烦躁,五苓散,水调服,探吐之;阳明病,不大便,烦躁,绕脐痛,承气汤下之;少阳吐利厥逆,烦躁欲死,吴茱萸汤;脉沉自利,烦躁,昼不得眠,黄连阿胶汤,或黄连鸡子汤;下后复发汗,昼则烦躁不得眠,夜则安静,不呕,无表证,脉沉微,身无大热,干姜附子汤;发汗,若下之,病仍在,烦躁,茯苓四逆汤;阴极变躁,或阴毒火邪,服热药反剧者,不可用寒药,躁甚仍与热剂,用四逆汤。

黄连鸡子汤

即黄连阿胶汤。

白茯四逆汤

即四逆汤加人参、茯苓。

伤寒发狂,热毒在胃,并入于心,致使神不宁而志不定也。《经》曰:重阴者颠,重阳者狂。始则少卧不饥,妄语乱笑,甚则登高而歌,弃衣而走逾垣上屋,此独阳亢极,热邪所致,当急下之。亦有当汗不汗,瘀热在下焦,蓄血如狂,小便不利,但如狂未至于狂耳。若直视狂乱,便溺自遗,汗后大热,脉躁,狂妄不食,此为难治。所谓重阳者，即阳毒。脉数实，狂走错语，烦躁，口干面赤，咽痛潮热，发狂，或下利黄赤，阳毒，升麻黄芩汤；时行热病，黑奴丸。如《经》云：太阳病，下绝，热结膀胱，其人如狂，而血自下者，愈；若外不解，与桂枝汤；外已解，但小腹急结，桃仁承气汤；血证如狂，脉微，身黄，唇燥，漱[①]水，无寒热，小腹满，小便不利，大便黑，犀角地黄汤。甚者，桃仁承气汤，或抵当汤；发狂，而肌表虽或热，以手按之，则冷透骨，或肩背胸膈有斑十数点，脉极沉细，用姜附汤加人参，冷进。

黑奴丸

黄芩　釜底煤　芒硝　灶突墨　梁上尘　小麦奴　麻黄（各一两）　大黄（一两）

共末，蜜丸，弹子大。新汲水化下，连服二丸，微利即愈。

鹊石散

治发狂，逾垣上屋，弃衣登高等症。

黄连　寒水石（各一两）

为末。每服三钱，煎甘草汤下。

退风汤

治心气狂乱，不识人，笑哭失常。

黄连　大黄　防风　远志　茯神

共末。每一两，水煎服。

天地煎

治脱阳见鬼，脱阴发狂。当以此峻补其阴。

天门冬　熟地黄（各二两）

煮膏服。

伤寒懊侬者，心中郁郁然不舒，愦愦然无奈。此有表证误

① 漱：原书误作“嗽”，据文义改。

下，正气内虚，阳邪内陷，结于心胸之间。但观热结胃腑则宜下，邪在心胸则宜吐。若汗、吐、下后，虚烦不得眠，甚则反覆颠倒，心中懊侬，栀[1]豉汤；舌上白胎，饥不能食，虚烦不眠，头汗懊侬，亦栀豉汤；短气烦躁，咽哽，胸中懊侬，大陷胸汤；阳明病下后，懊侬而烦，中有燥屎也，承气汤；阳明病，下之后，心中懊侬而烦，有燥屎，承气汤；阳明无汗，小便不利，心中懊侬，必发黄，茵陈蒿汤。

伤寒发喘，以肺主气，形寒饮冷以伤之，则气逆而上冲急数，而息无转时，张口抬肩，摇身滚肚是也。有邪在表者，有在里者，有水气者。在表者，心腹濡，不坚，外证无汗，法当汗之；在里者，心腹胀满，外证有汗，法当下之；水气者，心下怔忡，小青龙汤。或注喘，汗出而喘，宜发之。若直视谵语，汗出发润，身汗如油，皆不可治之证。太阳无汗，头痛身热，恶风而喘，麻黄汤。若太阳病，下，微喘，表未解也，桂枝汤加厚朴、杏仁。阳明病，汗出，不恶寒，短气，腹满，潮热而喘，小承气汤。反恶寒，身重，烦躁，白虎汤。太阳、阳明合病，喘而胸满，不可下，麻黄汤。太阳误下，利不止，脉促，有汗而喘，连葛汤。无汗而喘，麻黄杏仁甘草石膏汤。阴证厥逆，脉沉细而微喘促，反阴丸，或四逆汤加五味子、杏仁。

连葛汤

葛根(一两)　黄芩　炙甘草(各二钱)　黄连(三钱)

水煎，匀二次服。

五味汤

治喘促，脉伏而厥。阴阳俱可用。

---

① 栀：原书误作"枝"。据下文"亦栀豉汤"，当为传写之误，今改正。

人参　麦冬　杏仁　陈皮[①]（各一钱五分）　五味子（五钱）

姜、枣煎，匀二次服。

反阴丸

治阴毒，心烦神躁，头痛，四肢逆冷，喘促危急欲死者，一二服即瘥。

硫黄（五两，另研）　硝石（二两五钱，另研）　太阴玄精石（一两五钱，另研）

用生铁锅先铺玄精末一半，次铺硝石末一半，中间下硫黄末，又着硝石末，盖黄，再以玄精末盖上，以小碗盖合，白土封固，勿令烟出，大约要煅三斤炭为度，取出为细末，同后药三味，饭捣为丸，如桐子大。每十五丸，加至二十丸，艾汤下，汗出为度。此方验极，喘促脉伏，入口即瘥。

附子（炮，去皮、脐）　炮姜　桂心（各二两五钱）

短气，乃呼吸短促，似喘非喘，少气不足以息也。如心腹胀满而短气，邪在里，为实；心腹濡满，或微虚相搏而为短气，为虚。有汗不彻，与夫风湿相搏，小便不利，恶风者，为在表。水停心下，汗出，不恶风，亦令短气，当随证施治焉。短气潮热，腹满而喘，此为外欲解而里实，大柴胡汤，或小承气汤；风湿相搏，汗出短气，小便不利，恶风，不欲去衣，邪在表，附桂汤；食少饮多，水停心下，小半夏汤，或茯苓甘草汤；太阳误下，烦躁，心中懊侬，短气，此为结胸，陷胸汤，及大陷胸丸。因汗、吐、下后，元气虚弱，脉微虚，气不相接续而短少者，人参益气汤；阴证，脉弱沉细而迟，手足厥冷，面上恶寒如刀刮，口鼻之气难以布息而短者，四逆

① 陈皮：此二字原书残缺，辨其剩形，似此二字，待考。

汤加人参主之。

附桂汤

甘草　白术(各二钱)　附子(四钱)　桂枝(三钱)

水煎,匀二次服。

小半夏汤

半夏　生姜(各一两)

水煎服。

茯苓甘草汤

白茯　桂枝(各二钱)　甘草(一钱)

姜煎服。

咳逆者,俗谓之吃忒。才发声于喉间即止,叽叽然连续数声,短促不长。古人谓之哕,非也。哕与干呕无异,但其声浊恶而长,然皆有声而无物,至于哕则危殆矣。大抵噫近于哕,噫则胸间气塞,不得下通;哕则恶浊之声达于外矣。因胃气本虚,汗下太过,饮水亦甚,水寒相搏,虚逆而成。《经》曰:趺阳脉浮则为气噫。又曰:脉滑则为哕。此为医咎,贵虚取实之过也。若热气壅郁,上下气不得通而哕者,轻则和解之,通利之,重则温散之。苟小便不通,腹满而哕,咳逆,脉数而无伦次者,此为死证,与伤寒咳而气逆者不同。如将吃忒紊于哕与咳而气逆,则误矣。咳逆大便少,热气冲膈肝肺,承气汤下之;若胃气虚而便软,泻心汤;潮热,小柴胡汤加橘皮、生姜;厥逆有寒者,羌附汤;表不解,心下有水气,干呕发热而咳,或噫,小青龙汤去麻黄,加附子;寸口脉浮大,医反下之,为逆,又饮冷水,令汗大出,水得寒气,冷必相搏,其人必噫,豆蔻蘹香饮;哕而腹满,大便不利,先宜半夏生姜汤,后用承气汤;小便不利,猪苓汤;阳明中风,脉浮弦,小便难,潮热而哕,小柴胡汤加茯苓;呕哕,手足逆冷,小橘皮汤;胸满虚烦,大橘皮汤;胃气寒,茱萸理中汤;《金匮》治哕逆,橘皮竹茹汤;哕而不止,橘皮干姜汤、半夏生姜汤、退阴散酌用之。温病有热,饮水暴冷作哕,茅根葛根汤,或茅叶饮;温病胃冷变哕,茅花橘皮汤。

羌附汤

羌活　附子(炮,去皮、脐)　藿香(炒。各五钱)　木香　炮姜(各一钱)　盐一捻

水煎,匀二次服。

豆蔻藿香饮

肉豆蔻　石莲肉(炒)　藿香(炒。各五钱)　人参　丁香　枇杷叶(各一钱五分)

姜煎服。

猪苓汤

猪苓　茯苓　泽泻　滑石　阿胶(各二钱)

水煎服。

大橘皮汤

橘皮　甘草(各五钱)　人参(□两)　生姜(十五片)

水煎服。内加竹茹,即橘皮竹茹汤。去甘草,加通草、干姜,即橘皮干姜汤。一方有桂心、甘草。

小橘皮汤

橘皮(□两)　生姜(二两)

水煎服。加丁香、柿蒂,极效。

退阴散　橘皮干姜汤　半夏生姜汤[三方俱见前①]

① 三方俱见前:此三方本书均失载,"退阴散"、"半夏生姜汤"只在其它章节提到方名,"橘皮干姜汤"内容可参见"大橘皮汤"条。

茅叶饮

枇杷叶　陈皮　麦冬　茅根　藿香　木瓜(各一钱五分)　丁香　厚朴(各八分)

姜煎服。虚寒,去麦冬、茅根,加附子。

救急汤

治吃逆欲死,不论寒热。

香附子　橘核(各五钱)

二味入银、石器内,酒炒黄色,水煎服。

咳逆,诸药不效,用硫黄、乳香,等分为末,以酒煎,令病人嗅之;或以雄黄投热烧酒中嗅之。

伤寒而发动气者,乃脏气不调,筑筑动跳在右者,不可汗,发汗则衄而渴,心烦,饮则吐水。先宜五苓散,后用竹叶石膏汤;在左,亦不可汗,发汗则头眩,汗不止,筋惕肉瞤。先用防风白术牡蛎汤,汗止后,服建中汤。在上不可汗,发汗则气上冲心而悸,甘李饮;在下不可汗,发汗则心中大烦,骨节痛,目晕,恶寒,食入即吐。先宜大橘皮汤,吐止后,服小建中汤;在右不可下,下则咽干,津液竭,鼻干,头眩心悸,宜竹叶石膏汤;在左不可下,下则腹内拘急,身虽热,反欲蜷,先宜甘草干姜汤,后服小建中汤;在上不可下,下则热烦,浮冷汗,自泄,饮水,宜甘草泻心汤;在下不可下,下则心下痞,头眩腹满,宜茯苓汤。

甘李饮

半夏　当归　茯苓　桂枝　芍药　黄芩　甘草(各一钱)　甘李根白皮(二钱)

姜煎服。

防葵散

防葵(三钱)　木香　柴胡　黄芩(各一钱五分)

水煎服。

壳棱散

治汗下后,脐上有动气。

枳壳　诃黎勒　木香(各一钱五分)　赤茯　当归　三棱(醋炒。各三钱)

水煎服。

前胡散

治汗下后,脐右有动气。

前胡　赤茯苓　大腹皮　人参(各一钱)　木香　槟榔　大黄(各一钱)

水煎服。

腹心散

即古茯苓汤。治汗下后,脐下有动气。

赤茯苓(三钱)　桂心　大腹皮　蘹香(炒)　良姜(各一钱)　槟榔(七分)

水煎服。

伤寒奔豚一证,缘误汗,或误加烧针所致。其气自小腹上冲而痛,如豕突之状。治宜桂枝加桂汤,或理中汤去白术,加桂。以白术燥肾闭气,故去之;桂泄奔豚,故加之。病甚者,再加吴茱萸。如太阳发汗后,脐下悸而成奔豚者,用茯苓桂枝甘草大枣汤主之。

舌胎者,以邪热传里,津液结搏而成也。如邪气浅,或半表半里,则白滑而泽;邪气深,则燥涩而黄黑。如阳明病,胁下鞕,不大便而呕,舌上白胎者,与小柴胡汤;太阳病,下之则胃中空虚,客气动膈,心中懊憹,舌上生胎,栀豉汤;若病在脏,宜下,如舌上滑胎,不可攻,是邪未全成热,犹有表寒也。传里则涩而不滑矣。《经》曰:伤寒七八日不解,热结在里,表里俱热,时或恶风,大渴,舌胎,烦躁饮水,白虎加人参汤;热聚于胃,则生黄胎,宜下之;肾克心则见黑胎,为难治。其余共有三十六舌形,莫妙于杜清碧验症之详矣。

脏结者,乃脏气秘结而不流布也。古云:一息不运机缄穷,一毫不续穷壤判。脏可令其结乎?其证类结胸,但饮食如常,时时下利,其脉寸浮,关则沉细而紧,脐腹痛引阴筋。若胁下素痞,连脏结,无阳证,不往来寒热,其人反静,舌上白胎滑者,不可攻也,当刺关元,服小柴胡[①]汤加生姜。

百合者,谓无经络,百脉一宗,周身皆病。其证因大病后虚劳,脏腑不平;或余症在阳,而反攻阴;余症在阴,而反攻阳,致有此病。其状似寒无寒,似热无热,欲行不行,欲卧不卧,欲食不食,口苦便赤,药入即吐利也。其脉微数,每尿时则头痛,六十日愈。若不头痛淅淅然者,四十日愈。若尿时快然,但头眩者,二十日愈。若汗后,宜百合知母汤;下后,宜百合滑石代赭汤;吐后,宜百合鸡子汤;未经汗、吐、下,病形如初,宜百合生地汤。苟一月不瘥,反渴者,百合煎汤洗之,内服百合散。

百合散

百合　瓜蒌根(各五钱)　牡蛎(煅)　麦冬　山栀(炒黑。各三钱)　炙甘草(二钱五分)

生姜、竹叶煎,匀二次服。

战栗者,阴阳战争,舌为之摇也。邪气外与正气争,故为战;

---

① 胡:此字原书脱,据文义补。

邪气内于正气争，故为栗。战者正气胜，每得汗而解；栗则不战，而但鼓颔[①]，遂成寒逆，此阴气内热，正不胜邪，宜姜附四逆汤，加灼艾以御之。《经》曰：阴中于邪，必内栗也。又云：邪中下焦，阴逆为栗。足膝厥冷，便溺妄出，此其类耳。宜四逆汤、甘草干姜汤、真武汤。若复烦躁，不得卧者，不治。

加味参芪养荣汤

治发汗过多，气血两虚，战栗振摇，并筋惕肉瞤。

人参（二钱） 茯苓 炙甘草 川芎（各一钱） 白术 麦冬 当归（各一钱五分） 五味子（十五粒，研） 生地黄（一钱五分。有热者用，无汗用熟地） 肉桂（一钱。有热减半） 黄芪（二钱五分。自汗者用三钱）

姜、枣煎服。若阴虚火动，加知母、黄柏，各一钱，须酒炒；阳虚下寒，加附子一钱；不眠，加远志、枣仁。

加味温胆汤

治战栗，虚烦不眠。

人参（一钱） 橘红 茯苓 黄连（酒炒。各一钱） 小柴胡（五分） 当归身 川芎 白芍药 生地黄 酸枣仁（各一钱二分） 半夏（七分） 甘草（五分）

竹茹、生姜煎服。

除中者，眼睛不慧，语言不出。此为脏寒，应不能食，今反能食，是为除中。其证有二，皆属厥阴脏寒，是一证，一由六七日，脉迟，反误与黄芩汤凉剂所致。

伤寒而得阴阳易证者，乃新瘥而动淫欲也。男子病，妇人与之接，名阳易；妇人病，男子与之交，名阴易。其候身重气乏，小

① 颔：原书误作“额”，据文义改。

腹绞痛,头不能举,四肢拘急,百节解散,眼中生花,手足蜷挛,其脉离经而成损,皆不治之症。有用烧裩散、豭鼠屎汤、青竹茹汤、当归白术汤、干姜汤,酌与之。

烧裩散

男易,用妇近阴处;女易,用男子近阴处。烧为末,水调服。当以独参汤调下,甚效。然又须审其脉,如脉在厥阴,当归四逆汤调下;脉在少阴,通脉四逆汤调下;脉在太阴,四顺理中汤调下。用药各随其经卜救,五六服,下阴头肿,即小便利者,愈。

豭鼠汤

治男子阴易,兼治劳复。

韭白根(一把)　豭鼠粪(十四粒)

水煎服。

青竹茹饮

治妇人因有所动,致热气冲胸,手足拘急,搐搦溺,如中风状。

瓜蒌根(一两)　青竹茹(二两,用淡竹)

水煎服。

当归白术汤

治妇人发热,小腹急痛,腰胯四肢不任,举动无力。

白术　当归　桂枝　附子　甘草　芍药　黄芪　人参(各二钱五分)

生姜煎服,微汗瘥。

干姜汤

用干姜,炮,四两,为末。每服,沸汤调五钱下,连进二三服,被盖微汗,愈。

丰本汤[①]

治头痛，百节解痛，翕翕气劣，着床不能起动，甚至手足蜷[②]，卵肿痛。

韭根　瓜蒌根（各二两）　青竹茹　炮姜（各五钱）

入豭鼠粪一钱，煎服。

合灰散

手足指甲（男病用女，女病用男）　衣裆（近隐处。男病用女，女病用男）

二味烧灰，温酒下。不饮[③]酒，米汤下。

伤寒新瘥后，有劳复、食复者，缘气血未平，余热未尽，精液耗于外，真气竭于中，一或动劳，热气还于经络而复发也，凡言语、思虑、澡浴皆然。当以小柴胡汤消息用之，或栀枳汤、鼠矢汤、麦冬汤。新瘥，肠胃尚弱，若多食难化，是土虚不能胜谷气，亦令食复，当损谷则愈。轻则消化，重则吐下之。苟大热燥渴，谵语，腹满，急下之。

栀枳汤

枳壳（麸炒）　栀子（各二钱）　淡豆豉（二钱）

水煎服。

鼠矢汤

治劳复。

栀子（二钱五分）　雄鼠粪（二十一粒）　淡枳壳（二钱）

葱煎服。《千金方》去枳壳，加石膏三钱，治一切劳、食复。

---

① 本：原书误作“木”，据《圣济总录》改。

② 蜷：原书作“拳”，为通假字，今改为本字。

③ 饮：原书此字漫漶不可辨，据文义补。

麦冬汤

治劳复,气绝欲死。

麦冬(一两)　炙甘草(二两)　粳米(半合)

大枣二枚,竹叶十五片,煎服。阳气将绝欲死者,加人参五钱,大有奇效。

补中益气汤

加麦冬、白芍。治劳后发热,气高而喘,身热而烦,四肢怠惰。

伤寒有越经证,传至十数日,心下不痛,腹中不满,大便如常,身无寒热,渐变神昏不语,或睡中独语一二声,目赤唇焦,将水与之则咽,不与则不思,形如醉人。庸医不识,认为死证,遂用针灸妄下,误人众矣！殊不知邪热传入手少阴心经,因心火上炎而逼肺,所以神昏。用宜:

泻心导赤饮

山栀子　黄芩　黄连　麦冬　滑石　人参　犀角　知母　茯神　甘草　生地(各一钱五分)

灯心、大枣煎服。

有类伤寒四证者:

一痰证,外憎寒壮热,恶风,自汗,胸满,气上冲咽,而不得息,但项不强,身不痛,若涎多者,亦隐隐头痛,脉寸口必浮,然亦有脉伏,以意参酌之。大约宜冬夏饮子、金沸草散、大半夏汤。气上冲咽,瓜蒂散吐之。

二食积,亦头痛,恶寒,身热,但左手脉平和,右手脉并气口紧盛,知为食也。大橘皮汤,或二陈汤。心腹满痛,大柴胡汤;胸满呕吐,瓜蒂散。

三虚烦，热亦与伤寒相似，但不头痛恶寒，脉软不紧数，为异耳。表既虚，不可汗；里不实，不可下。故叔和云：虚烦有热，不可攻。用竹叶石膏汤，或白虎汤。过服凉剂，脉大而无力，热甚而燥渴，速煎独参汤，调五苓散；上热盛而下虚弱，或自利，竹叶汤中去石膏，加附子，名既济汤。虚烦惊悸，温胆汤。

四脚气，伤寒传足不传手，所以寒温之气蒸于足，发则类伤寒。其证头痛身热，肢节痛，大便闭，或呕，但初病时必起于脚膝，屈弱不能移动，或赤肿为异耳。感于寒，所患必冷，越婢汤[①]，或小续命汤加姜汁，或人参败毒散。感于暑，小续命去附、桂一半。脚肿，香瓜散、木叶散。大便秘，脾约丸。

冬夏饮子

柴胡　制半夏　白术　炙甘草　黄芩　麦冬　人参（各一钱二分）

姜、枣煎服。

金沸草散

旋覆花　前胡（各三钱）　制半夏（一钱五分）　细辛　炙甘草[②]（各一钱）　荆芥（一钱八分）　赤茯苓（二钱）

姜、枣煎服。

越婢汤

桂枝　芍药　麻黄　炙甘草（各一钱二分）　石膏（二钱五分）

姜、枣煎服。

香瓜散

大腹皮　紫苏　干木瓜　炙甘草　羌活（各一钱五分）

---

① 婢：原书误作“脾”，据《伤寒论》改。后同，不再举。

② 草：原书脱此字，据《局方》补。

木香(八分)

水煎服。

木叶散

橘叶　沙木[1](各三钱)　童便　酒(各一杯)

煎数沸,调槟榔二钱,服。

脾约丸

大黄(一两)　枳壳　厚朴　白芍药　麻仁　杏仁(各五钱)

为末,蜜丸,桐子大。每三十丸,温水下。

伤寒,发汗已则身凉。如仍灼热者,非伤寒,乃风温也。因素伤于风,又伤于热,风热相搏,而为风温。其脉尺寸俱浮,外症四肢不收,自汗身热,头痛喘息,昏睡发渴,甚至体重不仁,病多在少阴、厥阴二经,不可妄汗,发汗则谵语烦躁,目乱无精,不得卧,如惊瞷然。宜青杏汤、人参败毒散、葛根、龙胆、小柴胡汤选用。不醒人事,柴胡桂枝汤。汗后身灼热,星石饮;渴甚,萎根汤;脉浮,身重汗出,防已汤;误汗,加黄芪一倍。

青杏汤

兼治冬温,乃春月中风伤寒,发热,头眩痛,舌强咽干,腰背强,胸满痛。

葛根(二钱)　白芷(一钱)　萎蕤(三钱)　杏仁　甘草(各一钱)　石膏(五钱)　羌活(二钱)　川芎(七分)　青木香(五分)　麻黄(一钱。春月去之)

水煎服。一方无白芷、羌活,而有白薇、独活。

---

① 沙木:据《中药大辞典》,即杉木。

葛根龙胆汤

治风温，脉弱，身重汗出。

萎蕤(三钱) 石膏(五钱) 龙胆草 白芍药 桂枝(无汗者不用) 大青(各一钱五分) 葛根 升麻(各二钱) 甘草(七分)

姜煎服。

星石饮

知母 萎蕤(各三钱) 南星 麻黄 防风 杏仁 羌活(各三钱) 甘草 黄芩[1] 木香 升麻 人参 川芎(各一钱) 石膏(五钱) 葛根(七钱)

水煎，匀二次服。

蒌根汤

石膏 人参 干葛(各二钱) 瓜蒌根(三钱) 防风 知母(各一钱五分) 甘草(一钱)

水煎服。

防己汤

防己(二两) 炙甘草 炙黄芪 人参(各六钱) 白术(一两)

姜煎，匀二次服。

湿温之证，其人素伤于湿，因而中暑，暑湿相搏，即为湿温。其脉寸濡而弱，尺小而急。病则胸腹满，目痛，壮热妄言，自汗，两胫逆冷，挛急恶寒。若发其汗，使人不能言，耳聋，不知痛处，身变青色，名曰重暍，是庸医杀之也。中在太阳经，白虎汤合苍术汤，再加桂枝；湿胜则一身尽痛，发热身黄，小便不利，大便反

① 黄芩：原书误作“黄苓”，形近致误，据文义改。

快，五苓散加茵陈；如脏腑自利，用理中汤。湿家证，尤不可下，下之额上汗出，微喘。小便利者，死；下利不止者，亦死。

太阳中风，重感寒湿而成痓。《经》曰：身热足寒，颈项强急，恶冷，头热目赤，面摇口噤，反张，此痓病也，桂枝汤加瓜蒌。伤风头痛，常自汗出而呕者，若汗之必痓大发；湿家，汗，亦作痓；新产血虚，汗出伤风，亦成痓。若脉沉弦而迟，或带紧，或散于指外，皆恶候也。发热恶寒无汗，为刚痓，葛根汤、神术汤；发热有汗，不恶寒，为柔痓，桂枝加葛根汤、桂□葛根汤。二痓通用小续命汤，刚痓为阳，去附子；柔痓为阴，去麻黄。刚痓脉弦长，或劲急，胸满口禁，咬牙脚挛，卧不着席，开眼，宜大承气汤下之；柔痓脉迟濡，或细弦，四肢不收，时或搐搦，合面闭目，宜桂心汤、双子防胡饮、海藏汤酌用。

麻葛汤

麻黄　赤芍药　豆豉（各三钱）　干葛（一钱五分）

葱煎服。

葛根汤

葛根（五钱）　桂枝　芍药　甘草　麻黄（各三钱）

姜、枣煎服。

神术汤

治内伤冷饮，外感寒邪，无汗而成刚痓。

苍术（米泔水炒）　防风（各四钱）　炙甘草（一钱）

葱、姜煎服。

太阳证，发热恶寒，脉浮紧者，加羌活；太阳证，脉浮紧带弦数者，是兼少阳也，加柴胡；太阳证，脉浮紧带洪者，兼阳明也，加黄芩。

桂心汤

桂心　附子　防风　白术　甘草　川芎（各一钱）

姜、枣煎服。

双子防胡饮

附子　防风　茯苓　炙甘草　干姜(各三钱五分)　白术　五味子(各五钱)　柴胡(七钱五分)　桂心(二钱五分)

姜煎,匀二次服。

海藏白术汤

白术(三钱)　防风(二钱)　炙甘草(一钱)

姜煎服。

沃雪汤

治伤寒,不论阴阳二证,四时风湿,并时行疫疠,恶气传染,恶寒壮热,俱宜服之。

苍术(米泔水拌炒)　炮姜　炙甘草(各二钱)　厚朴(姜炒)　防风　白芍(酒炒)　干葛(各四钱)

葱、姜煎服。

婴　部

黄帝尝[①]自言曰:吾不能察其幼小。谓别是一家调治,非不能治幼小也。正以五脏六腑尚在柔脆,疾痛病苦不能自陈,古谓之"哑科"。余每读诸书,如张长沙、孙地仙,以及晋、宋名贤所撰,搜览迨尽,未尝不三致意焉。然不无扼腕者,以麻痘惊风,变迁莫测;参、术、桂、附,臆度难施。于是删其繁冗[②],出其芜秽,精义以致用,虚实而咸宜,使据病识证,因证得方,为天下孩提振惫扶衰,济危度厄。非敢曰有补于世,亦不过推广不忍人之心,以及夫人之幼耳。

初生门

婴儿初生,三十二日而为一变,六十四日而为一蒸。是变蒸者,乃阴阳水火蒸于血气,而使形体成就,五脏之化气,七情之所由生也。变者,土气变生五脏;蒸者,体热蒸养六腑。婴儿每经变蒸后,便觉情态顿异,轻则发热微汗,其状类惊;重则壮热脉数,或吐或汗,烦躁啼哭,与伤寒相似。且变蒸唇上发泡,状如鱼眼,骩冷[③]耳冷,寒热交争,大便闭结,腹痛啼叫,昼夜不绝,非伤寒可比耳。故三十二日一变,生癸,属足少阴肾焉,藏精与志;六十四日二变一蒸,生壬,属足太阳膀胱,其发,耳与骩冷;九十六日三变,生丁,属手少阴心焉,藏神,其性为喜;一百二十八日四变二蒸,生丙,属手太阳小肠,其发,汗出而微惊;一百六十日五变,生乙,属足厥阴肝焉,藏魂,善哭;一百九十二日六变三蒸,生

---

① 尝:原书误作"常",据文义改。

② 繁冗:原书误作"繄冗",据文义改。

③ 骩冷:《备急千金要方·少小婴孺方》作"尻冷",是。下"骩"字同。

甲，属足少阴胆，其发，目不闭而赤；二百二十四日七变，生辛，属手太阴肺焉，藏魄，发声[①]；二百五十六日八变四蒸，生庚，属手阳明大肠焉，其发肤热[②]，汗或不汗；二百八十八日九变，生己，属足太阴[③]脾焉，藏意与智；至三百二十日十变五蒸[④]，生戊[⑤]，属足阳明[⑥]胃，其发不食，肠痛而[⑦]吐乳，属手少阳三焦经[⑧]、厥阴心包络二经，无形状，故不[⑨]变蒸也。厥后六十四日一大蒸，共五百一十二日而为[⑩]蒸毕。然后手受血而能持握，足受血而能步履，齿发更长，神气日盈，渐成人矣。此小儿所必不免，勿药自愈。纵古立柴胡、紫霜，调气添查诸方，亦不过为禀受虚弱者而设，然柔脆之中，恐妄投之失，不若不药之为善也。

花粉饮

治小儿生下一宿，眼不能开，因母过食热物，或误食毒物。

生地黄　天竺黄　赤芍药　川芎　当归　花粉　生甘草（各三分）

灯心煎服。

---

① 声：原书此字不可辨，据《幼幼新书·变蒸》、《婴童百问·变蒸》补。

② 其发肤热：原书此处不可辨认。《幼幼新书》及《婴童百问》均作“其发肤热”，今据补。

③ 己，属足太阴：此五字及后“焉”字，原书残甚不可辨，据文义拟补。

④ 三百二十五日十变五蒸：“三”、“二”、“日十”等四字，原书残甚不可辨，据《备急千金要方》补。

⑤ 生戊：此二字原书残甚，据文义拟补，待考。

⑥ 明：此字原书不可辨认，据文义拟补，待考。

⑦ 痛而、乳：原书残缺不可辨，据《婴童百问》补。

⑧ 属、手少、经：此四字原书残缺，据文义拟补，待考。

⑨ 故不：此二字原书漫漶，据《婴童百问》补。

⑩ 而为：此二字原书残甚，观其剩形，似此二字，待考。

又 方*

用生地黄煎汤,入熊胆些须,浴净立开。

川连汤

治昼夜不吮乳者,或因口中恶血偶咽入腹,或母嗜冷物,胎中受寒,以致短气满胀,呕吐不止。

炮甘姜(一分) 白茯苓(五分) 川黄连(四分) 枳壳(三分) 炙甘草(三分)

水煎服。或末,蜜汤调下亦可。

又 方*

初生婴儿,半月不乳,及啼哭不休,此客风中脐,循流心脾,宜灸承浆、颊车二穴,各三壮,或重七壮即食(承浆在唇颊下,颊车在耳下颊骨后。)

香桂汤

治恶秽入腹,呕吐不止。

藿香(三分) 肉桂(七厘) 麦冬(四分) 甘草(四分) 紫菀(四分) 淡豆豉(四分)

姜煎服。

又 方*

儿生下三二日,不小便,或脐腹肿胀,盖因母过食厚味,热毒之气流入而然。用葱三四根,同乳煎服即通。或以黑豆、田螺、葱,捣烂,芭蕉汁调,贴脐上,即通。

又 方*

婴儿生下一伏时,即下脐屎,苟胎中受热,壅盛结内,或结肛门,至三日而不下者,此名锁肚。急用硬葱蘸猪胆汁,插入肛门,粪出即止。如未出,用牛黄、黄连、朱砂、生甘草,煎汤调下;再不解,用黑白牵牛末二分、熟大黄一分、槟榔五厘,为末,滚水下,即便。秘方云:初生小儿,大小便不通,或父或母吸咂儿胸前、背心、手足心、脐下，以赤红为度，即便通顺。

玄明散

心脾蓄热，上焦火炎，附舌上下，如舌而短，此为重舌，附齿上下，生为重齿，附腭上下，而为重腭。此皆胎热所致，急宜刺破，以盐汤漱之。

玄明粉（三分） 冰片 硼砂 朱砂 牛黄（各等分） 天竺黄（分半）

生地汁调涂。舌硬不转，名为木舌，亦宜此方。若舌上有白屑如米，连舌下有膜如榴子，啼哭不出，是名鹅口。先以乱发缠指头，拭净，用桑皮、栗皮，煎汤洗之，于先方加枯矾搽之。

轻退散

治初生眼闭口噤，啼声渐小，舌上腭上生米粒状，口吐白沫，此胎中感受热气，流毒于心脾，生下复为风邪击[1]缚所致，名曰噤风。当先以指甲刮破，后涂此散。

朱砂（飞细，一分） 蝉蜕（去头、足，四个） 全蝎（去毒，四个） 轻粉（一分）

乳调涂，并服。如牙关紧急，口噤不开，用生南星为末，入冰片少许，擦牙龈，即开。

疏利散

治面目赤黄，气息喘急，啼声不出，此由胎气挟热，兼之风邪入脐，故令舌强唇青，饮乳妨碍，甚[2]或肚大青筋，吊肠卵疝，内气引痛，皆肠胃郁结不通，此为撮口。设口出白沫，四肢逆冷，不可药救。

朱砂（飞净，二分） 僵蚕（去嘴，炒） 蛇蜕（炒。各四分）

---

① 击：疑为“系”字之误。

② 甚：原书误作“其”，据文义改。

钩藤(八分)　麝香(一分)

共末。竹沥调下。或用蜜炙甘草煎汤,调涂乳头,令吮。再不愈用:

辰砂膏

治同前。

辰砂(二钱)　硼砂　马牙硝(各一钱)　玄明粉(一钱五分)　全蝎　珍珠末(各七分)　麝香(三分)

枣和为膏,乳汁调,涂乳上,令儿吮;或以金银同薄荷煎汤,调下。

有因断脐之后,被水湿风冷所乘,遂令肚腹胀满,脐肿,身体重着,四肢柔直,日夜多啼,不能吮乳,甚则发为风搐,致若脐边青黑,撮口不开,是为内搐,爪甲青黑,不治。

全香饮子

治热在胸膛,伸缩努气,而令脐肿。

全蝎(去头、毒,三个,酒炙)　麝香(半分)

为末。麦冬汤下一分,后服:

当活散

治同前。

防风　羌活　黄芪(蜜炙)　当归　白芷　炙甘草　麦冬(各五分)

为末。灯心汤下一钱。

龙脂散

治脐湿,浴儿水误入脐,肿湿不瘥。

龙骨　干胭脂　百草霜　乱发灰　黄柏(等分)

为末。干掺。

古异功散

治脐解时风邪水湿,肿烂成疮。

薄荷叶　蛇床子　龙骨(煅)　轻粉　黄连　滑石　冰片(等分)

为末。有水干掺;无水,清油调搽。若因啼叫特甚而脐中出血,以白石脂同蒲黄炒黑,末敷,立止;又有一种蕴热胸腹,频频呻[①]吟,呃呃作声,努胀肿赤,虚大可畏而为脐突者,此胞母恣食热毒之物,或多惊悸而然,非脐风可比也。亦有因秽水侵入,外脐光浮如吹,捻动微响者,用白芍药、淡豆豉、薏苡仁煎汤,频频与之,再用:

外消散

治同前。

大黄　牡蛎(煅。各五分)　玄明粉　白敛(各三分)

共末,用田螺三、五个,入水半杯,养一宿,吐出涎水,调涂之。

婴儿新产,口含血块,谓之玉衔,啼声一出,即便咽下,伏于命门,而成胎毒。须预[②]嘱稳婆,以绵裹指,拭出秽血,可免诸症,又出痘稀疏。

婴儿出产门时,有因难产,偶冒风寒,垂危昏迷者,切勿[③]遂断脐带,急以烘绵絮包,抱怀中,以胎衣置火中煨烧,或用大纸捻燎于脐带上下,令暖气入腹,须臾自然苏醒。若脐带一断,多致不救。更不可洗浴,使腠理不密,元气外泄,邪乘之而伤生。

---

① 呻:原书误作“伸”,据文义改。
② 预:原书误作“愈”,据文义改。
③ 勿:原书误作“易”,据文义改。

生下婴孩，啼声不出，当看舌下，必有膜如石榴子，急以指甲摘断之，或用苇刀剖割之，微有血出即活。血出拭净，不可令儿咽下。

齿龈有黄筋两条者，急以苇刀割断，点猪乳汁。如割过血出不止，以乱发烧灰涂之。儿上下唇与齿龈若有一筋牵引，上唇筋紧即生上炼，下唇筋紧即生下炼。上炼生疮，布散满头眉间如癣，瘙痒不已，常流黄水，水至即疮生；下炼起腰背，渐至四肢，惟宜松萝茶同甘草泡汤，频拭儿口，即无此症。若有此症，当用外宣，春用桃、柳枝，煎汤浴之；夏用槐、楠枝，秋冬用苦参、杏仁。若一搽药，令毒气内入矣。

浴儿不可先断脐带，浴过方断。若断过洗浴，恐水湿浸脐而生脐风。亦不可频频洗浴，泄发真元。尤忌癸巳、壬午、丁未三日，不宜浴儿。

剃胎头，用龙脑薄荷煎汤洗，剃不生疮疖。

儿生一宿，当于明亮无风处，看儿脐上可有直上赤脉，如有，即于赤脉尽处艾灸[①]三壮，赤散方无患。古人三朝断脐，以单帛包，咬之，仍呵暖气七遍于断头处。近时不解此理，多以铁剪妄断，冷剪一断，寒气入腹，脐风、腹痛诸症作矣。当先以剪置怀令暖，然后断之，庶无冷患。且断宜留五六寸长，长则伤肌，短则伤脏。断处急用绵裹扎，无使透风，紧贴腹上，脐门以膏药护之，外以宽帛裹之。气盛者七日自落，稍弱者九日下矣。仍有孕母多食腥、膻、虾、鸡，致儿带生虫，当细看去之，入脐恐成疾也。

古方多用辰砂解毒，然金石镇坠，恐肠胃柔脆未全，何以能堪？更有用黄连并犀角解毒丸者，苟孕母嗜食煎炒、膏梁，素有积热方可；或儿面赤声洪，亦须审用。若胎元气弱，儿色皖白者，

---

① 灸：原书误作“炙”，据文义改。

无乃以寒凉损胃乎？大法惟以断下脐带，用向东阴阳瓦焙干，入牛黄半分，以炙甘草、生甘草各半，浓煎汤，调服之。盖脐带乃生初之河车也，系母之命门，两肾之所主。以肾补肾，则生下肾足，他日痘疮自无变黑归肾之症，亦无囟门不合之恙也。况牛黄又能益肝胆，定魂魄，辟惊邪恶风而除百病；炙甘草温中健脾；生甘草清热败毒。余常①以此方传人，每见生一子即得一子，命名"保婴大还丹"，因录出之，以广其传。

胎衣虽污秽之物，实父母之遗，而我生所蕴以出者也。每见有弃置，以秽恶而触神祇者。崔氏藏之之说，又不可不明也。衣胞用清酒洗，纳钱一文于中，盛新瓶内，扎紧口，上以碗覆之，避本年太岁。择天德月空吉辰，埋向日高燥处，以厚土覆之，生儿长寿智慧。若不谨，为猪狗所食，令儿得颠疾；虫蚁所食，令儿得癞疮；莺鸟所食，遭兵厄；近社庙，令儿见鬼妄梦；落江河，令儿溺水；近井灶，令儿聋盲惊惕；弃道路，令儿绝嗣；近门户，令儿声哑；置火烧，令儿生烂疮；挂林木，令儿自缢。此皆触秽之报也。

惊风门

小儿之疾，莫危于惊。然惊有急、慢二种：急者主阳，阳盛阴亏，属在肝木。风邪痰热，有余之证。口噤声嘶，大小便赤，涎潮壮热，上窜反张，其脉洪紧数浮，发过则容色如故，良久复作。治宜清凉泻气，如羌活散、惺惺散之剂；慢者主阴，阴盛阳亏，属在脾土。饮食不节，损伤中气，不足之证。身冷面黄，大小便清，昏眠露睛，呕吐泄泻，手足瘛疭，筋脉挛搐，其脉散缓沉迟，发则无休时。治宜甘温补中，如补脾汤、异授散之剂。又有一种额汗面青，头低舌短，睡中首摇，眼合不开，咬牙噤口，逆冷微搐，或由慢

① 常：原书误作"长"，据文义改。

惊吐泻之后传入，极虚，惟脾所受而为慢脾风者。欲治惊，则无惊可治；逐风，亦无风可逐。但虚热往来，脾间痰涎凝滞耳。宜醒脾散、参附汤之类。然又不可不察惊邪入于何经，以施治疗。如入心，则面红脸赤，惕惕夜惊；入肝则面目俱青，眼睛窜视；入肾则面黑恶叫，啮乳咬牙；入肺则面色淡白，喘息乏气；入脾则呕吐不食，虚汗色黄。实则数而駃[1]，虚则散而濡。化而裁之，神而明之，存乎其人也。

探生散

急慢惊风，诸药无效，用此吹鼻。如眼泪鼻涕出者，可治。

雄黄　没药(各一钱)　乳香(五分)　麝香

为末少许，芦管吹入。

启关散

治惊风搐搦，关窍不通。

南星(姜炒)　僵蚕(炒。各一钱)　猪牙皂角(二条，炒存性)　赤脚蜈蚣(一条，炙)　麝(一分)

为末。以指点姜汁，蘸药少许擦牙；或以物引一二点入喉，涎出口开，即生。

双活煎

治急惊风，散邪除热。

羌活　独活　柴胡　川芎　人参　甘草(蜜炙)　白茯苓(各六分)　前胡　桔梗(炒)　地骨皮　天麻(煨)　枳壳(麸炒)　胆星(各三分)

为末。薄荷汤调下，入姜、枣煎服。搐搦甚，加僵蚕、全蝎、白附子。

---

① 駃：通“快”。

惺惺散

治惊风热,及伤寒时疾,疮疹。

白茯苓　桔梗(炒)　瓜蒌根　炙甘草　白术(土炒)　川芎　薄荷(各五分)　细辛(二分半)　一方加胆星(二分半)

姜煎服。

昌阳散

治心热多惊。

犀角屑　防风　胆星　石菖蒲　赤茯苓　木通　桑白皮(各五分)　甘草(蜜炙,三分)

姜煎服。

清凉丸

治一切热惊。

龙胆草　防风　青黛(各三分)　钩藤(二钱)　川黄连(酒炒)　牛黄　麝香　龙脑(各一分)

为末,米糊丸,粟米大。每服五七丸,金银煎汤下。

青龙丸

治肝经风热,目直上视,抽搐昏乱,不醒人事。

天竺黄　生地黄　当归　龙胆草　川芎　防风　羌活　大黄(蒸过。各二钱五分)

为末,炼蜜丸,如桐子大。每服五丸,砂糖汤下。

宣风散

治惊、风、痰、热,四证俱备者。

橘红　生甘草(各一钱五分)　鸡心槟榔(一两)　胆星(五钱)　黑丑末(一两,生半,炒半)

共末。每服五分,蜜汤下。

神乳丸

治惊风初退,神志未定,夜多惊搐。

白茯神(去木) 乳香 琥珀 明天麻(煨) 白附子 天冬(去心) 炙甘草 酸枣仁(炒研) 远志 胆星 人参

为末,蜜丸,豆子大,朱砂为衣。每服三五丸,灯心薄荷汤下。

三解散

治蕴热上焦,面红目赤,并伤风狂躁,气急渴饮,惊啼烦闷,丹毒口疮,痰咳搐掣。

人参(去芦) 天麻(煨) 防风 白茯神(去木) 真郁金(如无,以山栀仁代之) 白附子 制大黄(各二钱五分) 赤芍药 黄芩(酒炒) 僵蚕(各五钱) 全蝎(十五尾,去尖毒) 枳壳(去穰,麸炒,二钱) 粉甘草(炙一半,生一半,六钱)

为末。每服五分,灯心薄荷汤任下。

南镇汤

清心镇惊,安神逸志,止日夜烦啼,定四肢搐搦,及初生羸瘦,心脾怯弱。

白茯神(五分) 干山药(五分) 炙甘草(四分) 当归(五分) 陈胆星(三分) 麦门冬(六分) 人参(五分)

姜一片,灯心十寸,煎服。

逸惊丸

治吐逆作搐,痰涎壅盛,并手足□□,目睛斜视,乳食减少。

白术(土炒,七钱) 枳壳(去穰,麸炒,一两) 淡豆豉(焙) 胆星 白茯神(去皮、木。各五钱) 蝎梢(五十尾,去尖毒) 净芫荑(一钱五分)

共末,醋打糯米糊丸,如粟米大。每服六分,量大小加减,米汤下。

灵砂膏

治惊热,下痰定搐,通心气,平肝风。

辰砂（飞，五钱） 硼砂 马牙硝（各三钱） 玄明粉（二钱） 真珠末（二钱） 龙脑 麝香（各一钱） 一方有全蝎梢（去毒一钱）

共末，蜜调为膏。每服五七分，金银煎，薄荷汤下。潮热，甘草汤下；烦躁狂叫，生地龙水下。月内，涂乳上，令吮。

清解汤

治气喘痰嗽，搐掣惊啼，伤风发热，鼻塞烦闷，并诸疮赤紫，丹毒咽肿。

荆芥（六分） 薄荷 生甘草（各四分） 牛蒡子（五分） 防风 制大黄（各三分） 桔梗（五分）

咽肿痛甚，加射干；痰多，加橘红；搐甚，加僵蚕。白水煎服。

风蝉饮

治吐利，脾胃气弱，虚风慢惊。

防风 蝉蜕（去头、足） 人参 麻黄（去节） 白僵蚕（炒，去头、足） 天麻（煨） 蝎尾（去尖毒。各五分） 川芎 炙甘草（各二分半） 钩藤（七分） 麝香（二厘，煎好入服）

姜、枣煎服。

补脾汤

治脾经不足，土败木侮，头摇目翻，惊搐潮热，面色痿黄，泄泻少食。

白术（土炒一钱） 陈皮 制半夏 黄芪（蜜炙） 人参 白茯苓 当归（酒洗） 川芎（各五分） 白芍（酒炒，一钱） 黄连（酒炒，三分） 肉豆蔻（面包煨，四分） 干葛 神曲（炒。各五分） 炙甘草（三分）

姜水煎服。

异授散

治吐泻脾困，昏迷不省，痰多食少。

橘红　白术(土炒)　炙甘草　人参　白茯苓　蝎尾(各五分)　制半夏　胆星　石菖蒲　白附子(各四分)　木香(水磨,二分,煎好入服)　陈仓米(百粒)　莲肉(去心,炒,一钱)

姜、枣煎服。

神良饮

治呕吐哕泻,心腹气结,胀痛惊悸。

白术(土炒)　良姜　白茯　人参　炙甘草　厚朴(姜炒)　前胡　藿香　橘红　神曲(炒。各五分)

姜煎服。

回生汤

治吐利泄泻,神昏脉弱,饮食不进,昼轻夜重,睡露扬睛。

正南星(一两,用磁器入姜汁、醋、水、东壁土,同煮)　人参(去芦)　冬瓜子仁(研碎。各五钱)

生姜一大片,慢火煎。匀为四次,缓服。急服即吐。

真固汤

治脾胃虚损,四肢缓散,口鼻气冷,沉困不省人事。

附子(炮,去皮、脐)　人参(各五分)　白茯苓　黄芪(蜜炙)　山药(炒)　白术(土炒。各七分)　肉桂　炙甘草(各三分)

姜枣煎。服无时。搐搦,加钩藤、僵蚕。

太乙保生丸

治慢惊,尚有阳证者。

全蝎(去毒,二钱)　白附子(生用)　僵蚕　胆星　蝉蜕(去头、足)　琥珀　防风　朱砂(各一钱)　麝香(三分)

米糊丸,芡实大,金箔为衣。每服二丸,薄荷汤下。

萃宝丸

治慢惊,搐搦无时。

人参　白茯苓　琥珀　天麻(煨)　僵蚕　全蝎(炙,去毒)　防风　胆星　白附子　朱砂　乌蛇肉(酒浸,焙。各一钱)　麝香(三分)　石菖蒲(七分)

为末,蜜丸,桐子大。每服二丸,莲肉汤下。

金箔镇心丸

截风定搐,化痰镇惊,安神怯妄,唇焦面赤,急慢脾风,胎惊天吊,悉皆治之。

天竺黄　茯神　防风　雄黄　朱砂(各五钱)　全蝎(去毒,十四个)　胆星(一两)　真[①]僵蚕(二十一条,炒黄色)　白附子(生用)　山药(炒。各三钱)　牛黄(一钱)　蝉蜕(去头、足,二十一个)　麝香　片脑(各三分)

为末,米糊丸,桐子大,金箔为衣。每服十丸,薄荷汤下,大小酌用。

抱龙丸

治伤风瘟疫,身热昏睡,气粗短促,风热谈壅,心神不宁,急慢潮搐。

胆星(一两)　天竺黄(五钱)　雄黄　辰砂(各二钱五分)　珍珠末[②]　麝香　琥珀(各一钱)　牛黄(五分)

为末,煮甘草汁,同蜜为丸,金箔为衣,如芡实大。每用一丸,薄荷汤下。五六岁者,加一丸。

回天庇胤丸[③]

异授。治胎毒[④]。

---

① 真:原书此字残甚,略似"真"字,待考。

② 末:原书此字残甚,只余下二分之一,略似"末"字,待考。

③ 回:原书此字残甚,略似"回"字,待考。

④ 毒:原书此字残甚,略似此字,待考。

天竺黄(另研飞) 天麻(煨一两) 人参 白芍药(各一两) 白茯神 酸枣仁(各一两五钱) 炙甘草 远志肉(甘草汁浸,蒸。各一两) 朱砂(飞过,五钱) 脐带(瓦焙焦,存性,三条) 犀角屑 滑石(各八钱) 紫河车(一具,酒煮,焙干)

共末,用钩滕四两,浓煎汤,和蜜丸,重一钱二分。饥卧时,灯心薄荷汤下一丸。

控涎散

治惊风天钓,卒然惊悸,双眸翻上。

赤脚蜈蚣(酒涂炙,一条) 天竺黄 滴乳香 荆芥穗(炒) 白矾(各一钱) 绿豆(一百粒,半生,半炒) 腊茶 雄黄 炙甘草(各二钱) 人参(八分)

为末。每服五分,薄荷汤下。

蒲香丸

治惊风内吊,腹痛惊啼。

乳香(五分) 没药 沉香(各一钱) 蝎梢(去毒,十四尾) 鸡心槟榔 菖蒲 钩藤(各一钱五分)

为末,蜜丸,桐子大。每服十五丸,薄荷汤下。

醒脾散

治神昏目慢,贪睡少食,脾胃怯弱,痰涎呕吐,而成慢脾风者。

人参(去芦) 白术(土炒) 白茯苓 藿香梗 炙甘草(各五钱) 丁香(四十粒,不见火) 制南星(八钱) 缩砂仁(四十个,面包煨)

共末。每服二钱,生姜一片,冬瓜子十五粒,慢火煎服。

双附国老汤

治慢脾风,手足厥冷,脾亏胃弱。

白附子(一钱) 香附子(三钱) 木香(水磨) 人参(去

芦。各一钱五分） 粉甘草（蜜炙，八分）

为粗末。每服三钱，姜五小片，煎服。

正胃汤

治吐泻，不思乳食，而成慢脾风。

附子（去皮，生用） 人参 白术（土炒） 木香 白茯 橘红 炙甘草（等分）

每服七分，姜、枣煎服。

乌风汤

治慢脾风，身冷瘛疭。

川乌 防风 天麻（煨） 胆星 全蝎（去头、足、尾、尖、毒，青荷叶包炒。各等分）

每服五分，姜煎服。

异功散

治脾虚吐泻。

人参 茯苓 炙甘草 白术（土炒） 橘红 木香

等分。每服五分，姜煎服。

夺命散

治急慢惊风，诸药无效，此散随即奏功。

白附子（三钱） 胆星（一两） 天麻（煨，三钱） 黑附子（炮，去皮、脐。急惊勿用。五钱） 辰砂（飞，二钱五分） 防风 制半夏（各五钱） 全蝎（去毒，七枚） 蜈蚣（炙，一条） 麝香（五分） 僵蚕（炒。慢惊勿用）

为末。生姜薄荷汤下。

姜煮散

治小儿急慢惊风，痰涎壅盛，不省人事，并大人中风，口眼歪斜，语言艰涩，半身不遂。

半夏曲（七钱） 天麻（煨，二钱五分） 白术（土炒） 白

茯苓　炙甘草　石菖蒲(各三钱)

用水一碗,老生姜三钱,入磁罐内,煎药令干,为末。每服一钱五分,姜枣汤下。

蝉化饮

治腹痛惊啼。

蝉脱(去头、足,一钱)　白茯苓　白芍药(酒炒)　川芎　天麻(煨)　枳壳(麸炒)　钩藤(各四分)　炙甘草(八分)

灯心煎服。

神芪汤

治胆气虚冷,心气不足,头目眩痛,心神恐怯,惊悸烦啼。

白茯神(去木)　嫩黄芪(蜜炙)　酸枣仁(炒熟,研)　肥栀仁(姜炒黑)　白芍药(酒炒)　五味子(各六分)　桂心(三分)　生地(煨[1])　人参　柏子仁　炙甘草(各五分)

淡竹茹、生姜煎服。

温胆汤

去黄连,加辰砂、姜、枣,煎服。治一切惊悸。

化毒丸

治惊热,烦躁咽干,牙龈出血,唇舌生疮,及痘疹余毒。

犀角屑　朴硝　生粉草(各三钱)　生地黄　牛蒡子(炒)　赤茯苓(各五钱)　桔梗(炒,一两)　玄参　连翘(各六钱)　青黛(二钱)　辰砂(飞过,一钱五分)

为末,蜜丸,鸡头大。每服一丸,薄荷汤下。五岁以外,加一丸。

① 煨:原书此字残甚,略似"煨"字,待考。

疳积门

婴时孱弱，多由父母舐犊之爱，纵恣甘肥生冷，渐聚为积，胶固成疳。亦有绝乳太早，过餐饮食，或泻痢诸病，误药耗真，以致脾胃损伤，身体羸瘦，肚大青筋，面黄虫蚀，而得斯疾，发于五官之上，悪乎六腑之中。治之之法，贵健脾清热，消积杀虫。其证不一，其治弥穷，临时当详审后方，以保赤子。

清君丸

治心疳邪热，面黄颊赤，咬齿惊啼。

麦门冬（去心） 白茯神（去木） 山药（炒） 炙甘草 白术（土炒） 人参 川黄连（酒炒） 使君子（以上各五钱） 龙脑（一钱） 牙硝（四钱） 朱砂（飞过，八钱。一半入药，一半为衣）

共末，炼蜜丸，芡实大。每一丸，砂糖汤化下。

神志汤

治心气不足，虚而惊悸，羸瘦。

白茯神 远志 人参 当归（各五分） 炙甘草 钩藤（各三分）

灯心十寸，煎服。烦渴，加麦冬。

栽杏汤

治眼闭不开，如在朦雾，头焦发直，肤瘦肝疳。

熟地 生地（各一钱） 川芎 赤茯苓 枳壳（麸炒） 黄连（酒炒） 杏仁（去皮、尖，炒） 半夏曲 天麻（煨） 地骨皮 白芍药（酒炒） 炙甘草（各四分）

黑豆十五粒，姜二片，煎服。

妙香散

治肝疳胃弱，饮良不进，吐泻。

人参　黄芪(蜜炙)　白茯　扁豆　神曲(炒。各二钱)　石莲肉　炙甘草　木香　胆草　芦荟　白芷(各一钱)

为末。枣汤调服。

中极散

治喜睡恶食,腹胀脾痞,泻利酸臭,完谷不化。

人参　白术(土炒)　陈皮(各一钱)　青皮(醋炒)　柯子皮　炙甘草(各五分)　丁香(十五粒)

水煎服。

黎勒丸

治脾痞,心腹胀大,水谷不消,肌瘦泄泻,兼食泥土。

诃黎勒皮(煨)　肉豆蔻(煨)　青黛(各一钱)　人参　白术(土炒。各二钱)　芦荟　熊胆　麝香(各五分)

共末,仓米糊为丸,朱砂为衣。每一钱,米汤下。

丽金汤

治喘逆咳嗽,肺热痞匶,蚀为穿孔,汁臭息肉。

紫苏　桑白皮(炒)　黄芩(酒炒)　前胡　当归(酒洗)　连翘(研)　防风　天冬(去心)　赤茯苓　桔梗(炒)　炙甘草　生地黄(等分)

水煎服。

杏苏丸

治肺痞,皮毛枯燥,咳逆上气。

杏仁(去皮、尖,炒)　苏子(炒)　人参　麦冬(去心)　五味子　制半夏(各五钱)　干蟾(酥炙,一个)　芦荟(三钱)　麝香(五分)

共末,枣肉为丸,如黍米大。每服五分,量大小加减,米饮下。

补肺散

治肺疳久咳，虚气喘促，痰多呕吐。

真阿胶（蛤粉炒，一钱） 白茯苓 杏仁（去皮、尖，炒） 炙甘草 马兜铃（去老梗） 枇杷叶（刷去毛，蜜炒。各四分）

糯米二钱，水煎服。

调元汤

治肾疳，并禀受虚弱，元气不充，颅囟开解，腹大如肿，肌肉消瘦，神色昏慢，语迟行迟等疾。

人参（去芦） 白茯苓 白茯神 山药（炒） 当归（酒洗） 白术（土炒） 白芍（酒炒） 熟地 黄芪（蜜炙。各三钱） 川芎 炙甘草 石膏（各二钱五分）

共末。每二钱，姜、枣煎服。如儿小不能尽食，可令乳母食之。

九味丸

治症如前。

熟地黄（四钱五分） 山药（炒） 山茱萸（酒蒸） 牡丹皮（酒洗） 当归（酒洗） 川芎 赤茯苓 川楝子 使君子肉（煨。各二钱）

共末，蜜丸。每一钱五分，淡盐汤下，酒下亦可。

小儿或为饥饱劳役，风惊暑积，八邪所伤；或晒曝衣褥，过夜失取，偶为鸟遗溺，而为无辜疳者，必脑后有核如弹丸，捏之反下转是也。其症面黄发直，时或壮热，饮食不生肌肤，或兼赤白泻痢。

漏芦散

治无辜疳，项细腹大，毛发直立作穗。

漏芦 鳖甲（醋炙） 使君子（煨） 沉香 槟榔 赤芍药

牛蒡子　诃子　炙甘草(各四分)

姜煎服。或末,米饮调下一钱。一方,加安息香。

酉亥二肝丸

治症同前。

猪肝　鸡肝(俱炙干)　楮株[1]根白皮(微炒。各一两)　漏芦(二两)

共末,蜜丸,弹子大。米饮调,量儿大小下。

乌龙丸

治无辜疳痢。

白术(土炒)　人参　紫厚朴(姜炒)　诃子(面包煨。各一两)　乌梅肉　赤石脂　龙骨(火煨)　附子(各五钱)

蜜丸,弹子大。每一钱,仓米汤下。

胡连丸

治肾疳,并疝气偏坠,寒热等症。

没药(去油)　炙甘草(各一钱)　胡黄连　木香　硫黄(入豆腐中。各五钱,煮一二沸)

共末,枣肉丸。茯蓉汤下。

续随饮

治内疳冷证。

木香　肉豆蔻　槟榔　青黛(各二钱五分)　续随子(一两,去油)　干蟾(三个,酥炙)　麝香(一钱)

共末,蜜丸,桐子大。每服三丸,薄荷汤下。

兰香散

治外疳赤烂。

兰香叶(二钱五分,烧灰存性)　铜青　轻粉(各五分)

---

① 楮株:疑为"楮树"之误。

为末，擦之。

肥儿丸

清热化积，磨癖消疳，健脾平肝，杀虫进食。

胡黄连（五钱） 芸白术 白茯苓（乳拌蒸） 川黄连（姜汁炒。各二钱） 使君子肉（五钱） 神曲（炒） 麦芽（炒） 山查肉（饭上蒸） 炙甘草（各三钱五分） 芦荟（泥包，慢火煨，二钱五分）

为末，黄米糊丸。米汤下。

秘珍丸

治五疳八痢，肚大筋青，脏腑虚亏，蚘虫内蚀，身体羸瘦，头发焦疏，遍身疮疥，神色干苦，脱肛洞泻。

芦荟 使君子肉 白术（土炒。各五钱） 肉豆蔻（面包煨，三钱） 南木香 丁香（各二钱） 青黛（三钱） 谷虫（八钱） 雷丸 芜荑（五钱[①]） 干蟾（酥炙，二个） 胡黄连（四钱）

枣肉丸，桐子大，朱砂为衣。每一钱，米汤下。

鹤虱丸

治疳杀虫，和胃止泻，消癖破积。

胡黄连 黄连（姜汁炒） 白芜荑 芦荟（各三钱） 木香 白雷丸（赤者并破开者不用） 鹤虱（各二钱） 龙胆草（二钱五分）

共末，陈米糊丸，绿豆大。每服十丸，米饮下。

保赤丸

治五疳诸积，恣食肥腻，不择寒热。

五倍子（微炒） 青黛 苦楝根（米泔水洗） 夜明砂（炒）

---

① 五钱：此前疑脱“各”字。

芦荟　黄连(姜炒)　龙胆草　白芜荑(各三钱)　干蟾(酥炙,二个)　蝉蜕(去头、足,一钱)　麝香(一分)　猪胆(五个,取汁,拌群药)　雄黄(一钱五分)　白槟榔(四钱)

共末,粟米糊丸,麻子大。三岁以上,每十丸,米汤下。大小量进。

灵蟾丸

治五疳虫出。

干蟾(酥炙,一个)　天灵盖(煅,五钱)　麝香(五厘)　蝉蜕(去头、足,微炒)　鳖甲(酥炙,去裙。各五钱)

共末,米糊丸,麻子大。每十丸,蛤粉汤下。服药后,用桃柳汤浴透,以青布盖半晌,当有虫出,赤白者轻,黑者重。

甘苦同仁散

治蛔疳虫动,唇口黑紫,头摇牙痒,吐沫腹痛,啼叫不休。先服此剂,后进豖胃丸。

白芜荑(七分)　使君子肉(十个,瓦上焙)　粉甘草(猪胆汁浸一昼夜,微炒)　苦楝子(五个,去皮[1],炒)

水煎服。

豖胃丸

治蛔疳,大便有虫,体瘦倦怠,恶食盗汗。

川黄连(姜汁炒)　胡黄连　南木香　芸白术(土炒)　人参(各一两)　羌活　芦荟　肉豆蔻(面包煨)　鳖甲(酥炙,去裙)　白芜荑

用豮猪肚一个,刮洗极净,先以香白芷二两灌内煮烂,去白芷不用,将前药为末,装入肚内煮蒸极烂,捣如泥,为丸,麻子大。每十数粒,米饮下。大小加减。

---

① 皮:原脱,据《雷公炮炙论》补。

金蟾夜明散

治身热羸黄，虫食脊膂，烦渴下利，拍背如鼓，脊骨如锯，十指生疮，频啮爪甲。

金眼虾蟆（一个，酥炙） 夜明砂（炒） 桃白皮 樗根皮 地榆 黄柏（酒炒） 诃梨勒（煨） 百合 白芜荑（炒） 人参 大黄（酒蒸） 黄连（酒炒） 胡粉 槟榔（各三钱） 丁香（二十一粒）

共末。每服五七分，米汤下。

补天丸

治脊疳下利，指爪痒痛，头发焦干，肚腹虚鸣。

天灵盖（煅） 柴胡 白术（土炒） 麝香 槟榔（各一钱）

共末，枣肉丸，如麻子大。每五丸，米饮下。

四兽丸

治脑疳烦热，头痛鼻塞，合面向地。

牛黄（一分） 熊胆（四分） 龙脑（一分） 麝香（一分） 雄黄（四分） 胡黄连（四分） 芦荟（四分） 干蟾（一个） 朱砂（三分）

共末，再以水调熊胆，丸麻子大。每五丸，薄荷汤下。

脑疳者，数挟风热，啖乳异常，头皮光急，囟颅生疮，发枯如穗，脑热如火，宜服此。

黄花散

治合面在地，发直生疮，多卧脑热。

黄葵花 甘菊花 百草霜 消石 柏叶（各等分）

一方有芦荟，或单以芦荟一味为末，吹之。

共末，吹入鼻中，有恶物如泥泄出，即是。

石柱散

治鼻疳赤烂，壮热痒燥，上焦壅滞，乳食不调。

枇杷叶(刷去毛，五钱)　山栀子(炒黑)　郁金　百部　槟榔(各二钱五分)

为末。每二钱，白汤下。

含香丸

治鼻疳，烦躁，心热多啼，疮连唇口。

防风(五分)　诃子(二个)　豆蔻(三个)　黄连(六分)　朱砂(二分)

共末，米糊丸，麻子大。每五丸，荆芥汤下。

慈母苦熊散

治鼻烂肌干。

青黛(一钱)　麝香(一分)　熊胆(五分)

共末。睡时蜜调涂鼻，有水干渗。一方加蛇蜕、蝉蜕、滑石，吹入鼻中，疳虫尽出。

泻肝散

治膈伏热气，肝风入眼，柔目咬甲，翳生赤肿，白睛遮满，泪出难开，合面怕日，脑热生疮。

木贼　紫参　威灵仙　家菊花　羌活　蝉蜕(去头、足)　生大黄　炙甘草　石决明(煅。各等分)　冰片(少许)

共末。每二钱，猪肝一两，去膜切片，掺药在内，线扎，米泔煮熟，嚼下。

龙脑散

治眼疳痒烂。

防风　龙脑　牡蛎(煅)　白芷　细辛　五味子(各等分)

共末。每一钱，食后，米饮调下。

扫翳丸

治眼疳，白膜遮睛。

防风　玄参（各一两）　细辛　石决明（煅）　车前子（各五钱）　桔梗（炒）　黄芩（酒炒。各二两五钱）

共末，蜜丸，桐子大。每十丸，空心茶下。

蕤仁膏

蕤仁（四十九粒，去壳出油）　冰片（半分）

共研成膏。用灯心蘸点。

鼓脾散

治脾虚胃弱，面色青黄，腹臌形羸，因积成疳。

人参　白茯苓　川芎（各一两）　炙甘草　白芍药　炙黄芪（各五钱）　青皮（去白，醋炒，二钱五分）

共粗末。每服三钱，姜煎服。

君子丸

治疳积，潮热盗汗，烦渴，手足心热，乳癖食癖。

槟榔　柴胡　黄连（姜炒）　鳖甲（醋炙）　使君子肉（各五钱）　白豆蔻（面包煨）　木香

共末，煮猪肝浓汁和丸，桐子大。每十五丸，米饮下。乳食癖有形，加神曲、青皮，各五钱。

紫柴汤

治一切疳积腹大，泻痢无时，寒热如疟。

柴胡　紫参　青皮（醋炙）　知母（盐水拌炒。各五分）　炙甘草（三分）　诃子皮（煨，四分）

姜、枣煎服。

三黄圣惠散

治体热不宁。

天竺黄[1] 黄连(各五钱) 牛黄 马牙硝(各二钱五分) 山栀子(炒黑) 葛根(各六钱) 炙甘草 款冬花 紫菀 犀角屑 土木瓜(各二钱)

共末。蜜汤调服。

冬葛解热饮

治疳渴烦热

麦门冬(一钱) 胡黄连(五分) 炙甘草(四分) 黑参 甘葛(各七分)

灯心、淡竹叶煎服。

杏花香散

小儿肺疳,多是吃热米食及病乳,伤损心肺,便生喘嗽。俗医不识冷热,误以药攻,变成黄肿。

杏仁(去皮、尖,炒,十四粒) 半夏曲(五钱) 炙甘草 款冬花(各二钱) 胡黄连(一钱) 麝香(五分)

共末。每一钱,枣汤下。

温润散

治疳嗽。

瓜蒌根(五钱) 炙甘草(二钱五分)

为末。每一钱,蜜汤调下。

蚵玉散

治牙龈臭烂,侵蚀唇鼻。

黄连 青黛(各一钱) 麝香(一分) 蚵皮(即虾蟆,不鸣不跳者是。用黄泥包,火煅,二钱五分)

共末。以甘草汤漱过,湿则掺之,干用香油调敷。

---

① 竺:原误作"竹",据文义改。

紫金散

治走马牙疳,及崩沙[1]。

蛇床子(炒黑)　黄丹　地龙(炒黑)　青矾(火煅,一钱)

共末。搽牙龈上,日三五次。

琬香散

治急疳走马,口臭牙损,及攻蚀唇鼻腮颊,诸药不效,急用此方。

青黛　黄柏(各二钱,为末)　入飞过明雄黄　当门子麝(各五分)

先将软帛拭净恶血,再以甘草、桔梗煎汤漱过,以此掺之。血盛,加定粉,微煅三分。

无比散

治齿蚀宣露。

绿矾(二分)　胆矾(四分)　真蟾酥(分半)　没药(四分)

又　方

用砖一大块,当中凿一大洞,先将绿矾、胆矾入洞中,四面用火煅熔,再入蟾酥、没药,微煅即起,冷地上出火气,共末,入麝少许,搽之。

一　方

用人中白,火煅,入麝少许,立效。

一　方

用干姜、白矾、枣子,烧灰存性,敷之。

独活散

治走马牙疳,属肾臭息。

---

① 崩沙:亦作"崩砂"。据《小儿药证直诀》,"肾疳"有五证,为臭息、崩砂、溃槽、宣露、腐根。

天麻(煨)　木香　独活　麝香

为末。每一钱,麦冬汤下。

扶馁散

治溃槽。

胡黄连(五分)　人参(一钱)　杏仁(去皮、尖,炒,七分)　炙甘草(三分)　肉豆蔻(面包煨,四分)

为末。灯心汤下。

凝露散

治宣露。

槟榔(五分)　木香(三分)　人参(五分)　黄连(五分)　炙甘草(三分)

为末。蜜汤调服。

全芪散

治腐根。

黄芪(蜜炙)　天麻(煨)　人参　全蝎(炒,去毒)　杏仁(去皮、尖,炒)　白茯苓　当归(酒洗)　生地黄　熟地(各等分)　牛黄(减半)

共末。每服一钱,煎天门冬下。

郁金丸

治膈热有痰,驾[1]积疳蚀。

川郁金(五钱)　牙皂角(一个)　巴豆(七粒,砂锅内水煮干,去豆角不用)　炙甘草(五钱)　朱砂(飞过)　硼砂　寒水石　玄明粉(各二钱)　麝香　龙脑(各半分)

为末,炼蜜丸,芡实大。每服一丸,麦门冬煎汤下。

---

① 驾:此字疑误,待考。

醋甲煎

治一切癖块。

白术(土炒,七分) 白茯苓(六分) 软柴胡(醋炒,五分) 人参(五分) 鳖甲(醋炙,一钱二分) 橘红(五分) 莪术(醋炒,五分)

白水煎服。在左,加青皮、木香;在右,加枳壳、姜黄;在中,加白豆蔻;在腰,加肉桂。

桃红散

治惊积,疳积,食积,痞块。

玄明粉 朱砂 鳖甲(醋炙) 木香 白茯苓 人参 益智仁(炒。各等分)

为末。米饮下一钱。如不消,加京三棱、枳壳。

山川平和饮

清热消积。

人参(五分) 白术(土炒) 白茯苓 橘红(各六分) 龙胆草 青皮(醋炒) 粉甘草(蜜炙) 白芥子(炒) 小柴胡(各五分) 山查 神曲(炒。各七分) 胡黄连(二分) 川黄连(酒炒,四分)

姜、枣煎服。

生胃煎[1]

治服攻伐药过甚,以此生胃健脾,和气消积。

藿香梗 白术(土炒) 白扁豆(炒研) 白茯苓(各五分) 炙甘草 人参 苏梗 槟榔 砂仁(各三分)

白水煎服。

① 煎:原书此字残甚,略似"煎"字,待考。

推积丸

治五积。

橘红　莪术(醋炒)　香附米(醋炒)　苍术(米泔水炒)　紫厚朴(姜汁炒)　白茯苓　益智仁(炒)　槟榔　砂仁(炒)　神曲(炒。各五钱)　白术(土炒)　使君子肉(各一两)　胡黄连　芦荟　木香(各三钱)

共末,醋糊丸,桐子大。每一钱,姜汤下。如有虫,加雷丸、轻粉。

阿魏万灵丸

治诸积痞气。

真阿魏　朱砂　木香　橘红　青皮(醋炒,去瓤)　莪术(醋炒)　雄黄　槟榔　黄连(各三钱)

共末,醋糊丸,桐子大。每十丸,米饮下。

伏龙丸

治发。

牛黄(二钱)　芦荟　伏龙肝　百草霜(各三钱)　胡黄连　琥珀(各五钱)　白术(土炒)　人参(各六钱)　川黄连(酒炒)　莪术(醋炒)　三棱(醋炒)　槟榔　地骨皮　水红花子(炒。各七钱)

共末,糯米糊丸,绿豆大。每二十丸,陈皮汤下。

秘传五疳散

治五疳潮热,面黄肌瘦,烦渴吐泻,肚大青筋,手足如柴,精神悸倦。历试有效。无疾预服此药,诸疾不生。元气虚损者,更宜长服。

白术(蜜水拌炒,二钱①)　白茯(乳制三次,七钱五分)

---

① 二钱:《惠直堂经验方·小儿科门·五疳散》作"一两五钱"。

炙甘草（一钱五分） 麦冬（去心，一[1]两） 使君子肉（切片微炒，七钱五分） 山查肉（饭上蒸，五钱） 麦芽（炒，五钱） 金樱子肉（微炒，五钱） 芡实（二钱五分） 莲肉（去心，炒，五钱） 青皮（去瓤，麸炒，二钱） 橘红（五钱） 缺龙（即□虫，五钱）

共末，炼蜜调膏。每服四五茶匙，日进二服。身热咳嗽，加地骨皮；肚大饱胀，大便稀水，肠鸣，或溏或虫出不和，加槟榔二钱五分、木香一钱。

吐泻门

吐泻并作，名为霍乱。然有先吐而后泻者，乃脾胃有热，气促唇红，脉洪而数，渴欲饮水是也；先泻而后吐者，乃脾胃虚冷，神缓额汗，六脉沉濡，泻白青冻是也。要皆中焦气滞，不能腐化水谷，资生荣卫，灌溉周身，曲[2]□调护失宜，乳哺不节，斯症乃作。务在详考，默治中暑[3]，致柔脆之中，有误治之失焉。

藿苏饮

治□□[4]恶寒，霍乱吐泻。

藿香 苏叶 厚朴（姜炒） 白术（土炒） 生甘草 白茯 半夏曲 泽泻

姜煎服。

顺中汤

治中暑烦闷，小便赤涩。

---

① 一：原书残缺，据《惠直堂经验方》补，仅供参考。
② 曲：原书作“麯”，疑误。
③ 默治中暑：此四字疑有脱误，待考。
④ 治□□：原书“治”字后注有“土炒”二小字，据文义当属误植，今删之。

白术(土炒) 香薷 白茯苓 泽泻 猪苓(各四分) 炙甘草 厚朴(姜炒) 砂仁(各二分) 陈皮 扁豆(炒研。各六分)

姜枣煎服。或薷苓汤、六和汤、胃苓汤选用。

助胃膏

治脾胃虚寒,少食。

白术(土炒) 白茯苓 炙甘草(各五钱) 干山药(炒,一两) 肉豆蔻(曲[1]包煨) 木香 丁香 白豆蔻(面包煨) 砂仁(各三钱) 人参(六钱)

共末,蜜丸。米饮下,一钱五分。

异功汤

治中不和,恶食少气,非时吐泻。

人参 白茯苓 白术(土炒) 炙甘草 陈皮(各六分) 木香(三分)

姜、枣煎服。

加味理中汤

治完谷不化,胃寒腹痛,手足厥逆。

人参 白术(土炒) 白茯苓 炙粉甘草(各五分) 炮姜 附子(各三分) 黄芪(蜜炙,七分)

大枣煎服。

黄婆养子散

和脾胃,解烦渴,疗腹痛,止泻吐。

人参 白术(土炒) 炙甘草 黄芪(蜜炙) 白茯苓 扁豆(炒) 藿香 甘葛 橘红(各等分)

共末。每二钱,米饮调服;或各五分,姜、枣煎服。本方去甘

① 曲:疑为"面"字之误,待考。

葛、橘红,加香附、肉蔻、半夏曲、砂仁,并治久病后神昏气弱,肌体干瘦,及脾胃未充,过伤停饮,留滞生痰,一切等症。

四君子汤

加白豆蔻、泽泻、橘红。治一切虚寒吐泻。

清凉散

治脉数烦渴,伤热。

白茯苓　川黄连(各三分)　藿香　泽泻　猪苓　白扁豆(各五分)　石膏(一钱)

灯心煎服。

松筠饮

治蓄热发喘。

淡竹叶　赤茯苓　麦门冬　知母　扁豆(各八分)　石膏(一钱五分)　生甘草(四分)

灯心煎服。

玉露散

滑石、甘草,加砂仁,麦冬汤调下。并治蓄热吐泻。

守垣汤

治阴阳不和,预防惊风,兼进饮食。

人参　白术(土炒)　白茯苓　山药(炒)　扁豆(炒研)　干葛(各五分)　胆星　藿香　炙甘草　防风　天麻(煨。各三分)　冬瓜子(一十一粒)

姜煎服。服后不止,加沉香、白豆蔻,各三分,立止。

苍苓二妙饮

治肠胃受湿,呕吐泄泻。

苍术(米泔水拌炒)　赤茯苓　白术(土炒)　防风　泽泻　猪苓　炙甘草　陈皮　厚朴(姜炒)

姜煎服。

粒半汤[1]

治脾胃虚冷,停蓄寒痰而成吐泻。

陈粟米(炒,三钱) 制半夏(一钱五分)

姜煎服。

前此诸方,统治吐泻。后则分症论治,因吐有寒吐、热吐、伤乳吐、积吐、痡吐、惊风吐,并伤风嗽吐;泻有热泻、冷泻、惊风泻、滞泻、水泻、伤食泻,各立一方,以俟保婴者之检择焉。

姜桂汤

治胃寒脾弱。

薄桂(四分) 煨姜 藿香梗 制半夏(各七分)

慢火煎服。

紫金核

治一切虚寒。

人参 白术(土炒) 藿香 制半夏(各六钱) 丁香 木香

共末,姜糊为丸,如枣核大。每用一丸,用枣去核,以药纳入,湿纸包煨。嚼与儿服,后以米汤压之。

清解汤

治面赤脉数,心神烦热。

麦冬(去心) 半夏曲 白茯苓 生甘草 竹茹 藿香 枇杷叶(刷去毛,蜜炒)

生姜、灯心煎服。热甚,加酒炒黄连五分。

益元散

香薷饮加藿香。治中暑呕吐。

---

① 粒半汤:方中药物为粟米、半夏二味,方名似应为"粟半汤",待考。

乳化汤

治乳食所伤，膈胃满胀，直出不停，并吮乳而吐。

陈皮（去白） 藿香 香附子（醋炒。各六分） 缩砂仁（三分） 神曲（炒） 制半夏 炙甘草 麦芽（炒。各五分）

姜煎服。

丁香一滴饮

治吮乳无度，伤胃伤食。

用少妇乳一杯，入丁香十粒、陈皮、麦蘖各七分，重水煮数沸，频与服之。

乌犀丸

治诸积滞，夹风夹惊，脾胃不调，饮食不进，面黄体瘦，虫痛呕吐。

乌犀皂荚（三条，火煅，青烟起为度，碗闷存性，三钱五分） 硫黄 白姜（各一钱七分半） 橘红 川乌（炮，去皮、脐。各二钱五分） 巴豆（三十三粒，去膜，存性[1]）

共末，麦芽面打稀糊为丸，黍米大。每十丸，淡姜汤下。

定宝丸

治疳积呕吐。

川乌（炮，去皮、脐） 砂仁 芦荟（各一钱） 艾灰 定粉 龙骨（各二钱）

共末，醋糊丸，芡实大。每二丸，米饮调下。

五胆殊圣丸

治挟惊。歌曰：

小儿惊膈吐还频，昼夜连连不暂停，
渌水槐黄泔淀汁，和虫乳食一时喷。

---

① 存性：此前当有脱文，待考。

两香[①]研共生犀服，五胆牛黄立有勋，

若有得逢如此药，直饶命困却还魂。

藿香　丁香（各一钱）　生犀屑　牛黄（各五分）　猪、鲫、狗、猬[②]、熊五胆（各一钱）

共末，姜汁糊丸，绿豆大。量大小加减，苦楝汤调服。

乌头白子丸

治一切风痰，挟惊吐逆。

藿香　白附子　胆星　川乌头（炮，去皮、脐）　制半夏（各等分）

为末，米糊丸，绿豆大。每五丸，量大小加增，薄荷汤下。

金茎两叶汤

治伤风嗽吐。

白茯苓　紫厚朴（姜炒）　制半夏　炙甘草　枇杷叶　苏茎叶（等分）

姜、枣煎服。

七圣汤

治胃虚不纳，食入即吐。

黄芪（蜜炙）　石斛　白术（土炒）　人参　白扁豆（炒）　茯苓　藿香（各六分）　炙甘草（四分）

姜、枣煎服。

加味温中汤

治肠胃虚寒，腹鸣痛泻。

人参　白术（土炒）　白茯苓（各一钱）　炙甘草　肉桂

---

① 两香："两"字原书残，其残笔似"不"字，考方中有藿香、丁香二药，故拟作"两"，待考。

② 猬：此字原书漫漶难辨，似"蝟"字（即"猬"），待考。

木香（各五分） 莲肉（去心，炒，二钱） 煨姜（三片）

煎，热服。

豆蔻合香散

治腹痛肠鸣，脾亏胃冷。

乳香 肉豆蔻（面包煨） 人参（各五钱） 肉桂（减半）

粟米三钱，入姜三片，浓煎汤，调下一钱，日进三服。

清热理脾汤

治挟湿腹痛，大小便赤涩。

白术（土炒） 黄连（姜炒） 生甘草 苍术（米泔水炒） 白芍药（酒炒） 泽泻 猪苓 白扁豆（炒。各等分）

白水煎服。

香连丸

六一散加寒水石。治中暑热泻。

曲蘖汤

治伤食。

橘皮（去白） 紫厚朴（姜炒） 神曲（炒） 麦芽（炒黄。各七分） 木香 黄连（姜炒） 白豆蔻（各五钱） 白术（土炒） 枳壳（麸炒。各一钱）

姜煎。匀二次服。

香砂六君子汤

加麦蘖，治一切伤食；加莪术，并治诸积泻。

紫霞饮

治水泻。

干姜（炮） 紫厚朴（姜炒） 白术（土炒） 泽泻 赤茯苓 肉豆蔻（煨。各五分） 莲肉（炒，一钱）

姜、粟米煎服。

敛阴散

治久病，并蓄热或寒，洞泻无度。

白龙骨（煅） 诃梨勒皮 川黄连（酒炒） 炮姜 肉豆蔻（煨） 石莲（各一钱） 人参 白术（土炒。各二钱）

腹痛，乳香、木香（各五分）

共末。米饮下一钱，连进二服。

定困汤

治急慢惊风，并慢脾风，内钓，一切惊泻。

胆星 木香 天麻（煨。各三分） 白术（土炒） 白茯苓 钩藤（各五钱） 炙甘草 泽泻 薄荷（各四分）

老生姜三片，枣煎服。

八神丸

治一切脾胃虚弱，饮食不进，兼诸风泻。

白术（土炒） 补骨脂（炒香。各二两） 五味子 肉豆蔻（煨） 白芷 薄荷 白茯苓（各一两） 吴茱萸（水泡，炒□）

生姜一两、红枣二两，煮汁为丸，弹子大。每一丸，米饮化下。

王道散

治久泻不食。

白术（土炒） 白茯苓 莲肉（各等分）

共末，用老米煮粥，将三味和成饼，再末。量入白糖，滚水调服。

启脾丸

治脾弱，久泻不止。

人参 白术（土炒） 谷虫（炒） 茯苓（乳拌） 山药 莲肉（各二两） 黄连（酒炒，八钱） 橘红 炙甘草 肉豆蔻 蟾肝（各一两）

陈米糊丸，桐子大。每一钱，清米汤下。

煨脐膏

治久泻。

黄蜡（五分） 蓖麻子（十一粒） 银朱（□钱） 麝香（半分）

捣匀，敷布上贴脐，以煨斗温煨之。

痘疹门

《内经》云：诸疮痒痛，皆属心火。心之华在面，痘之发，其出先见于面。如左脸属肝；右脸属肺；脾为年寿，及人中、颧骨；耳、尻属肾；印堂方广属心。察其所见之部，即可以断其凶吉。如唇口四旁及两颐先出者，吉痘也。盖太阳之邪下传阳明，阳明者胃与大肠，积陈受朽，气血俱多，且口为水星，颊颐属肾为水，火为水制，岂能燎焰？若眉心、额角先见，凶痘也。盖太阳足壬，膀胱水；手丙，小肠为火。丙火独旺，不受壬水之制，其毒则并于膀胱之经而先自病。膀胱多气少血，且正额属心火，火不务德，无忌妄行，矧心为君主之官，主既危，则十二官皆厄矣。凡痘自起发、成浆、结痂，俱以此看为最要。其发热三日之后，热缓神清，饮食如常，二便自利，次第见形，磊落如珠，根窠活润，当心腰项疏少，此为吉兆，勿药自愈。苟或初热一二日，即便一齐涌出，稠密红赤，饮食减少，烦渴不宁，根窠粘连，干枯肿晦，此为险症，不得不借之药饵也。然要在详审夫虚实寒热，庶能保全。夫寒为虚，热为实；气虚冷则宜温补，气实热则贵清凉；血虚则宜补血，血热则宜解毒。必令气血中和，无过不及可耳。若夫气虚之证，必手足厥冷，乍凉乍热，精神困倦，肌肉皖白，睡而安静；血热之证，身热壮盛，腮红脸赤，毛焦色燥，烦渴喜冷，小便赤涩，夜卧不宁，此其辨也。苟痘淡白，顶不坚实，摸不碍手，五日六日不起胀,此皆气虚,大宜保元,加参、芪、肉桂、川芎、丁香、人乳、酒浆,俱宜连进。如痘根窠不红,或红而散乱,摸过即白,斜视如寒毛竖起,枯涩不活润者,此皆血虚,亦宜保元,加当归、川芎、酒浸红花,及入山查以消参、芪之滞,再下木香,行气而活血。古云:气不及则顶陷不起,血不及则浆毒不附。此之谓也。亦有虚证似实,实证似虚;虚证变实,热证变虚。又不可不详究焉。夫虚证似实者,或缘饮食生冷,调养失宜,致伤脾胃,遂成泄泻,使津液下陷,虚火上盛,必发而为渴,元气既陷,则虚阳上壅,下气不续,又必发而为喘。夫渴与喘,实证也。既在泄泻之后,是津液暴亡而渴,气虚而喘,非犹夫实热而渴,气壅而喘明矣!此参、苓、白术、木香、异功,在所必施。实证似虚,因毒盛热壅,不得伸越,则上逆而为呕吐。又或乳食不节,风寒外逼,以致冷暖相拒,薰蒸脾胃,饮食不进,热毒下注,寻窍而走,后成泄泻。夫呕吐、泄泻,《经》云"内虚也"。殊不知腠理阻塞,毒气内郁使然,倘不用升提疏散之剂,而芪、术、桂、附误施,立见其毙,可不悼哉!若乃虚证变实者,父母能守药忌,用药适中肯綮,使元气渐充,腠理渐固,脾胃强健,饮食如常,二便清调,而成气实者;亦有补益太过,浆成之后,重用参、芪,而成腹胀烦急;多投丁、桂,而致咽肿便秘者。如此非真实也,乃气虚变实,病浅而用药过深耳。如峻用苦寒,任尽投凉剂,及芩、连、升麻,滑泄之味内伤脾胃,外冰肌肤,恶闻饮食,洞泄无度,腠理闭塞,热蒸不行,使痘不肥大,不起发,不得浆,而成伏陷灰白,此热证变虚,又不可不明察矣。

秘授保婴丸

凡未出痘疹者,遇春分、秋分时,服一粒,三次,其痘必稀。服三粒[1],永不出痘,屡试屡验。此方得之真一道人,与诸方略

---

① 粒:原书此字残甚,略似此字,待考。

有不同。

缠豆藤(八月间,黑豆田中细红丝缠豆箕上者,取来阴干,炒深焦色) 紫草(酒浸透,微炒,勿犯铁器。各二两) 赤小豆 黑豆 绿豆(各四十九粒,同炒,勿令焦) 人中黄(如后取法) 天竺黄(各二钱) 蟾酥 牛黄(各一钱) 鼠粘子(炒) 防风 淡豆豉 荆芥穗 升麻(用新者,盐水拌炒) 桔梗(微炒。各一两) 明朱砂(三钱,用麻黄、荔枝壳、紫草同煮,即以煮汤飞之,为衣)

共末,甘草汤同蜜和丸,芡实大。每一丸,滚白汤下。十岁外,服二丸。合时忌鸡、犬、妇人、猫,须用正月十五、五月初五、三月三、九月九,合完,将药向太阳,口咒曰:仙传灵药,体合自然,婴孩吞入,天地齐年,吾奉太上老君律令敕。一气九遍,曝三日,露三日,收净器中。如天时流行,并邻家出痘,即下一丸。

稀豆丸

桔梗(微炒) 甘草(各七钱) 朱砂(如前制,一钱) 丝瓜(初结第一近蒂,六寸,炙存性,为末)

蜜丸,如芡实大。每一丸,甘草汤下。

代天宣化丸①

治天行疫疠,痘疹传染流布,通邑皆然,服此以预防。

人中黄(取大甘草,不拘多少,纳有节新竹筒内,仍闭塞无节处,悬浸粪缸中,四十九日取出晒干用。属土,甲巳年为君) 黄芩(酒炒。属金,乙庚年为君) 黄柏(盐拌炒。属水,丙辛年为君) 山栀子(姜汁炒。属木,丁壬年为君) 黄连(姜汁炒。属火,戊癸年为君) 荆芥 防风 山豆根 牛蒡子(酒浸,炒研) 紫苏叶(俱佐) 连翘(酒洗)

---

① 宣:原书误作"宜",据《证治准绳·幼科·痘疮上》改。

先视其年所属，取其药为君，与臣倍之。佐又减一分。共末，煮升麻汁，和竹沥为丸，芡实大，辰砂、雄黄为衣。每五丸，竹叶汤下。

加减败毒散

治初热。

小柴胡　桔梗　前胡　羌活　独活　粉草　川芎　白茯　荆芥　防风　薄荷　枳壳(等分)

共末。每二钱，葱汤下；或以三钱，葱煎服，亦可。小儿身热，疑似未明，用此散邪退热。过发则表虚，不发则邪遏，惟此方为最当。兼治伤风瘟疫，风湿头眩，身疼项强，憎寒壮热等症。

秘苏饮

治鼻塞声重，呵欠喷嚏，身热咳嗽等症，疑似之间，此药最善。

紫苏叶　陈皮　甘草　桔梗　前胡　甘葛　防风　赤芍　川芎(各四分)

水煎服。

葛根汤

治将痘未痘，畏寒身热。如阳明经痘，四肢出之不快，去紫苏，加升麻。此方去升麻者，恐太疏也。

葛根　白芍药　紫苏　桔梗(等分)　甘草(减半)

姜煎服。

起斑汤

治出不快。

人参(五分)　当归　防风　木通(各一钱)　甘草(三分)　木香　紫草　蝉蜕(去头、足、翼。各二分)

姜煎服。

透肌汤

治痘欲出未出,表遏不快。

紫草　白芍药　升麻　荆芥　秫米(炒。各五钱)　甘草(二钱五分)

葱煎。匀二次服。

天风饮

治太阳经痘,头面出之不快。

天麻(煨)　防风　羌活　荆芥　甘草(等分)

白水煎服。

匀中汤

治少阳经痘,胸胁出不快。

小柴胡　黄芩　紫草　紫苏叶　木通

白水煎服。

加减冲和汤

治周身隐隐出之,不起。

羌活　防风　紫草　川芎　荆芥　甘草　白芷　赤芍药(等分)

葱煎服。

胡荽酒

治出不快。

用胡荽四两,酒煎,勿泄气。每吸一口喷之,自项至足,勿喷头面,盖暖,少时尽出,兼辟秽气。

清解汤

即护咽汤。治痘欲出未出,热气攻咽喉痛,目赤心烦,痰咳。

荆芥　甘草　桔梗(各八分)　防风(四分)　鼠粘子(炒研,一钱二分)

白水煎服。

黄檗膏

即护目膏。治痘近目,恐入眼有伤,用此膏调涂眼眶。

黄檗(二钱) 绿豆粉 红花(各四钱) 粉草(八钱)

为末。生油调涂。

芪圣汤

治出不快,及倒靥。

紫草茸 木通 炙甘草 枳壳(麸炒) 黄芪(等分。蜜炙,酌用之)

水煎服。

干枯倒靥,出而不快,当详审其症,不可遽[1]然重用参、芪,使气盛而血涸。丹溪曰:干涩倒靥,先宜退火。于前方中去黄芪,加荆芥、升、葛、牛蒡之类,为极要。

大起肌汤

治痘疹,血气虚弱,不能尽发,及出而色不红活者。

紫草 黄芪(蜜炙) 人参 白术(土炒) 茯苓 当归(酒洗) 川芎 白芍 木通 炙甘草 糯米(炒。各五分)

水煎服。

胡麻饮

治痘已出齐,壮热心烦,并干枯黑陷,口舌生疮。

小柴胡(五分) 升麻(三分) 牛蒡子 荆芥 甘草 防风 紫草 桔梗 麦冬(各四分) 红花(二分)

灯心、糯米煎服。

定诤汤

即古化毒汤。治痘已出,而热毒未解,烦躁紫赤,急宜清热凉血,使毒解不致黑陷,血凉不致焦枯。

---

① 遽:原书误作"据",据文义改。

紫草　生地　地骨皮　木通　黄芩(酒炒)　升麻　甘草　蝉蜕(去头、足、翼)　麦冬(各四分)

灯心煎服。

露桃散

治痘出一二日,枭红罩锦[①],或色焦紫,烦躁口渴,睡卧不宁。

露桃花(性阴而和阳,将开时取摘,饭上蒸,阴干用。如无,紫草茸代之)　白芍药　紫草　红花　白茯　甘草　生地　木通　橘皮

热甚,加连翘(等分)。灯心煎服。

治痘有五法,贵在安表、和中、匀气、透肌、解毒而已。痘不可令表热盛,热盛则痘必干枯;又不可令表太凉,太凉则冰伏。安其表则无干枯、冰伏之患。又不可令内热盛,热盛则便必秘结;尤不可内太凉,太凉则泄泻。和其中则无便涩、泄泻之变。若夫腹胀喘满,热毒内抑而不得伸,气血壅遏,潮为淫乱,谵妄,是毒气弥盛,使表里受重,而婴儿难任,变生不测,此皆未深得夫匀气、透肌、解毒之法耳。苟能识此,纵大势绵密,亦无血热壅遏之虑。

匀气散

木香　青皮(各五分)　山查(二分半)

甘草汤调服。

活血汤

当归　川芎(各五分)　红花(二分半)

水煎服。

---

① 枭、罩:原书此二字漫漶,据《证治准绳·幼科》"露桃花散"条补入。

十神解毒汤

治壮热腮红，毛焦色枯，三四日内已出未出，烦躁不宁，小便赤涩，并皆疗之。

当归尾　生地黄　牡丹皮　赤芍药　桔梗　连翘　大腹皮（各五分）　川芎　木通　红花（各三分）

灯心煎服。

此方以凉血行血为君，佐以川芎、桔梗，有开提发散之功；引以腹皮、木通，有疏利热毒之效；臣以连翘、丹皮，有解毒之良。用此以治血热痘疹，自能内外分消矣。是剂古人正济黄连解毒汤之穷，恐黄连清凉，水伏热毒故也。身热壮盛，葛根、前胡；毒盛绵密，荆芥、牛蒡；渴，加花粉、竹叶；小便尿血，犀角、山栀；大便黑，犀角、黄连、桃仁；吐血干呕，犀角、牡丹；发赤斑，黄芩、玄参、紫草；小便涩，车前、赤茯；大便秘，当归、前胡；烦躁，花粉、麦冬；发狂谵语，知母、石膏；咽痛，甘、桔、粘子。王宇泰①曰：此药得安表、和中、解毒三法，不致有妄用参、芪、术、茯之悖，使之腹胀喘妄；又不致丁、桂、姜、附之非，令人便闭狂躁。真济世之鸿宝也。至灌浆结痂，气血自有定位，当另立方，又岂可一概施之虚寒耶？

水杨汤

水杨五斤，洗净。春冬用枝，夏秋用叶。锉断，用长流水一大釜，煮三五沸，将三分之一置盆中，于闭风处先用服宜用之药，然后浴洗，渐渐添汤，不拘二三次，以痘光润起发为度。

---

① 宇泰：原书误作"泰宇"。按，"宇泰"为明代金坛名医王肯堂之字。

胭脂涂法[1]

先以升麻一味煎浓汁，去渣，用胭脂于汤内揉出红汁，以脂绵醮汤，拭痘上。

四圣散

豌豆　绿豆（各四十九粒，烧灰存性）　珠末　油头发（烧灰存性。各一分）

为末。以簪拨开，胭脂调涂。有浓血，用干胭脂同末渗之。

四君子汤　四物汤　十全大补汤　起斑汤［各见前］

参芪内补汤

治痘已出，六、七日不长大，不生浓，或痒痛。

人参　当归　黄芪（蜜炙）　真南芎　白芍药（酒炒。各五分）　白术（土炒）　茯苓　紫草　木通　防风（各三分）

糯米百粒，水煎服。

天元散

治痘不起发，不红润，气虚血滞。

胎元（为末，五分）　入麝（三厘）

酒调服。

痘宜起发，尖圆为上。苟四围起，中心平陷者，此有二种：有血化成水，四围高起，中心略低凹，此名为茱萸豆，乃中气不足，发之未透故也。能食者，浆至时或可充满而起；不能食者，急宜扶中气，用人参白术散。有四围沸起，中心陷落无水，犹是死肉，其形如钱，宜急救之，用四君子汤合九味顺气散，或紫草饮子，连进为要，外用胭脂涂法。若待渐变黑点，不可为矣。

---

① 法：原书脱。考本书“天元散”条后“医论”，有“用胭脂涂法”之语；又考《慈幼新书》，有“胭脂涂法”，除多雄黄一味之外，馀与此方同。

痘齐后将长，自顶至脚有小孔，不黑不白，与痘色相同，此为蛀痘，皆因表虚，腠理不密故也，如不早治，令元气大泄，祸不旋踵。急用保元汤加糯米、芎、桂、丁香之类，连进数服，孔闭起发而浆成矣。不然变黑，必为疔也。顶陷色白，皮薄晶光，皆气虚也。当大用保元汤重加黄芪，并芎、桂、丁、茯、人乳，酒服为急。若皮薄色娇，淫淫如湿，宜八珍去地、芎，加芪、桂、荆、防为主。至浮囊虚起，壳中无水，此气不依血，血不附气，必变为痒塌，为痈肿，宜十全大补汤去白术，加防、翘，或入烧人屎，并大力子，都为要药。

九味顺气汤

白术（土炒） 白茯 青皮 白芷 乌药 陈皮 人参（各五分） 木香（分半） 炙甘草（二分半）

白水煎服。

紫草饮子

紫草 人参 白芍 蝉蜕（去头、翼、足） 生甘草 穿山甲（土拌炒。各五分）

水煎服。

保元汤

人参（一钱） 炙黄芪（二钱） 炙甘草（五分）

糯米百粒，水煎服。

此方专治元气虚弱，精神倦怠，肌肉柔慢，面青皖白，饮食减少，睡卧沉困，不分已出未出，悉皆治之。若元气素实，血热毒盛，用之反为深害。如出不快，加芎、桂，禁蝉蜕、紫草、人牙、牛蒡之类。小便赤，加茯苓、腹皮，禁车前、滑石、山栀、瞿麦。大便溏，加术、茯、肉蔻，禁猪苓、柯子、龙骨、矾石。大便闭结，加酒炒当归，禁大黄、枳壳、生地。呕吐，加丁、姜、橘皮，禁半夏。烦渴，加麦冬、芍药、五味，禁花粉、葛根、乌梅、半夏。少食，加白术、人参、神曲，禁山查、砂仁。伤食，加神曲，禁枳实、大黄。喘，在三四日前，加杏、桔、蝉、防，微解之，加苏、防。痰多，加贝、杏。毒不外达，上乘于肺，发喘，禁枳壳、苏子、麻黄。六七日，泻而发喘，此肺虚也，加人参、五味。手足冷，不起发，加丁、桂、川芎。夏月，去丁香。浆不足，加归、芎、白术。水泡，加术、防、芷、芍。清浆，白术、茯苓。喘而兼嗽，五味、麦冬、杏仁，禁桑皮、花粉。痒，四物去生地，加术、苓，禁僵蚕、蒺藜①。不止，用茵陈薰之。禁洗浴发散，恐伤气。

内托散

治痘毒气在里，顶陷灰白，根窠不红，并不起发。

人参　甘草（生半，炙半）　肉桂（各四分）　黄芪（蜜炙，七分）　桔梗　防风（各八分）　当归（三分）　木香（一分）

水煎服。泻，加肉蔻；夹斑，去桂，加紫草、酒芩、牛蒡子；热，加黄连。

痘起发时，而中有先起虚大，色黄如金，此为贼痘。如大而黑，名曰痘疔，急以银簪刺破，口含清水吸去秽血，用紫草膏或油胭脂加珠末、血余灰，填涂之，则诸②起矣。

痘起发时，有四围干平无水，而中心凸起，或里外黑者，此由感受风寒，皮肤坚固，以致毒郁不散，宜内服葛根汤，外用水杨汤浴之。

痘贵颗粒分明，尖圆为贵。如彼此相连，肉浮皮肿，或本痘四旁又出小痘，攒聚胖大，渐成一块，此痘最重，宜用起斑汤合消毒饮，或烧人屎服之。一成痒塌，必致不救。

---

① 藜：原书误作“莉”，据文义拟改，待考。

② 诸：疑此处有脱误，待考。

凡痘在内而不出者，谓之伏；既见而复入者，谓之陷。伏陷当有四证，不可不知：一为风寒过郁，血凝不行者，必畏寒身痛，四肢微厥，斑点不长，或变黑，或青紫瘾疹，致为陷伏也。宜温肌发散，葛根汤加桂枝，或开肌散，外以胡荽酒喷之；一为毒气太盛，内外薰蒸，毒复入里，狂躁心烦，谵妄喘急，二便闭涩，渴饮腹胀，致为陷伏也。宜用牛李膏，或宣风散，以泻膀胱之毒，外以水杨浴之。服药身温，欲饮水者可治，脾能强肾故也。若添寒战，身冷汗出，尻热者死；一为内虚，不能使阳气以附荣卫，出而复入，痘点或白或黑，不能乳食，大便自利，忽呕忽厥，此胃虚不出而致陷伏也。宜保元散加丁、桂。手足冷者，理中汤、异功散、陈氏木香散，外以胡荽酒喷之。若误下，毒气入里，再宜温养出之，先以理中汤养其里，后以葛根汤加桂枝，解其肌，尚有可救；一为房欲、寡妇、生人、秽恶不净之物冲触，而致陷伏。宜内服紫草饮子，外用胡荽喷之，再以茵陈烧烟薰之。

开肌散

紫草　芍药　当归　甘草(等分)

本方有麻黄(冬月用之，余月易升、葛更妥)。葱煎服。

牛李膏

牛李子，不拘多少，石器中捣碎，熬成膏。每服皂子大，杏仁煎汤下。生野道旁，秋结实，黑圆成穗，又名鼠李子、牛消子、乌罡子、诸李子者，俱是。

宣风散

陈皮　防风　甘草(各二钱五分)　槟榔(一个)　牵牛(半生半炒，二两)

共末。蜜汤调下。五岁以上者六分，以下者一钱。

异功散

治表虚塌痒，里虚泄泻，腹胀喘嗽，闷乱烦渴，寒战咬牙，手足逆冷。

木香　肉桂　当归　人参　茯苓　陈皮　丁香　白术(土炒)　肉豆蔻(煨。以上各七分)　附子(制)　半夏(各五分)

姜枣煎。匀二次服。

一粒金

治黑陷倒靥,干枯不起,并虚极欲死者,一服立起。

腽肭脐(二分)　鸦片(三分)　冰片(分半)　麝香(一分)　原蚕蛾(三分)

为末。酒服。

谈笑博金丸

治同上。

取寅、亥、戌、未四兽天灵盖,微火煅为末,加麝少许,酒调下。

人牙散

治痘伏陷,灰白不起,归肾变黑。

人牙一枚(煅存性)　入麝(少许)

白酒浆调下。

大凡痘到成浆,毒气已解,人言无患,不知痘皮坚厚,脓水浑浊,约束完固,中无痒破者,此真吉兆。如痘皮软薄,脓水清淡,渗漏渥湿,易于破损,此犹然凶证也。夫养脓便要脓成,稠浊饱满,苟当作脓之时,犹是空壳,此气载毒行,血不附气。毒者血也,血既不至,则毒仍伏于血中而不能出,急宜四物汤合开肌散,加蝉蜕。如已成清水,稀淡灰白,不能作脓,此气血俱虚,所有之水乃初时一点血气,解化为水,非毒变脓也。用十全大补汤,迟必为痒塌,为痈毒矣。若灰白色,或痒而脓不灌者,用四君加紫草、黄芪、木香;色赤或痒,而脓不灌者,用紫草通泰饮;已灌而脓清稀，用内托散。不应，加附子，缓则不救；顶陷无脓，用保元加归、芍、桂、术、糯米、人乳、酒浆；色白如水晶，内无脓者，宜保元加人乳、糯米、酒浆；元气虚弱，或服解毒剂太过，或曾有吐泻等症，用参芪保元，助发脓浆；苟元气薄弱，只灌清浆，或陷而不满，且有痒塌痈毒之虑，急于保元汤中加鹿茸，或紫河车，无不应手。

通泰饮

紫草　木通　人参　茯苓（各五分）　炙甘草（二分半）

糯米百粒，水煎服。

国老汤

助元稠浆。

炙黄芪（六钱）　炙甘草（一钱）

水煎，入酒浆服。一方有山药。

助浆丸

治七、八日，浆脓不来，并清稀。

炙黄芪（一两）　当归　白芍药（酒炒，五钱）　鹿茸（乳炙）　紫河车　白术（土炒）　人参（各四钱）

为末，蜜丸，芡实大。每服一丸，炒糯米煎汤下。

起危汤

治灰白不起胀，或浆清，并红紫黑陷干枯。

淫羊藿（去□，炙，三分。多则发痒）　人参　当归　山查（各八分）　穿山甲（土炒，三分）　川芎　炙甘草　陈皮（各五分）　黄芪（蜜炙，一钱五分）　枸杞子（一钱）　白术（土炒，六分）　木香（二分）　官桂（三厘。多则发痒）　黄豆（三十粒）　笋尖（三个）　糯米（百粒）

姜、枣煎服。一方有防风、白芷。

桑虫散

治痘不长浆。

用老桑树内蛀虫三二条,阴阳瓦焙干为末,糯米汤调下;或生入保元汤中,煎服。

百蚬煎

治如前。

用蚬肉(四五个)　糯米(百粒,同煎)

煎汤服。

痘至长浆,最忌泄泻,非若前此脾胃尚强,犹可胜任,至此则津液既衰,脾胃已弱,如一泄泻,是仅存之气重竭于内,方张之毒不能达外,为痒塌倒靥,寒战咬牙,立见其毙。轻则急用参、术、芪、桂、木香;重则木香散、异功散、肉豆蔻丸;不效,再服不二散。

豆蔻丸

豆蔻(面包煨)　白龙骨(煅)　砂仁　诃子皮　木香(各五钱)　赤石脂　天枯矾(各七钱五分)

糊丸,黍米大。每服三十丸,三岁以下百丸[①],米饮下。

痘当脓成之时,毒已化解,脏腑平和,神宇爽快,尤宜安静。若忽然烦躁,或不得眠者,当随证辨之。如脓多清淡,尚不满足,此毒犹在里,未得尽出也,龙脑膏主之;如脓已成,又饱满,因发热浆干,小便涩而烦,宜利小便,导赤散主之;苟痘太密,脓成之后心血亏损,虚烦不得眠者,四物汤去芎,加人参、麦冬、枣仁,或育君汤主之。

龙脑膏

用龙脑一钱,研细。猪心血为丸,如豆大。每一丸。心烦

① 黍米大……百丸:疑此方制法、服法有误。《活幼心书·豆蔻丸》条曰:"……为丸,如麻仁大。每服三十丸至五十丸……小儿小者,丸粟谷大。"

躁，用麦冬紫草汤下；陷伏，温酒下。少时心神安定，得睡，痘即起发为应。

导赤散

人参　麦冬（去心）　生地　木通（等分）

灯心、竹叶煎服。

育君汤

酸枣仁（炒研）　甘草（炙）　知母（盐水炒）　白茯苓　麦冬（去心）　川芎　炮姜（各三分）

水煎服。儿大倍之。

痘初出腹痛者，毒在里也。起发不透，腹痛者，陷伏也。至于成浆时，则毒已出而腹痛者，此必有燥屎故也，宜当归丸，或胆蜜导；汁便清者，必受冷也，理中汤加桂治之。

当归丸

当归（二钱）　甘草（三分）　黄连（酒炒）　制大黄（各一钱）

先将当归煮膏，入三味末，和为丸。量大小进之。

痘将成浆而先溃者，此名斑烂。由当发散而失发散，毒气闭塞，喘促闷乱；或不当发散而误发散，则热毒随阳气而暴出，以致遍身尽溃。宜安养荣卫，调脾进食，生肌解毒，用十全大补汤去桂，加防风、荆芥；浆水淫湿，用败草散衬之，百花膏涂之；大便不通，胆导之；自利便清，此阳气虚脱也，木香散、异功散选用。

败草散

用多年屋土[①]烂茅草，择净者为末，掺之。为受阴晴风露之

① 土：疑为"上"字之误。

故,能解毒也。

百花膏

石蜜,不拘多少,略用汤和稀,时时以鹅翎刷之,并痘痂易落,且无痕。

立敛散

专治溃烂不收。

用土墙上白螺蛳壳,火煅存性,为末,置地上出火气,干掺之。

珠粉丸

治痘溃烂,脓水不干,并大便不通。

牛黄　珠末　粉霜　大黄末(等分)

为末,蜜丸,黍米大。每一粒,人参汤下。

生肌散

治痘,脓血杂流,倒靥不收,并疳蚀难敛。

地骨皮　黄连　□蛤　甘草　黄檗(等分)

为细末。干掺。燥者,猪脂调搽。

蝉花散

治烂痘生蛆虫,及夏月诸虫咬伤,臭恶难近。服之虫化为水,苍蝇亦不敢近。

蝉蜕(去头、足、翼,焙)　青黛(飞去灰土。各五分)　北细辛(二钱五分)　蛇蜕(一两,烧存性)

共末。酒服二钱。外以生寒水石研末,掺之。

痘浆虽贵乎饱满,尤在乎黄润,若阴阳离其正气,枭毒肆其残虐,根窠薄劣,囊房委夷,脓浆之澄注于中者,板腻色死而不活,干蜡而不明,凝结板定,谓之板黄。若天庭方广见之,必发痈于脑项。服脸①见之,必发于肩阜;肚腹见之,必发于三里、曲池;背脊见之,必发于尻骨两轴。如遍身板黄者,死。两胁阳球板黄者,死。头项前后板黄者,死。头面板黄者,死。眼眶唇上板黄者,死。观此,则痘囊贵乎充黄,又在乎活润也。

澄泉饮

治痘板黄。

黄芪(一钱) 当归(七分) 红花(五分)

用酒封固,煮成膏,以蝉蜕、金丸(即雄鸡尾,上有子,同子焙)为细末,以膏调下。

转环煎

用雄鸡一只,同参、芪、当归、红花、肉桂,蜜酒煮熟,食之。

灌浆时,纯清水,皮白皖薄,与水泡相似者,三日死。灌时干枯,全无活血,此空仓,不治。

灌浆,目闭声哑,二便闭塞,腹胀色焦,肌肉变黑者,死。灌浆,吐泻不止,二便下血,乳食不进,痘烂无脓者,死。凡痘收靥结痂,原不可以日数计也,痘本稀疏,元气充实,自然易靥,若痘稠密,元气虚弱者,自然迟滞耳。要在先后有序,疾徐得中,饮食如常,二便清利,无干枯淫湿之患,突凸陷凹之凶,自成吉兆。若收敛太早,毒气未尽,煎熬津液,以致速枯,非正敛也,必为痈毒,为目患,变生怪病,重则夭亡,轻则残废。急用当归丸微利之,以彻其毒。若一迟缓,中气已虚,脾胃太弱,不能荣养肌肉,甚至溃烂。内服十全大补汤,外用败草末衬之,百花膏涂之。

凡痘欲靥不靥,痂欲落不落,兼之烦渴腹胀,最忌苦寒药,并

① 服脸:疑为"眼睑"之误,待考。

水蜜生冷，若多食之，必死。此皆真元气虚，脾胃怯弱，津液枯竭而[1]为烦渴，不足所致，非真实热也。当用人参白术散，如不愈，再进木香散，或用人参麦冬散。苟腹胀泄泻，寒战咬牙，脾胃虚寒也，木香散；气促泻利，手足冷汗出，脾气陷脱也，异功散。

回浆散

治痘不收浆结痂。

黄芪（蜜炙） 白术（土炒） 何首乌 白芍药（酒炒） 炙甘草 人参 白茯苓（等分）

糯米二钱，枣一枚，煎服。一方，去芍药为末，加象牙末一钱，糯米枣汤调下。

灭瘢散

治溃烂。

密陀僧 滑石（等分） 白芷（减半）

为细末。湿则干掺，干用蜜水调搽。一方，用荞麦细面，如上法，亦妙。

痘根脚相连，皮肉尽串，结痂之时，淫湿溅破，当靥不靥，毒复入里，此为倒靥也，极为难治。如元气虚怯，饮食减少，兼之自利，木香散、异功散选用；若大便闭塞，喘呵腹胀，此毒盛，薄蚀元气，复入于里，宜排毒散微下之，不然肠胃不通，荣卫不行，喘满烦躁而死矣。苟毒入里，忽然自利，当细看所下之物，如脓血，是毒出也，不可骤用止剂；如下水谷，是脾虚不能制，其症甚逆。

排毒散

大黄（一两，制） 白芷 木香（各五钱） 穿山甲（土炒，七片）

---

① 而：原书误作“面”，据文义改。

共末。每五分，沸汤调服。

凡痂落，痕赤作痒，血虚有热也，用牡丹、归、芍、生地；赤而作痛，余热也，用四君加连翘、银花；身热而大便调，脾胃虚热也，五味异功散；身热而大便秘，肠胃内热也，犀角地黄汤；白者，气虚而血衰也，宜保元汤加归、芍；痒而作渴者，气血俱虚也，十全大补汤；四肢倦，乳食少，中气虚也，五味异功散；身热，补中益气汤。若痂粘皮肉，不肯脱落者，当禁忌，以防异变，用调元固表汤；有痂尽脱，斑痕凸肿，复作脓窠，依旧结痂，此因收靥太早，毒气未尽；或误服温补，多啖肥甘，醇酒炙煿；或见风太早，荣卫郁遏而成。此症惟宜凉血健脾，斟酌治之。

五味异功散

白术（土炒）　白[①]茯　人参　炙甘草　广陈皮（等分）

枣煎服。

调元固表汤

黄芪（蜜炙）　人参　当归　炙甘草　蝉蜕（去头、足、翼）

大枣煎服。糯米亦可。

猪马膏

治痂不落，肿成瘢痕者。

马齿苋（取汁半杯，熬入）　猪脂　石蜜（各一两）

同熬成膏，涂肿痕处。

痘有一身尽黑而光润圈圆，顶峻窠明，与常痘不同者，此第一奇痘也，是天癸夺权，争先得之，主大贵。不可妄服它药，惟宜外用化斑汤浴之，内服四仙散。

---

① 白：此字原书残甚，今拟作“白”字。《景岳全书·古方八阵》作“茯苓”。

四仙散

甘草紫草与通草，三般遇此多是宝。
黄连连翘与石莲，三味合浸同一炒。
研末惟在空心时，砂糖调服霎时好。

痘有一种，谓之椿机者。孙氏曾言之，而未注其说。至石峰方注明白。痘成脓结痂，自头至足靥已脱矣，复身热发火，旧靥盘处，重出一番，竦囊聚脓，疼痛特甚。当微用托毒保元之剂。若饮食不节，风寒不避，溃烂囊破，腹肚喘胀，危在旦夕；若起头，面陋，并涌泉二穴之患；起于背腹，蜂螫沉石之虑；起于手足，不免有罄笔之灾；起于阳球，预防脱囊之害。又见《玉亟》云：天花结果庆奇全，椿机归门痘倒颠。不是渠塘翻淘浪，便教关节结痈缠。治痘者当细究之。

麻疹之出，类乎伤风，身热鼻塞，咳嗽面肿，涕唾稠粘，有一起而泄泻随之，有传至末而泄泻者。此证原属肺，肺与大肠为表里兼者，表里俱病也。然初出时与痘相似，但痘出于脏，其病本深，故难出，头面宜少；麻疹发于腑，其病本浅，故易出，头面宜多。若痘前出者，谓之奶疹子，出稍轻；出在痘后者，日数稍多，谓之正疹子，古所谓“麻”，吴人所谓“痧”，而闻人氏所谓“疹”也。虽喜清凉，而初出之时，犹贵温暖，大约轻者泻白汤，重者金沸散，兼泻利者升芷汤。每见诸书立方，非重于发散，即过用苦寒，苟不能洞悉经证，恐诛罚太甚之责所不免也。

泻白汤

桔梗（炒）　甘草（各五分）　牛蒡子　荆芥穗（各七分半）　桑皮　地骨（各一钱）　干浮萍（八分）

白水煎，匀二次服。

金沸散

金沸草　前胡　荆芥　甘草　赤芍药　鼠粘子　桔梗(各六分)　羌活(四分)　干浮萍　薄荷　橘红(各五分)

共末。匀为二次,白水调服。煎服亦可。

升芷汤

升麻　白芷　桔梗(炒)　白芍药　甘草(等分)

白水煎服。

石鼠饮

石膏　防风　薄荷　荆芥　知母(酒炒)　鼠粘子(炒研)　桔梗(炒)　甘草　连翘　木通　枳壳(等分)　淡竹(十叶)

水煎服。如温暖时,用此辛凉发之;若大热时,去枳壳、薄荷,加芩、连、玄参,辛寒以发;大寒,去连翘、知母、石膏,加羌活、桂枝、赤芍;如肌密,再加麻黄。

疹有发热六七日,却不见出,或十二三日始见者,此皮肤坚厚,腠理闭密,或为风寒所袭,或因吐利乃伏,并随见随没者,急用托里表发之剂,外以胡荽酒喷之。大约始剂无过发散肺中之热毒,终剂无过调补病后之元气。其间或兼风,或兼寒,或伤食,或多痰,俱宜随证详审。每见误认伤寒,妄汗,妄下。妄汗增其壮热,而为鼻衄,为咳血,为咽痛,口疳,目赤烦躁,大小便不通;妄下,令其内虚,为滑泻,为滞下,多致不救,可胜悼哉!

蜕麻汤

治疹愆期不出,并冬月出不快。

麻黄(去节、根,先煮,去浮沫)　升麻　牛蒡子(炒研)　蝉蜕(洗去泥,去头、足、翅)　甘草(各二钱)

水煎,匀二次服。烦渴,加石膏二钱。

疹子出没，常以六时为准，如子时出者，午时即收；午时出者，子时即收。此阳生阴成，阴生阳成，自然之常也。若旋出旋收者轻，如一出连绵，三五日不收，此阳毒太盛，当用玄青饮；延迟日久，出而不快，乃外为风邪所束，皮肤闭密，荆防败毒散主之；出时通红，此心火之正色也，勿药自愈；苟色淡白，是心血不足，养血汤主之；若见黑者，不治。

玄青饮

大青　玄参　生地黄　石膏　知母　木通　甘草　地骨皮　荆芥(各四分)

淡竹叶十片，煎服。

荆防败毒散

荆芥　防风　柴胡　甘草　桔梗　川芎　白茯　枳壳　前胡　羌活　独活　人参(各五分)

共末。薄荷汤下；煎服亦可。

养血汤

当归　生地　红花　蝉脱(去头、足、翅)　人参(各五分)

生姜煎服。

疹出多有咳嗽，至收后而仍微咳，此余毒未尽也，泻白去浮萍，加贝母、麦冬；若喘而声连不断，并飧饮食者，此热毒乘夫肺金也，清肺汤；嗽见血者，加茅根汁、藕汁、阿胶。至于摇头摆手，血咳而喘，肩耸胸高，面色青赤，并干枯，皆不治之症也。

清肺汤

天冬　麦冬　贝母　知母(蜜炒)　桔梗(炒)　炙甘草　桑皮(炒)　鼠粘子　杏仁(去皮、尖)　冬花　地骨皮

白水煎服。

疹出时多泄泻,至收后而仍泻者,此元气虚耗,脾胃亏损故也,宜术苓散;若身热太甚,而昼夜不退者,柴胡散;若发枯肤瘁,渐成疳瘵者,除疳丸;如手足厥逆,口鼻气冷,睡则扬睛,兼之瘛疭,此成慢脾风,不治;壮热而搐掣,烦躁而多惊,此心脾留热也,宜川竹汤调安神丸。每见不守禁忌,而妄啖盐醋五辛,以致咳逆惊热;多食鸡肉、鱼虾,而终身遇天行重出者不少也。

术苓散

白术(土炒) 白茯苓 山药(炒) 人参 黄芪(蜜炙。各五分) 肉豆蔻 炮姜 泽泻 川黄连(酒炒。各二分半) 炒莲肉(一钱)

共末。仓米汤调服。一方无泽泻、黄连,有神曲五分。

除疳丸

黄连(酒炒) 当归(酒洗。各二钱) 青皮(醋制) 陈皮 胆草 芦荟(各一钱五分) 川芎 蟾头(酥炙存性) 使君子(各一钱)

共末,神曲糊为丸,朱、雄为衣。白汤下。

川竹汤

淡竹叶(十片) 当归 川芎 生地 麦冬 木通 山栀仁(各四分)

灯心煎服。

安神丸

白茯神 酸枣仁(炒) 石菖蒲(各二钱) 当归 黄连(酒炒) 龙胆草(各三钱) 全蝎(去毒,七个)

共末,猪心血丸,朱砂为衣。灯心薄荷汤,量大小下。

凡疹乃风邪外患,痘为胎毒内发。疹夹痘而出者,此脏腑俱病也,最为险症。若焮肿赤晕拥于痘杂,苟痘本稀疏,磊落光润,纵疹势稠密,此为可治,用双活散、荆防败毒散;如疹痘相并,而毒势不减者,为逆。大法当以托痘为主,痘出,疹自消矣。

双活散

人参　羌活　独活　柴胡　前胡　桔梗(炒)　川芎　白茯　枳壳(麸炒)　地骨皮　天麻(煨)　生甘草　薄荷(等分)

白水煎服。表证多者宜之。

致和饮

地骨皮　麦冬(各一钱)　生地　知母(酒炒)　贝母　橘红　白茯　生甘草　荆芥穗　桔梗(各五分)　牛蒡子(炒,七分)　全瓜蒌(八分)

白水煎服。虚者,加参、芪;色暗者,加紫草、红花、当归。里证多者宜之。

夹斑而出者,是痘毒,随脏而出,最为迅速。或因血太过而气不及,卫气疏缺,不能密护脉络,而致太过之血夹毒上浮,乘毒出之势而发为斑也。此证较前夹疹尚为易治,表证多者,荆防败毒散;如痘起齐,斑毒当解,若不解,升葛汤加归、芍;或结痂时而发,是余毒壅热,煎熬肉分,其斑易烂,以消毒饮加归、芍、防风,或连翘;溃烂,败草、生肌选用;大便利一二次,而斑即退,此血附气位,急用四君子汤加姜、芪,以防陷塌;大便再利,加肉蔻以止之;赤斑成块,其肉浮肿结硬者,此名瘤,其毒甚劣,一经溃烂,必不能治。祭[①]每见夹斑痘而误用丁、桂者,百不一救,以阳明枭炎之毒既盛,而又以火助之。张半仙用黄连解毒,失之大寒;钱氏槟榔、大黄,失之太峻。总不如犀角地黄汤以解阳明之郁毒为正。刘禅师治夹斑谵妄烦躁,渴饮不宁,用地龙汁投以犀角,磨

① 祭:疑为"余"字之误。

水服之有效者，大约治斑痘之法也。

痘有出无渐次，皮薄如水泡，破易干，或淡红，或白色冷，冷有水浆者，此名水痘。表证发于腑也，与疹子同而轻于疹，勿药自愈。若心中烦躁发热，大小便闭，用启关散；夹黑点，或流黑水，手足冷者，用通玄汤；再重者，用古麦煎。

启关散

并治大小便不利。

山栀子　大黄（制。各二分）　木通　炙甘草　车前子　赤茯苓　滑石　人参　瞿麦（各三分）　扁蓄（炒，五分）　灯心二十寸，煎服。

通玄汤

木通（三分）　麦冬　玄参（各五分）　炙甘草（二分）　前胡　生地　连翘　白茯苓（各四分）　蝉蜕（去头、足、翅，二分）　川芎　陈皮　当归（各四分）

白水煎服。

古麦煎

治小儿夹惊，受寒壮热，呕逆，表里不解，喘急气粗，或自汗面赤，狂语惊叫，或无汗不语，及遍身隐疹、赤斑、水痘，往来寒热，时行痧麻，余毒未尽，周身浮肿，咳嗽痰涎，变为急慢惊风，手足搐搦，上视天钓，并伤风头疼，一切等症。

羌活　川芎　赤芍药　石膏　白茯苓　杏仁（去皮、尖）　知母（盐水炒）　炙甘草　葶苈子（炒）　薄荷　人参　冬月用麻黄，春夏秋俱加苏叶，冬[1]五钱

为末。自初生以及十六岁者，俱量大小，小麦汤调下；或以

① 冬：疑为"各"字之误。

此煎汤服，亦可。古方有滑石、川乌，不若后易芎、羌，为更善。

大凡痘出稀疏者，自然易发。若稠密，起发不透，急宜细察。如红活不长大者，气虚也，当进四君子合匀气散；焮肿色红紫，血热也，四物汤合消毒饮；面不润，血弱也，最宜活血消毒；不起发，又不红活，灰白平塌，此气血俱虚也，宜十全大补汤加鼠粘子、起斑汤之剂；不红胀，或黑，或疔，用水杨汤、胭脂涂法，或以银簪拨阔[①]黑疔，以四圣散涂之；若中间有成水泡者，防其痒塌，宜先补脾胃，疏风泻火，使肌肉实，不作痒为要。或以十全大补汤中加蛇蜕、防风，皆属要法。

一报痘时，腰腹疼痛不止，烦躁不宁，口气大臭，出紫黑点，并色黯者，不治；或青斑如靓色者，死。

一报痘时，色白皮薄而光，根窠全无红色，或根带一点红，三五粒如绿豆样，此痘决不能灌浆，久成清水，擦破即死。

一报痘全不起，顶如汤泡，及如火烧者，十日死。

一报痘时，口鼻及耳烊红，血自出者，死。

一报痘时，红斑如锦纹者，六日死；遍身如蛇皮者，死；黑斑如痣者死；肌肉成块黑者，死。

一发热未透，而即报点现标，已而复没，又出又没，谓之弄标。盖痘全凭热透，今热未透而即出，出而复没，血气衰弱，无方[②]发泄故也，难治。

一报痘虽稀，根窠全白而无血色，三四日即起胀，按之虚软，此名贼痘。气血太虚，至成浆时变为清水，皮薄如纸，擦破即死。

---

① 阔：疑为“开”字之误。

② 无方：疑为“无力”之误。

一报痘红紫焦枯，贴肉不起，皮厚而黑如铁，挑之不破，谓之铁甲痘。乃气涩而不营，血枯而不润，磅礴皮肉，不满十日死。

一报痘三五相连者必密，单见形者稀，有小红点先见，名血痘。不起不退，难治。

一报痘面上模糊一片，未发先肿，缠颈稠密，胸前亦多，此毒盛也，难治。

一报痘已尽，将起发时，中有发血疱者，此毒伏于心，不治；有发水泡者，此毒匿于肝，亦必痒塌而死。

一报痘太阳、两颊多，胸心如蚕种者，不治；干涩如尴尬者，不治；舌缩者，不治；初出即虚泛者，不治；灯照恍惚见黑荫者，不治；见赤点如绿豆大，于两腋、小腹数点者，不治。

本面书影整理文字见第1~2面。

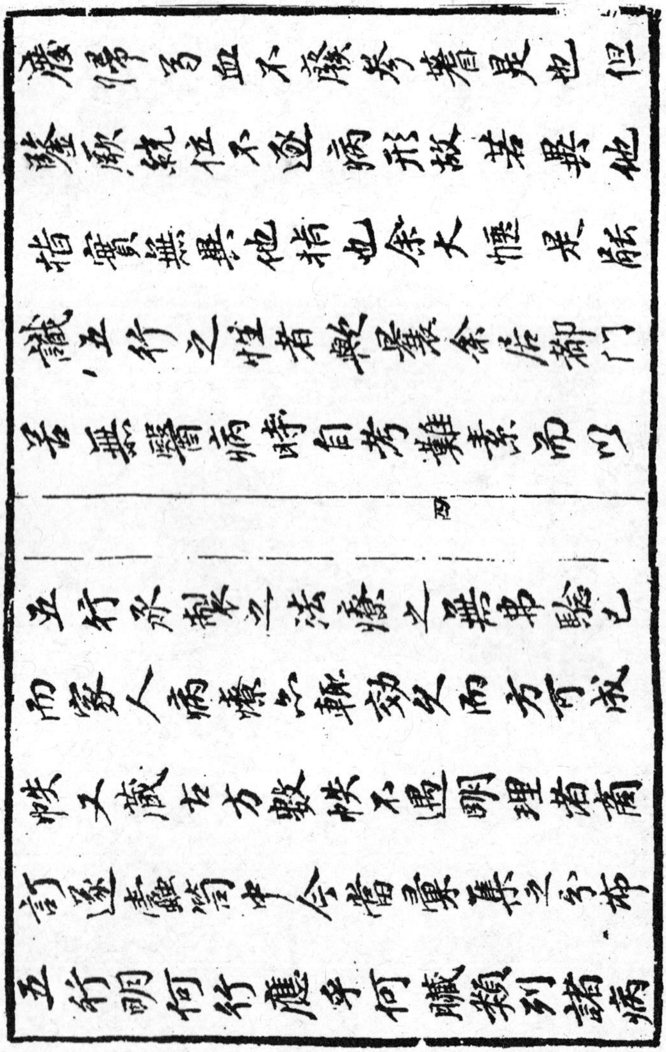

形疡部

头痛门

脉：头痛阳弦，浮风紧寒；热必洪数，湿细而坚；气虚头痛，虽弦带数；痰厥则滑，肾厥坚[①]实。

头者诸阳之首也，其痛有各经之不同，因而治法亦有异也。气虚头痛者，耳鸣，九窍不利也。湿热头痛者，头重如石，属湿也。风寒头痛者，身重恶寒，寒邪从外入，宜汗之也。偏头痛者，手少阳、阳明经受症，左半边属火、属风、属血虚；右半边属痰热也。真头痛者，脑尽而疼，手足冷至节者，不治也。少阳头痛者，往来寒热也。阳明头痛者，自汗，发热恶寒也。太阳头痛者，有痰重或腹痛，为之痰癖也。少阴经痛者，三阴三阳经不流行，而足寒气逆，为寒也。厥阴头痛者，或痰多厥冷也。血虚头痛者，夜作苦者是也。眉轮骨痛，痰火之征也，又云：风热与痰也。有汗虚羞明，目眶痛者，亦痰火之征也。

肥人头痛者，多是气虚湿痰也。

二陈汤

方见“痰饮”。依本方加人参、白术、川芎、白芷、细辛、羌活、桔梗、荆芥。

瘦人头痛者，多是血虚痰火也。

二陈汤

方见“痰饮”。依本方加生地黄、当归、片芩、川芎、细辛、羌活、桔梗。

---

① 坚：原书误作“肾”，据《万病回春》改。

遇风寒，恶心呕吐者，乃头风也。

二陈汤

方见“痰饮”。

头痛偏左者，属风与血虚也。

当归补血汤

治血虚与风头痛。

当归　香附（酒炒）　白芍药　生地黄　枯芩（酒炒）　川芎（各一钱）　防风　蔓荆子　柴胡（各五分）　荆芥　藁本（各四分）

上锉一剂，水煎服。

加味四物汤

治虚血，阴火冲上，头痛。

黄柏　知母　黄芩　黄连（各酒炒）　当归　川芎　生地黄　蔓荆子　栀子（炒。各等分）

上锉一剂，水煎服。

头痛偏右者，属痰与气虚也。

黄芪益气汤

治气虚头痛。

黄芪（蜜炙，一钱）　人参　白术　陈皮　半夏（姜汁炒）　当归（酒炒）　川芎　藁本　甘草（炙。各五分）　升麻　黄柏（酒炒）　细辛（各三分）

上锉一剂，姜三片，枣二枚，水煎服。

头痛，左右俱疼者，气血两虚也。

调中益气汤

治气血两虚头痛。

细辛(二分) 柴胡 黄柏(酒炒) 蔓荆子 陈皮(各三分) 当归 黄芪[1] 人参 甘草(炙) 川芎 苍术(米泔浸炒。各六分)

上锉一剂,水煎服。

头旋眼黑,恶心者,痰厥头痛也。

半夏白术天麻汤

治痰厥头痛,眼黑头旋,恶心烦闷,气短促,上喘,无力与言,心神颠倒,目不敢开,如在风云之中,头苦痛如裂,身重如山,四肢厥冷,不得安卧,此乃胃气虚损,停痰而致也。

半夏(姜汁制) 陈皮(去白) 麦芽(各七分半) 白茯苓(去皮) 黄芪(蜜水炒) 人参 泽泻 苍术(米泔浸) 天麻(各三分半) 神曲(炒,五分) 黄柏(酒炒) 干姜(炒。各二分)

上锉一剂,生姜三片,水煎,食前热服。

偏正头痛者,风邪上攻也。

川芎茶调散

治诸风上攻,头目昏沉,偏正头痛,鼻塞声重,伤风壮热,肢体酸疼,肌肉蠕动,膈热痰盛,妇人血气攻疰,太阳穴痛,但是外感风气,立效。

荆芥穗 川芎(各二两) 薄荷 香附(各四两) 羌活 炙甘草 白芷(各一两) 防风(七钱半)

---

① 芪:原书此字残甚,只馀上二分之一,略似此字,待考。

上为细末。每服二钱，食后茶清调下；姜葱煎服亦可。

一方，加菊花一两、细辛五钱、僵蚕①、蝉蜕各二钱半，名菊花茶调散。

热厥头痛者，见寒暂止也。

清上泻火汤

治热厥头痛，虽冬天严寒，犹喜风寒，其痛暂止；来暖处，或见烟火，则痛复作。

当归　蔓荆子　苍术（米泔浸）　羌活　川芎　柴胡（各二钱）　生地黄　黄连（酒炒）　荆芥穗　生甘草　藁本（各五钱）　防风　升麻　细辛　黄芪　黄柏（酒炒）　知母（酒炒）　炙甘草　黄芩（酒炒）　红花（各一钱）

上锉。每剂一两五钱，水煎，食远稍热服。

一切头痛总治之药也。

六圣散

即是赤火金针，治头风牙痛，赤眼，脑泻耳鸣，偏正头风，头疼，鼻塞声重，及蜈蚣、蛇、蝎所伤。用时口噙凉水，以药搐鼻。

此药名为六圣，乳香没药川芎，雄黄白芷二钱停，半两盆硝共用。上件②研为细末，专治眼泪头风，耳鸣鼻塞脑不宁，一搐牙疼便定。

七生丸

治男妇八般头痛，及一切头痛，痰厥肾厥，伤风头风，并效。

南星　川乌　草乌（各去皮）　川芎　白芷　石膏　半夏

---

① 僵蚕：原书误作“薑蚕”，据文义改。

② 件：原书误作“伴”，据《万病回春》改。

(冷水洗去滑,俱生。各等分) 加细辛、全蝎,各减半。

上为细末,韭菜自然汁为丸,如梧桐子大。每服七丸,或十丸,嚼生葱,茶送下。

头面门[1]

面生疮者,上焦火也。

清上防风汤

清上焦火,治头面生疮疖,风热之毒。

防风(二钱) 荆芥 栀子 黄连 薄荷 枳壳(各五分) 连翘 白芷 桔梗(各八分) 黄芩 川芎 甘草(三分)

上锉一剂,水煎,食后服。入竹沥一小钟,尤妙。

面紫黑者,阳明病也。

升麻白芷汤

治面唇紫黑,乃阳明经不足也。

升麻 防风 白芷(各一钱) 芍药 苍术(各二分) 黄芪 人参(各七分) 葛根(一钱半) 甘草(四分)

上锉一剂,姜、枣煎服。宜早后午前,取天气上升于中,使阳达于面也。

面生粉刺者,肺火也。

清肺散

治面上生谷嘴疮,俗名酒刺。

连翘 川芎 白芷 黄连 苦参 荆芥 黄芩 山栀 贝母 甘草 桑白皮(各等分)

---

① 头面门:原书作“面病”,据原《目录》改。

上锉一剂，水煎，临卧服。

面热者，阳明经风热也。

升麻黄连汤

治面热。

升麻　葛根（各一钱半）　白芍（七分）　川芎（四分）　苍术（八分半）　薄荷　荆芥（各二分半）　酒芩（六分）　犀角（四分半）　白芷（二分）　甘草　黄连（酒洗。各五分）

上锉一剂，水煎，食后服。

面寒者，阳明经虚寒也。

升麻附子汤

升麻　葛根　白芷　黑附子（炮）　黄芪（各七分）　益智仁（三分）　人参　炙甘草　草豆蔻（各五分）

上锉一剂，连须葱白二根，水煎温服。

白附子散

治男妇面上热疮似癣，或黑斑点。

白附子　密陀僧　白茯苓　白芷　官粉（各等分）

上为末。先用萝卜煎汤洗面，后用半乳调成膏，敷患处，早晨洗去。

又　方*

治肺毒，面鼻赤皰。

密陀僧，不拘多少，为末。临卧乳汁调，敷面上，次日洗去。不过三五次而已，即瘥。

又　方*

治面上酒齇，鼻红紫肿。

半夏　硫黄　白盐（炒）　枯矾（各二钱）

上为末。水调,敷患处,立消。

又　方*

治赤红烂脸。

用水银一钱,柏油烛一两,共捣涂之。

又　方*

治面上糟鼻酒刺。

雄黄　铅粉(各一钱)　硫黄(五分)

上共为细末。乳汁调涂患处,晚上敷,次早温水洗去。如此三上,即已。

又　方*

治酒渣鼻。

轻粉　硫黄

少许,共为末。粗烧,纸蘸擦之。

又　方*

治鼻疮。

用杏仁,去皮、尖,为末。将乳汁和之,擦患处。

又　方*

治面上粉刺。

枯矾(二两)　生硫黄　白附子(各二钱)

上共为末。唾津调搽,临晚上药,次早洗去。

皇帝涂容金面方

干胭脂　朱砂(各二钱)　官粉(三钱)　川芎(少许)　潮脑(五钱)　乌梅(五个,去核)

上为细末,临睡时津唾调,搽面上。天明温水一盆洗面。二、三七日,面如童颜,乃神仙妙用之法。

须发门

须属肾,禀水气,故下生也;发属心,禀火气,故上生也。

还童酒[①]

中山还童酒，人间处处有。

善缘得遇者，便是蓬莱叟。

马蔺花（一升，土埋三日取出） 马蔺根（洗，切片一升）

用黄米二斗，水煮成煤；陈曲二块，为末；酒酵子二碗，并前马蔺子共和一处做酒。待熟，另用马蔺子并根一升，用水煮十沸，入酒内三日，每日搅匀去粗。随量饮醉，酒饮尽，其须发尽黑。其酒之色，如漆之黑。

乌须酒方

黄米（三十） 淮曲（十块） 天门冬（去心） 枸杞子 熟地 当归（各二两） 何首乌 生地（各四两） 人参（去芦） 牛膝（去芦。各一两） 麦门冬（去心，八两）

上各为末，和入曲糜内，封缸。待酒熟，照常榨出。每日清晨饮三杯。忌白酒、萝卜、葱、蒜。

经验乌须方

能变白为黑，身轻体健，其功不可尽述。

每年冬十月壬癸日，面东采摘红肥大枸杞十二升，捣破，同好无灰酒二升，同盛于药瓶内，浸二十一日足，开封，添生地黄汁三升，搅匀，却以纸三层封其口，俱至立春前三十日开瓶。空心热饮一杯，至立春后，髭须都黑。勿食芜菁、葱、蒜，服之见效。若年年服之，耐老身轻，无比也。

彭真人还寿丹

补心生血，滋肾壮阳，黑须发，润肌肤，返老还童，延年益寿，种子。

---

① 还童酒：原书脱方名，据诗文拟补。

补骨脂（酒浸炒） 杜仲（姜酒炒） 生地黄（酒洗[1]） 黄柏（盐水炒） 知母（酒炒，去毛） 熟地黄（各二两） 牛膝（去芦，酒浸） 天门冬（去心） 麦门冬（去心） 当归（酒洗） 远志（甘草水炮，去心） 巴戟（酒浸，去梗） 川芎 小茴香（盐水炒） 乳香（□炙） 青盐 大辰砂（研细末，飞过） 拣参 石菖蒲（去毛，盐水浸晒干。各一两） 白茯苓（去皮为末，水飞晒干，人乳浸，再晒） 白茯神（去皮、木，同茯苓一样制） 核桃仁（去皮炒，四两，捶去油） 川椒（四两，微炒，去目，去白隔） 黄精（米泔水煮一沸，去烂的，竹刀切片，晒干，却用旱连草四两、生姜汁二两，各取自然汁，并酒三味停封，蒸膏浸黄精半日，炒苍色，四两） 何首乌（□□形，内无花者是。赤白二种停用，捶碎煮，于黑豆水上九蒸[2]九晒，再用人乳浸透，晒干，四两）

上二十五味为末，炼蜜为丸，如梧桐子大。每服七十丸，空心盐汤或酒送下。

一方加山茱萸、枸杞子、菟丝子、山药、柏子仁，各一两，尤妙。

乌须方

白矾（三钱） 樟脑（二分） 麝香（一分） 百草霜（八分） 轻粉（三分） 石灰（二钱） 水银（一钱，先将黑铅一钱熔化，后入水银，共研细） 官粉（一两二钱半）

上八味为细末，用鹹水调和，熬滚后，涂须上，烧半炷香时，即洗去。

乌须秘方

用香油一瓶；油核桃二三十个，去壳取肉；古铜钱一二十个。

---

① 洗：原书此字残甚，略似此字，待考。

② 蒸：原书此字不可辨，据文义补，待考。

浸油内，埋土二尺深，一周年足，取出。搽须发上，即黑。

耳病门

脉：耳病肾虚，迟濡其脉；浮大为风，洪动火贼；沉涩气凝，数实热塞；此久聋者，专于肾责；暴病浮洪，两尺相同；或两尺数，阴火上冲。

耳者肾之窍，肾虚则耳聋而鸣也。

滋肾通耳汤

黄柏　黄芩　知母（各酒炒）　生地黄　白芍　当归　川芎　柴胡　白芷　香附（各等分）

上锉一剂，水煎温服。胸膈不快，加青皮、枳壳少许。

耳左聋者，忿怒动，胆火也。

龙胆汤

黄连　黄芩　栀子　当归　陈皮　胆星（各一[①]钱）　龙胆草　香附（各八分）　玄参（七分）　青黛　木香（各五分）　干姜（炒黑，三分）

上锉一剂，生姜三片，水煎至七分，入玄明粉三分，如痰盛，加至五分，食后服。如作丸药，加芦荟五分、麝香二分，为末，神曲糊丸，如梧桐子大。每服五十丸，淡姜汤下。

耳右聋者，色欲动相火也。

滋阴地黄汤

山药　山茱萸（去核）　当归（酒炒）　白芍（煨）　川芎（各八分）　牡丹皮　远志（去心）　白茯苓　黄柏（酒炒）　石

① 一：原书残缺，据《万病回春》补。

菖蒲　知母(酒炒)　泽泻(各六分)　熟地黄(一钱六分)

上锉一剂,水煎空心服。如作丸,用炼蜜为丸,梧桐子大。每服百丸,空心盐汤送下,酒亦可。又治大病后耳聋。

两耳俱聋者,厚味动胃火也。

防风通圣散

方见“中风”。依本方,加酒煨大黄,再用酒炒三次,及诸药俱用酒炒。

两耳肿痛者,肾经有风热也。

荆芥连翘汤

荆芥　连翘　防风　当归　川芎　白芍　柴胡　枳壳　黄芩　山栀　白芷　桔梗(各等分)　甘草(钱半)

上锉一剂,水煎,食后服。

两耳出脓者,肾经,亦风热也。

蔓荆子散

治上焦热,耳内生浓,或耳鸣而聋。

蔓荆子　升麻　木通　赤芍　麦门冬(去心)　炙甘草　生地　前胡　赤茯苓　甘菊花　桑白皮(蜜水炒。各等分)

上锉一剂,生姜三片,枣二枚,水煎,食后服。

吹耳散

干胭脂　海螵蛸　龙骨　枯矾　赤石脂　密陀僧　胆矾　青黛　硼砂　黄连　冰片(减半)　麝香(少许)

上为糊末。先用绵纸条拭干脓水,后吹入末药。

有气闭耳聋者,候气复顺,自明也。

治耳闭不明

用真麝香为末,葱管吹入耳内,后将葱塞耳孔内,耳自明矣。

通明利气汤

治虚火升上,痰气郁于耳中,或闭或鸣,痰火炽盛,忧郁痞满,咽喉不利,烦躁不宁。

苍术(盐水炒) 白术(瓦焙) 香附(童便炒) 生地(姜汁炒) 槟榔 黄连(酒浸,猪胆汁拌炒) 黄芩(同上制) 黄柏(酒炒) 栀子仁(炒) 玄参(酒洗。各一钱) 木香 甘草(炙。各五分) 抚芎(八分) 贝母(三钱) 陈皮(盐水①浸炒,二钱)

上锉,作二剂,姜煎,入竹沥同服。

清聪丸

治耳鸣,及壅闭至于聋者。

生甘草(五钱) 赤茯苓(去皮) 半夏(姜制,一两) 青皮(醋炒) 柴胡梢 酒黄芩 玄参 蔓荆子 桔梗 全蝎(去毒) 菖蒲 黄连 橘皮(盐水洗,去白。各一两半)

上为细末,酒糊丸,绿豆大。每服一百二十丸,临卧时清茶下。

清聪化痰丸

治耳聋耳鸣,壅闭不闻声音。乃饮食厚味,挟怒气以动肝胃之火,宜溃窍也。

橘红(盐水洗,去白) 赤茯苓(去皮) 蔓荆子(各一两) 枯芩(酒炒,八钱) 黄连(酒炒) 白芍(酒浸) 生地黄(酒洗) 柴胡 半夏(姜汁炒。各七钱) 人参(六钱) 青皮(醋炒五钱) 生甘草(四钱)

---

① 盐水:原书残缺,据《万病回春》补。

上共十二味，为细末，葱汤浸，蒸饼，丸如绿豆大。每服百丸，晚用姜汤、茶，任下。

治耳聋耳鸣方

甘草　生地　胭脂(包)　甘遂　草乌

白绵包，日夜换塞两耳，常塞，其耳自通。

肾虚耳聋

用六味丸加黄柏、知母、远志肉、石菖蒲(方见“补益”)

耳　鸣

用六味丸，以全蝎四十枚，炒去毒，为末。每用二钱，调酒送下百丸，空心服。

［医案二则］*

少宰耳如蝉鸣，服四物汤，耳鸣益甚。余以为足三阴虚，五更服六味丸，食前服补中益气汤，顿愈。(方见“补益”)

黎司马因怒耳鸣，吐痰作呕，不食，寒热胁痛，用小柴胡汤(方见“伤寒”)合四物汤(方见“补益”)，加山栀、茯神、陈皮而瘥。

眼目门

眼者，五脏六腑之精华也。大眦赤、红肉堆起者，心经实热也；小眦赤、红丝血胀者，心经虚热也；乌睛红、白翳障者，肝病也；白珠红筋翳膜者，肺病也；上下眼胞如桃者，脾病也；迎风出泪、坐起生花者，肾病也；赤而痛者，肝实热也；羞明怕日者，脾实也；视物不真者，脾虚也；眵多结硬者，脾实也；眵稀不结者，肺虚也；拳毛倒睫者，脾风也；攀睛胬肉者，心热也；雀目者，昼则明，而夜则不见也；青盲者，瞳子黑白分明，视物而不见也。眼科秘传经验者,天下第一方也。

千金不易万明膏

黄连(泻心火) 当归(活血明目) 夜明砂(去昏花而明目) 天麻(治羞明怕日) 防风(去风气) 赤石脂(有理胃之功,亦能止痛) 青葙子(治内障气) 赤芍药[1](养血止痛) 楮实子(治攀睛,补虚) 荆芥(治血注瞳人) 龙胆草(泻肝火) 白蒺藜(治瘾涩难开) 大黄(泻胃火) 蝉蜕(除风去翳) 甘菊花(治内障,明目) 枸杞子(去风明目) 草决明(治云翳) 白芍药(生血退热而理肝经) 密蒙花(退翳除昏) 知母(滋肾水而明目) 苦葶苈(通肺经,消肿痛,明目) 防己(治风邪而去热) 茯苓(和中,养心血) 麦门冬(去翳而除心肺之热) 桑白皮(泻肺火) 牛蒡子(明目去翳) 旋覆花(治膀胱之水,能降) 青盐(滋肾水而明目) 蕤仁(除赤热) 五味子(滋肾补虚,生津明目) 槐花(消肿毒而去热) 艾叶(去风气) 连翘(除心火,泻诸经热,消肿) 贝母(理肺经而消痰) 白芷(去面风) 石菖蒲(开心窍而明目) 木贼(治拳毛倒睫) 羌活(治攀睛而发散) 车前子(明目退翳。以上各一两) 独活(治眼黑花) 川芎(治障风头痛) 栀子(三味去目膜,清热) 生地黄(清血) 熟地黄(养血) 藁本(去湿,治目中生疮) 远智(明目退昏) 细辛(去风明目) 柴胡(发散而治目内诸疾) 胡黄连(降火去毒) 薄荷(去邪消风消毒) 白附子(治迎风冷泪) 桔梗(下气理肺经) 黄芩 石膏(去风热,清胃火) 杏仁(通肠润肺) 朴硝(降火而开郁) 谷精草(去云翳,益精) 玄参(去胃火) 百部(去肺火) 天门冬(止血而补虚) 大枫子(去诸风) 苍术(平胃,去风湿) 枳壳

---

[1] 芍:原书此字不可辨,据文义补,待考。

(消滞气而理肠胃) 青藤(去热) 黄芪(益元气,理肺经) 黄柏(以上各五钱) 槟榔(杀虫去翳) 蔓荆子(治弦烂[①]赤红) 石决明(泻肝火,亦去肝经风) 苦参(去大肠风。各七钱) 木通(泻小肠之邪火,六钱) 甘草(解众药之毒,调和众味,一两)

上七十二味,俱切为细片,用童便一桶,将水澄,盛磁盆中,入炉甘石三斤,浸之一日夜,澄清再浸,澄出,将炉甘石入混元球内煅红,入药水浸,如此十数次,冷定,取出炉甘石,入阳城罐内,封固打火,每罐打三炷香升盏,轻清者合后药,可治瞎目;坠底者可治火眼。诸药加减于后。如不入罐打火,将甘石研细,用水飞过,分清浊两用,亦可。如制甘石十两,加琥珀五钱、珍珠八钱,俱各用混元球煅过,为级细;冰片三钱、官硼三两,铜器上飞过,海螵蛸六钱,生用;胆矾二两,用铜瓦片煅过;白翠二两,煅红,入童便内,不拘遍数,以成腻粉[②]为止;鹰粪三钱,用竹叶上焙过,研细;熊胆三钱,用缸瓦上煅过存性,为末,真正者;人退一两,洗净,炒黄色存性,为细末;木贼一两,焙过,为细末;枯矾五钱;轻粉三钱;神砂三钱;皮硝三钱。此乃全料分两,亦当随其目疾而治之,无不取效矣。

一眼害日久,有宿沙翳者,加海螵蛸、珊瑚、曾青(即胆矾[③]是也)、珍珠,各研极细加入。

一斑疮抱住黑睛者,加飞过灵砂少许,与白丁香研一[④]处,用乌鸦翎搅匀。

① 治弦烂:原书此三字残甚难辨,据《万病回春》补。。
② 腻粉:原书误作“二粉”,据《万病回春》改。
③ 胆矾:原书误作“明矾”,据《万病回春》改。
④ 一:原书残缺,据《万病回春》补。

一血灌瞳人，加官硼、曾[1]青、琥珀、朴硝[2]少许，研细入。

一束睛云翳者，加白翠[3]、螵蛸、珊瑚、珍珠。

一有红筋者，加轻粉、枯矾。

一内障气，加曾青、熊胆、珊瑚、琥珀、珍珠、神砂少许。

一胬肉攀睛者，加硼砂少许、鹰粪、人退。

一多年老眼，云翳遮睛至厚者，全料点之。

一迎风冷泪，眼昏花者，用主方治之自愈，不必加别药，惟少加冰片。

一拳毛倒睫，加珍珠、琥珀、冰片。

一赤烂风眩者，加硼砂、珍珠，再用铜绿一两，用天茄汁和艾薰透洗之妙。外用点药，因疾加减已尽。

而内服汤药亦随证用药，所谓表里互治之，补其母以及其子也。暴发赤肿者，肝经风热之甚也。如暴赤失明，昏涩翳膜，眵泪入眼者，皆风热也。

洗肝明目散

治一切风热赤肿，疼痛。

当归尾　川芎　赤芍　生地黄　黄连　黄芩　栀子　石膏　连翘　防风　荆芥　薄荷　羌活　蔓荆子　菊花　白蒺藜　草决明　桔梗　甘草(各等分)

上锉一剂，水煎，食后服。如痛不可忍者，加光圆小川乌，火煨。痛不甚不用。如有翳障者，加蒺藜、木贼，去芍药。风热肝火甚者，加胆草、柴胡，去薄荷。大便实者，加大黄、川芎、桔梗。

① 曾：原书残缺，据《万病回春》补。
② 硝：原书误作“砂”，据《万病回春》改。
③ 翠：原书残缺，据《万病回春》补。

清上明目丸

治一切肿痛,风热眼疾。

归尾　川芎(各六钱)　生地黄　黄连　黄芩　大黄　黄柏(酒炒)　连翘　桔梗　薄荷　防风　荆芥　羌活　独活　白芷　菊花　草决明　木贼　甘草(各等分)

上为细末,炼蜜为丸,如绿豆大。每服三五十丸,白汤送下,早晚服。

久病昏暗者,肾经真阴之微也。如昏弱不欲视物,内障见黑花,瞳[①]子散者,血少劳神,肾虚也。

滋肾明目汤

治劳神肾虚,血少眼痛。

当归　川芎　熟地黄　生地黄　白芍(以上倍用[②])　桔梗　人参　山栀　黄连　白芷　蔓荆子　菊花　甘草(以上减[③]半)

上锉一[④]剂。细茶一撮,灯心一团,水煎,食后服。热甚,加龙胆草、柴胡;肾虚,加黄柏、知母;风热壅盛,加防风、荆芥;风热红肿,加连翘、黄芩。

明目散

薄荷甘草共天麻,荆芥防风干菊花,
当归连翘枸杞子,川芎白芷蕃蒙花[⑤]。
等分各研为细末,每服三钱只用茶。

---

① 瞳:原书此处空一格,据《万病回春》补。
② 以上倍用:原书脱,据《万病回春》补。
③ 减:原书残甚,据《万病回春》补。
④ 一:原书脱,据文义补。
⑤ 蕃:《万病回春》作“密”。

劝君每日进一服，瞳人咫尺见天涯。

明目地黄丸

生精养血，补肾益肝，退翳膜遮睛，除羞涩多泪，并治暴赤热眼，祛风明目。

怀生地(酒洗)　熟地(各四两)　知母(盐水[①]炒)　黄柏(酒炒)　甘枸杞(各二两)　菟丝子(酒制)　独活(一两[②])　川牛膝(酒洗)　沙苑蒺藜(炒。各三[③]两)

上为细末，炼蜜为丸，如梧桐子大。每服八十丸，夏月用淡盐汤下，余月酒下。

内障者，肝病也。

保肝散

栀子　白芷(各五分)　当归　川芎　枸杞　白术(去芦)　密蒙花　羌活　天麻　薄荷　柴胡　藁本　石膏　木贼　连翘　细辛　桔梗　防风　荆芥　甘草　苍术(米泔制。各一钱)

上锉一剂，水煎，先吃干饭，后服药。

外障者，肺病也。

四明饮

治一切眼目肿痛，翳障。

大黄　葛花　泽泻　石决明(各等分)

上锉一剂，水煎服。

---

① 盐水：原书残缺，据《万病回春》补。
② 一两：原书残缺，据《万病回春》补。
③ 三：原书残缺，据《万病回春》补。

退云散

治翳朦瞳子。

当归　生地　白菊花　木贼　谷精草　羌活　石决明(煅)　大黄(酒炒)　蔓荆子　白芷　黄柏　连翘　龙胆草(以上各一钱)　蝉蜕(七个)

上锉一剂,水煎,食远服。

退翳丸

治眼疾,诸般翳障昏暗,如神。

当归　川芎　白蒺藜　菊花　蔓荆子　密蒙花　羌活　荆芥(各一两)　地骨皮　川椒(去子,七钱)　瓜蒌根(六钱)　楮实子(微炒)　薄荷　蛇蜕　黄连　甘草(各三钱)　木贼(二两,童便浸一宿)

上十七味共为末,炼蜜为丸,每一两作十丸。食后服,日服二次。有翳者,米泔水下;睛暗,当归汤下;气障,木香汤下;妇人血晕,当归薄荷汤下。忌荤腥面食等物。

目能远视,不能近视者,火盛而水亏也。

六味地黄丸

加牡蛎。(方见“补益”)

目能近视,不能远视者,有水而无火也。

定志丸

远志(甘草水泡,去心)　人参(去芦)　白茯神(去皮、木。各一两)　石菖蒲(二两)

上为细末,炼蜜为丸,朱砂为衣。每服二三十丸,临卧时白汤送下。

拨云散

点一切眼目,风热肿痛,昏暗不明,生花障翳,或热极红赤,痛不可忍,治之最效。

珍珠　胆矾　石燕(醋煅)　官硼砂(飞过)　琥珀　玛瑙　乳香　血竭(各五分)　石蟹　辰砂　黄连(各一钱)　大片脑(半分)　炉甘石(火煅,童便淬,五钱)

上为极细末,用磁器盛贮。先将凉水洗净眼,后用银簪挑药点眼,良久则效。如作膏子,用蜜调和,点之。

又　方*

眼病之后,微有上热,白睛红,多眵泪,无疼痛,而隐涩难开,此苦寒药太过,而气不能通九窍也。故眼目昏花不明。用补中益气汤,去陈皮、人参、白术,加防风、白芷、蔓荆子。(方见"补益")

又　方*

眼目昏暗,用六味丸,加枸杞子、当归、菊花。(方见"补益")

[医案一则]*

一儒者日晡两目紧涩,不能瞻视,此元气下陷,用补中益气,倍加参、芪,数剂痊愈。(方见"补益")

口舌门

脉:口舌生疮,脉洪疾速。若见脉虚,中气不足。

《经》言:舌乃心之苗。此以窍言也。以部分言之,五脏皆有所属。以证言之,五脏皆有所主。如口舌肿痛,或状如无皮,或发热作渴,为中气虚热;若眼如烟触,体倦少食,或午后益甚,为阴血虚热;若咽痛,舌疮口干,足热,日晡益甚,为肾经虚火;若四肢逆冷，恶寒饮食，或痰甚，眼赤，为命门火衰；若发热作渴饮冷，便闭，为肠胃实火；若发热恶寒，口干喜汤，食少体倦，为脾经虚热；若舌本作强，腮颊肿痛，为脾经湿热；若痰盛作渴，口舌肿痛，为上焦有热；若思虑过度，口舌生疮，咽喉不利，为脾经血伤火动；若恚怒过度，寒热口苦，而舌肿痛，为肝经血伤火动。病因多端，当临时制宜。凡舌肿胀甚，宜先刺舌尖，或舌上，或边旁①，出血泄毒，以救其急。惟舌下濂泉穴②，此属肾经，虽宜出血，亦当禁针，慎之。

凉膈散加减③

治三焦火盛，口舌生疮。

连翘　黄芩　山栀　桔梗　黄连　薄荷　当归　枳壳（去核）　芍药　甘草　生地黄（各等分）

上锉一剂，水煎，食远服。

一　方

治口舌生疮，亦治赤眼。

黄连

为末，二三钱，好酒煎一二沸。候冷噙漱，或咽下，即能赴宴。

赴宴散

治三焦实热，口舌生疮，糜烂，痛不可忍者。

黄连　黄柏　黄芩　栀子　细辛　干姜（各等分）

上为细末。先用米泔水漱口，后搽药于患处，或吐或咽，不拘。

---

① 旁：原书此字漫漶不可辨，据《万病回春》补。

② 濂泉穴：原书此三字残甚，据《万病回春》补。

③ 凉膈：原书误作"膈凉"，据《万病回春》改。

绿袍散

治口疮。

黄柏(一两) 青黛(三钱)

上为细末。搽患处噙之,吐出涎,立愈。

一方,加密陀僧一钱。

二皂散

治口舌生疮,牙宣出血。

大皂角(烧灰存性) 牙皂(烧灰存性) 铜绿 胆矾 雄黄 孩儿茶 百草霜 枯矾(各等分)

上为细末。先将米泔水漱口,洗口疮,后搽药。

黄白散

治口疮如神,并口中疳疮。

黄柏 孩儿茶 枯白矾(各等分)

上为细末,研匀一处。凡患人,先用陈仓小米熬汤,晾冷,漱口洁净,次将药末掺患处。不拘三五年,诸治不愈者,此药敷三五次即愈。

口苦者,心热也。

黄连泻心汤

治心经蕴热。

黄连(去须)

为末,水调服。

口甘者,脾热也。

三黄汤

治脾热口甜。

黄连 黄芩 山栀 石膏 山药 白术(去芦,减半) 桔

梗　陈皮　茯苓(去皮。各等分)　甘草(减半)　乌梅(二个)

上锉一剂,水煎,食后服。

口辣者,肺热也。

泻白散

治口辣肺热。

桑白皮　地骨皮(各二钱)　甘草(一钱)

上锉一剂,水煎,食远温服。

口咸者,肾热也。

滋肾丸

黄柏　知母　肉桂

上知、柏气味俱阴,以固肾气,故能补肾以泻下焦火也;桂与火邪同体,故以寒因热用。凡诸病在下焦,皆不渴也。用三味俱为末,以热水丸。百沸汤下。

口酸而苦者,肝胆有实热也。

小柴胡汤

依本方加草龙胆、甘草、青皮。并怒则口苦,或胁胀,或发热,俱可服。

胆热而口苦者,乃谋虑不决也。

小柴胡汤

依本方加麦门冬、酸枣仁、远志、地骨皮。

［补遗方］

清热如圣散

治舌下肿如核大，取破，出黄痰已，痾又复发。

枳壳　荆芥　薄荷（各等分）　天花粉　山栀子（各六分）　牛蒡子　黄连（各八分）　连翘（一钱）　柴胡（四两）　甘草（三分）

上锉一剂，灯草十根，水煎，食后稍冷服。忌鱼、厚味。

鼻病门

脉：右寸洪数，鼻衄鼻齄；左寸浮缓，鼻涕风邪。

鼻塞声重流涕者，肺感风寒也。

通窍汤

治感冒风寒，鼻塞声重，流清涕。

防风　羌活　藁本　升麻　干葛　川芎　苍术　白芷（各一钱）　麻黄　川椒　细辛　甘草（各三分）

上锉一剂，姜三片，葱白三根，水煎热服。

肺有邪火，加黄芩一钱。

鼻不闻香臭者，肺经有风热也。

丽泽通气散

治鼻不闻香臭。

黄芪　苍术　羌活　独活　防风　升麻　葛根　甘草　川椒（去闭口、子，不用）　麻黄（不去节，冬月加）　白芷（各三分）

上锉一剂，生姜三片，枣二枚，葱白三根，水煎，食远温服。忌生冷，风凉处坐卧。

金花丸

治上焦一切火证，鼻红。

黄连　黄芩　黄柏　栀子　大黄　桔梗（各等分）

上为细末，水丸，梧桐子大。每服五十丸，临卧时白滚汤送下。

鼻头紫黑者，属风寒，血冷则凝滞而不散也。

当归活血汤

治鼻准头紫黑，血冷凝滞。

当归　川芎　荆芥　薄荷　芍药　红花　甘草　桔梗　防风　山栀　黄芩　连翘　白芷　牡丹皮（各等分）

上锉一剂，姜一片，细茶一撮，水煎，食后温服。

［补遗方］

治鼻不闻香臭

细辛　白芷　防风　羌活　当归　川芎　半夏　桔梗　陈皮　茯苓（各一钱）　薄荷（三钱）

上锉一剂，水煎，食后服。

［医案一则］*

一男子面白，鼻流清涕，不闻香臭三年矣。余以为肺气虚，用补中益气加麦门、山栀而愈。

咽喉门

脉：咽喉之脉，两寸洪溢。上盛下虚，脉忌微伏。

咽喉肿痛者，或喉痛[1]生疮者，或咽痛闭塞者，或红肿结核

---

① 喉痛：《万病回春》作“咽喉”。

胀痛者，或喉闭塞不能言语，俱是风热痰火，皆用清凉散加减。或喉闭急证，急刺少商穴，在大指甲外侧，用三棱针放出毒血，并豁吐痰涎为要。若迟缓不救，即死。速用吹喉散，或用好醋噙漱吐痰要紧。大抵咽喉之证俱属风、痰、火，明者治之。

喉痹者，火分虚实也。

实火宜：

清凉散

治一切实火，咽喉肿痛。

山栀　连翘　黄芩　防风　枳壳　黄连　当归　生地　甘草(各等分)　桔梗(焙)　薄荷　白芷(减半，或不用亦可)

上锉一剂，灯心一团，细茶一撮，水煎，磨山豆根，调服。咽喉干燥，加人参、麦门冬、天花粉，去白芷。咽喉发热，加柴胡；咽喉肿痛，加牛蒡子、玄参，去白芷。痰火盛，加射干、瓜蒌、竹沥，去白芷。喉痛生疮，加牛蒡子、玄参，去白芷。极热，大便实，加大黄，去桔梗。虚火泛上，咽痛生疮，喉不清者，加黄柏、知母，去白芷。

吹喉散

治一切咽喉肿痛，并喉舌垂下，肿痛者。

胆矾　白矾　硝　片脑　辰砂　山豆根

先将鸡膍内黄皮焙燥，共前药研为极细末，用鹅毛管吹药入喉，即效。

又　方*

大凡咽喉肿痛，或喉痹急[1]证，用山豆根磨水，噙漱立愈。

又　方*

治喉痹双乳蛾。

---

① 急：原书残缺，据《万病回春》补。

壁上蜘蛛白窝取下，患者脑后发拔一根，缠定蛛窝，灯上以银簪挑而烧之，存性为末。吹入患处，立消。

乳蛾喉闭方

急将病人面朝上睡于地下，两手採住头发，脚踏肩，其毒自散。或打破鼻血出，毒亦散之。

救急方

治喉风，口噤不语，死在须臾。

熊胆　木香（各三分）　胆矾（五分，半生半枯）

上研细末，用番木鳖磨井水调和，以鸡翎蘸，扫患处。如势急口噤，以箸启之，用药扫下，即消。

喉痹方

并治口疮，牙疳，喉痹，牙关紧急，神效。

火硝（五钱）　片脑（一分半）　硼砂（二钱半）　蒲黄（一钱）　孩儿茶（一钱二分半）

共为细末，用笔管拨开，芦管吹入，大吐其痰。不数次，立效。

又　方*

治乳蛾喉痹。孔弘周传。

蚕蛾（末，三钱）　儿茶（一钱）　生白矾（三分）　辰砂（一钱）

上为细末，吹入喉中即愈。

破棺丹

治咽喉肿痛，水谷不下。

青盐　白矾　硇砂（各等分）

上为末。吹患处，有痰吐出，立效。

又　方*

陈藏器每治脏寒，吞吐不利，用附子去皮、脐，炮裂，以蜜涂炙,蜜入即含之,勿咽。

虚火宜:

加味四物汤

治虚火上升,喉痛,并生喉疮,喉痹,热毒,最能降火,甚效。

当归 黄柏(蜜水浸炒) 知母(去毛) 天花粉 川芎(各一钱) 桔梗 甘草(各三钱) 熟地 白芍(各一钱二分)

上锉一剂,水煎,入竹沥一钟,同服。

噙化丸

治咽喉肿痛,或声不清,或声哑,咽喉干燥,或生疮者,并治。

拣参(五钱) 怀生地(一两) 生甘草(二两) 白桔梗(三钱) 山豆根(八钱) 片脑(三分) 南薄荷叶

上为细末,炼蜜为丸,如龙眼大。一丸分三次,临卧将丸噙入口中,津液渐渐化下。

痄腮者肿痛,风热也。

驱风解毒散

治痄腮肿痛。

防风 荆芥 羌活 连翘 牛蒡子 甘草(各等分)

上锉一剂,水煎,食后服。

又 方

治痄腮,肿痛起,用此敷上。

用赤小豆研细末,酽醋调,敷肿处即消。

又 方

用矿石灰,不拘多少,炒七次,地上窨七次,酽醋调,敷肿处,立愈。

讴歌失音者,火动也。

响声破笛丸[①]

砂仁　诃子(炒)　大黄(各一两)　川芎(一两半)　百药(二两)　薄荷(四两)　连翘　桔梗　甘草(各二两半)

上为细末,鸡子清为丸,如弹子大。每服一丸,临卧时噙化,徐徐咽下。

声音不出者,肾虚也。

滋肾汤

夫心为声音之主,肺为声音之门,肾为声音之根。风寒暑湿,气血痰热,邪气有干于心肺,病在上脘,随证解之,邪气散则天籁鸣矣。惟夫肾虚,不能纳诸气以归元,故气奔而上。

咳嗽痰壅,或喘或胀,体虚多睡,足冷骨痿,胸腹[②]百骸,俱为之牵制。其嗽愈重,其气愈乏,其声干,君子必当于受病之处图之可也。按:《钱氏方》小儿吐泻,利其小便过多,以致脾虚不食,钱用益黄散作效。数日以后,忽尔不语,钱知其脾气已复,肾气尚虚,投以地黄丸益肾,相继数剂,于是能言。予益信声音之根出于肾也,不诬矣。

当归　川芎　白芍　熟地　茯苓(去皮)　陈皮　半夏(姜制[③])　杜仲　菟丝子(酒制)　五味子　巴戟(去心)　人参(各五钱)　牛膝(酒洗)　益智仁　破故纸(炒)　葫芦巴(炒)　甘草(炙)　白术(各二钱半)　石菖蒲(一钱半)

上锉作剂,生姜三片,枣一枚,水煎。于五更初肾气开,不许

---

① 破笛:此原书甚不可辨,据《万病回春》补。
② 腹:原书误作"复",据《万病回春》改。
③ 姜制:此二字原书残缺,据《万病回春》补。

咳唾言语,默默服之。

嘹亮丸

治久失音声哑。

人乳　白蜜　梨汁(各四两)　香椿芽汁(四两。如无,用淡香椿芽为末①四两,入放上三味内②)

上共一处和匀,重汤煮熟,不拘时服,白滚水送下。

治声哑方

甘草　桔梗　乌梅　乌药

上各等分,水煎,食后顿频服。

[医案二则]*

一儒者三场毕,忽咽喉③肿闭,不省人事,喘促痰涌,汗出如水,肢体痿软,脉浮大而数④。此饮食劳役,无根虚火上炎,用补中益气加肉桂,一剂顿苏。[方见"补益"]

李通判咽喉肿痛,口舌生疮,此上焦风热。先用荆防败毒散,二剂喉痛渐愈;又以玄参升麻汤,口舌遂愈。[方见"伤寒"]

牙齿门

脉:齿痛肾虚,尺濡而大。火炎尺洪,疏摇豁坏。右寸关数,或洪而弦,此属肠胃,风热多涎。

牙痛者,胃火盛也。

① 末:原书此字残甚不可辨,据《万病回春》补。
② 内:原书此字残甚不可辨,据《万病回春》补。
③ 喉:原书此字残缺,据《万病回春》补。
④ 数:原书误作"致",据《万病回春》补。

清胃散

治上下牙齿疼痛不可忍，牵引头脑，满面发热大痛。此因服补肾热药，及食辛热厚味之物所致也。

当归身 生地黄（酒洗） 黄连（夏月倍用） 牡丹皮 细茶（各三钱） 升麻（一两） 细辛（三分） 大黄（酒蒸） 黄芩（各一钱）

如痛甚，加石膏二钱。

上锉一剂，水煎，稍冷，食后服。

凉膈散①

治胃有实热而痛，或上片痛尤甚者。用凉膈散，用酒蒸大黄为君，加知母、石膏、升麻为佐，频频噙咽，即愈。

又 方*

治牙痛。

干姜（一两） 雄黄（三钱）

为末。擦之立止。

泻胃汤

治牙痛如神。

当归 川芎 赤芍 生地黄 黄连 牡丹 栀子 防风 荆芥 薄荷 甘草

上锉一剂，水煎，食远频服。

开口呷风则痛甚者，肠胃中有风邪也。

开口则臭气不可闻者，肠胃中有积热也。[二者俱宜后方]

当归连翘饮

当归 生地黄 川芎 连翘 防风 荆芥 白芷 羌活

---

① 凉膈散：原书无此方名，据文义拟补。

黄芩　山栀　枳壳　甘草(各等分)　细辛(减半)

上锉一剂,水煎,食远服。

虫食而痛者,肠胃中有湿热也。

定痛散

治虫牙痛甚。

当归　生地黄　细辛　干姜　白芷　连翘　苦参　黄连　花椒　桔梗　乌梅　甘草(各等分)

上锉一剂,水煎,先噙漱,后咽下。

蜂窝散

治牙痛或肿,风牙、虫牙牙痛,牙长痛不可忍,即效。

黄蜂窝　白蒺藜　花椒　艾叶　葱头　荆芥　细辛　白芷

上等分锉碎,醋煎。口噙漱,良久吐出,再噙。

蟾蜍散

治走马疳,龈溃,侵蚀唇鼻。

青黛(一钱)　黄连(一分)　干蚵蚾(黄泥裹,煅焦,一分)

上为末,入麝少许,掺敷,干则油调搽。

齿动摇者,肾元虚也。

固齿丹

白蒺藜(炒,去刺)　破故纸(炒)　生地黄(各二两)　香附(炒,四两)　青盐(一两半)　没石子(大者,四个)

上为细末,早晨擦牙,津液咽下,久用自然能固齿乌须。

牢牙固齿明目散

用槐枝叶、柳枝叶,不拘多少,切碎,水浸三日,熬出浓汁,去条叶渣梗,入青盐二斤、白盐二斤,同汁熬干研末。擦牙漱口,吐出,洗眼神效。

固齿牢牙散

虎骨(一两,火煅) 细辛(末,五钱)* 青盐(用嫩槐枝等分,同炼黄色,一两)

三味合匀,擦牙。

擦牙止痛固齿方

石膏(一斤,煨) 青盐(四两) 白芷(二两) 细辛(一两)

上为末,擦牙。

滋阴清胃丸

治阳明经血热,上下牙床红烂肉缩,齿根露者。

当归(酒洗) 生地黄(酒洗) 牡丹皮(去骨) 栀子仁(盐水炒。各一两) 软石膏(煅,醋淬,二两) 黄连(酒炒) 知母 葛粉 防风(各七钱) 升麻 白芷(各五钱) 生甘草节(四钱)

上为细末,汤泡蒸饼,搅糊为丸,如绿豆大。每服百丸,晚上米汤送下。

又 方*

灸牙痛,百药不效。用艾炷如麦大,灸两耳,当三壮立止。

固齿散①

生地黄(二两) 白蒺藜(炒,去刺,二两) 香附(四两,炒) 青盐(一两半) 破故纸(一两,炒) 没石子(大者,四个)

上为细末。早晨擦牙,津液咽下。久用自然能固齿乌须。

清胃汤

治牙床肿痛动摇,黑烂脱落,皆属土,阳明大肠与胃二经之

① 固齿散:原书此方只存此方格,据《万病回春》补入正文。

火。

山栀（炒） 连翘（去心） 牡丹皮 条芩（各一钱） 升麻 白芍（煨） 桔梗（各七分） 藿香（五分） 甘草（二分） 石膏（二匙） 黄连（炒） 生地黄（酒洗，各八分）

上锉一剂，水煎，食远服。

［医案三则］*

杨考功，齿动作渴，属脾胃虚弱，阴火炽甚。用补中益气加酒炒黑黄柏，四剂，又服加减八味丸，诸证顿愈。又用补中益气而痊愈。

王侍御，齿摇龈露，喜冷饮食。此胃经湿热。先用承气汤以退火，又用清胃散以调理，而齿固，才用六味丸以补肾而痊。［方见"补益"］

一男子晡热内热，牙痛龈溃，常取小虫。此足三阴虚火，足阳明经湿热。先用桃仁承气汤［方见"伤寒"］二剂，又用六味丸而愈。［方见"补益"］

痈疽门

脉：痈疽脉数，浮阳沉阴。浮数不热，但恶寒侵。若知痛处，急灸或针。洪数病进，将有脓淫。滑实紧促，内消可禁。宜托里者，脉虚濡迟。或芤涩微，溃后亦宜。长缓易治，短散则危。结促代见，必死无疑。

疮疡之证，当察经之传受，病之表里，人之虚实而攻补之；假如肿痛热渴，大便闭结者，邪在内也，疏通之；肿焮作痛，寒热头疼者，邪在表也，发散之；焮肿痛甚者，邪在经络也，和解之；微肿微痛，而不作脓者，气血虚也，补托之；漫肿不痛，或不作脓，或脓成不溃者，气血虚甚也，峻补之；色黯而微肿痛，或脓成不出，或腐肉不溃者，阳气虚寒也，温补之。若泥其未溃，而概用败毒，复损脾胃，不惟肿者不能成脓，而溃者亦难收敛，七恶之症蜂起，多致不救。《经》云：诸痛痒疮疡，皆属心火①。若肿赤烦躁，发热引冷，便闭作渴，脉洪数实，是其常也。虽在严寒之时，必用大苦寒之剂，以泻热毒；若脉微皮寒，泻痢肠鸣，饮食不入，呕吐无时，手足逆冷，是变常也。虽在盛暑之时，必用大辛温之剂，以助阳气。《经》曰：用寒远寒，用热远热。有假者反之，虽违其时，必从其症。

痈疽，大按乃痛者，病深；小按便痛者，病浅；按之处陷不复者，无脓；按之处即复者，有脓。不复者可消，若按之都牵强者，未有脓也。按之半软者，有脓也。又手按上下不热者，无脓；若热甚者，有脓。凡觉有脓，急当破之；无脓，但气肿，若有血，慎之，慎之！不可针破也。

痈者大而高起，属乎阳，六腑之气所生也。

疽者平而内发，属乎阴，五脏之气所成也。

凡痈疽未破，毒攻脏腑，一毫热药不敢用。若已破溃，脏腑既亏，饮食少进，一毫冷药不敢用也。

肿疡者，痈疽未见脓而破也。

肿疡内外皆壅，宜以败毒表散为主说，欲行大黄者，宜审其

---

① 此二句出自《黄帝内经素问·至真要大论》：“诸痛痒疮，皆属于心。”

虚实之原。

痈疽初起之时宜:

灸　法

治痈疽发背初生,累试累效。

凡人初觉痈疽发背,已结未结,赤热肿痛,先以湿纸覆其上,立视,候其纸先干处,即是结疽头处。取大蒜切片,如三个铜钱厚,安在头上,用火艾壮灸之,三壮换一蒜片。痛者,灸至不痛;不痛者,灸至痛时方住。最要早觉早灸为上,方发一二日,十灸十愈;三四日者,六七愈;五六日者,三四愈;过七日则不可灸矣。若有十数头作一处生者,用大蒜捣成膏,作饼子铺疮头上,聚艾烧之,亦能安也。若上初发赤肿,内有一粒黄如粟米者,即用独蒜切片,如前灸法治之,次日去痂,脓自溃也。

竹筒吸毒方

诸般恶疮并治。

用苦竹,长二三寸,用头节妙,刮去青皮,以纸薄为佳,其大小随疮[1]斟酌,应毒疮初发时用。

白蒺藜　苍术　乌柏皮　白子朴(各五钱)

上四味锉片,用水一碗同煎竹筒,煎煮以药将干为度,乘竹筒热,以手按之于疮上,顷之,其筒自粘于疮上,不必手按也。仍更用前药分两再煮,候前竹筒冷,以手拔去,再换热者,如前法。其脓自吸入筒中,而疮愈矣。

荆防败毒散

治痈疽,疔肿,发背,乳痈等症,憎寒壮热,甚者头痛拘急,状似伤寒一二日至四五日者,一二剂即衰。其毒轻者,内自消散。

---

① 疮:原书误作"疹",据《万病回春》改。

防风 荆芥 羌活 独活 柴胡 前胡 薄荷 连翘 桔梗 枳壳 川芎 茯苓 金银花 甘草

大便不通,加大黄、芒硝;热甚痛急,加黄芩、黄连。

上锉,生姜煎服。疮在上,食后服;疮在下,食前服。

千金漏芦汤

治一切恶疮肿毒,丹瘤瘰疬,疔肿鱼睛,五发瘭疽,初觉一二日,便如伤寒,头痛烦渴,拘急恶寒,肢体疼痛,四肢沉重,恍惚闷乱,坐卧不宁,皮肤壮热,大便闭结,小便赤黄,并治。妊妇勿用。

漏芦 白敛 黄芩 麻黄 枳实(麸炒) 升麻 芍药 甘草(炙) 大黄 芒硝 连翘

上锉作剂,水煎服。

追风通气散

治痈疽发背,脑疽流注,肿毒,救坏病,活死肌,弥患于未萌之前,拔根于既愈之后。此药顺气匀血,扶佑胃本,不伤元气,涤荡邪秽,自然通顺,不行变证。兼治打破伤折,疝气血疝,脚气诸气,痞塞块痛,腰痛,一切痰饮为患。

当归 木通(去皮、节) 赤芍 白芷 小茴香 乌药 枳壳(麸炒) 甘草 何首乌(不犯铁器)

上锉剂,酒水各半煎。病在上,食后服;病在下,食前服。

一痈疽初萌,必气血凝滞所成,为日既久,则血积于所成,而后盛作。故病人气血盛者减当归,多则生血,发于他所,再结痈毒,生生不绝矣。

一脑疽背发在上者,去木通,恐导虚下元,为上盛下虚之病,难于用药。

一痈疽生痰有二,一胃寒生痰,加半夏,健脾化痰;一乃郁而成风痰,加桔梗、生姜。

一流注可加独活。流注者,气血凝滞,故气滞则血留而凝,加独活者,可以动一身血脉,血脉既动,岂复有流注乎?[一方以醋湿纸,贴痛处,以炒盐熨之,即消。]

一流注起于伤寒,伤寒表未尽,遗毒于四肢,经络涩于所滞,而后为流注也。如病尚有潮热,则里有寒而未尽散,加升麻、苏叶;热不退,加干葛;头痛,加川芎、姜、葱;无汗,用酒水各半煎,大能行血生气故也。

一发背既久不愈,乃前医用凉药过也。凉药内伤其脾,外冰其血。脾主肌肉,脾既受伤,饮食必减,颜色痿瘁,肌肉不生。血为脉络,血一受冰,则气不旺,肌肉靡烂。故必理脾,脾健肉自生。本方去木通,少用当归,加厚朴、陈皮;盛则加白豆蔻。

一凡病痈疽之人,有泄泻者,不可便服此药,宜先服蜡矾丸,止泻后用此。

一肠肚内痈,宜十宣散与此方相间服之,并宜加忍冬藤。

一肿毒坚硬不穿,加川芎、独活、麻黄,连须葱煎服,出汗即穿。

一打伤折在头上,去木通,加川芎、陈皮。

一经年腰痛,加萆薢、玄胡索,酒煎。

一脚气,加木瓜、槟榔、穿山甲,水煎。

一痰饮为患,或喘,或咳,或晕,头痛睛疼,遍身拘急,骨节痹疼,胸背、头项、腋胯、腰腿、手足聚结肿硬,或痛或不痛,按之无血潮,虽或有微红,亦淡薄不热,坚如石,破之无脓,或有薄血,或清水,或如乳汁,又有坏肉如破絮,或又如瘰疬在皮肉之间,如鸡卵,可移动,软活不硬,破之亦无脓血,针口努肉突出,惟觉咽喉痰实结塞,作寒作热,加南星、半夏。

神功散

治痈疽发背,一切疔毒,并瘰疬等症,已成未成,患者神效。

川乌(炮,去皮、尖)　川黄柏(炙,去粗皮。各等分)

上为细末。用唾调成膏,如唾少,漱口水亦可。发背痈疽等疮,才起者,敷患处,留顶,候药干,用淘米水时常润湿。每日药敷一次,如疮已成重患,将溃烂者,先将槐枝、艾叶煎汤,炖温,将疮洗净,用绢帛展去脓血,以香油润患处,用绵纸仍照患处剪成圆钱,留顶,贴上;后用药涂于纸,如干,依前用淘米水润,日换一次,听其自然流脓,不可手挤。如敷药后,病人疮觉住痛减热,即愈;如生肌,则腐肉自落。如不落者,剪割亦可。最不宜用针。发背不宜贴膏药,凡医疮,屏去别医,止饮别药,方可治。忌气怒、房事、劳役,并孝服、体气、饮酒之人。饮食忌酒,并羊、鸡、鱼、肉、瓜、茄、姜辣之物。若因气怒,反复发肿,依前治之。如治对口并脑疽,不必洗去旧药,逐次添药,恐动疮口惹风也。一肿毒,加南星、赤小豆,等分,醋调涂,立消。姜汁亦可。

真人夺命饮

治一切痈疽疔肿,不问阴阳虚实,善恶肿溃,大痛或不痛。然当服于未溃之先,与初溃之际,如毒已先[1]溃,不可服。仍用一剂,大势已退,然后随证调治,其功甚捷,成仙方也。

金银花(三钱) 归尾 陈皮(各一钱半) 皂角刺(炒) 没药(各五分) 贝母 防风(各七分) 白芷 赤芍 乳香(明透者) 甘草节 天花粉 穿山甲(三大片,切,蛤粉炒成珠。各一钱)

上锉一剂,好酒煎,空心热服。能饮者,服后再饮酒三五杯,滓再煎服。在背俞,倍皂角刺;在腹膜,倍白芷;在胸次,加瓜蒌仁二钱;在四肢,倍金银花。

吕洞宾仙传化毒汤

治痈疽,发背,乳痈,一切无名肿毒,初起服之,立消;已成已

① 先:原书误作“失”,据文义改。

溃，服之立愈。

防风　甘草节　白芍　茯苓　贝母　黄芩　连翘　白芷（各一钱）　半夏（七分）　乳香　没药（各五分）　天花粉　金银花粉（各一钱二分）

上锉一剂，好酒煎。胸前，饭前服；背上，饭后服；下部，空心；上部，食后。俱要出汗为度，如无汗，用末香薰脚膝、腕内，被盖汗出而愈。

神仙排脓散

治恶疮毒风，毒疔疮，背花疮，小儿恶疮。脓血俱从大便中出。亦治气滞腹胀，及妇人经闭不通。此方壮实之人可用，虚弱者当慎之。

大黄（十二两，酒浸一宿，晒干）　白芷　沉香　木香　乳香　没药　穿山甲（陈壁土炒。各五钱）

上各为细末。量人虚实用之，实者不过三钱，虚者二钱半。临卧，用好生酒调服，服后禁饮食、汤水半日，五更觉腹内疼痛，动三、五次，以稀米粥补之。服此药，内有穿山甲，恐令人作呕，须忍之，即嚼生葱可止。凡修合此药，要诚意，切不可令妇人、鸡犬见。又不可多合，恐久放则不效矣。

芙蓉膏

治痈疽发背，诸毒。

芙蓉叶（或皮或根，亦可）　黄荆子

上各等分，入石臼内捣极烂。用鸡子清调，搽于疮上，留顶。不过二次收功，顶如烟起，立时止痛，其效如神。痈疽已溃之后，宜后方。（李氏云：疽疾将安，每日常服十全大补汤，以补气血，宜与千金内托散相间服。）

托里消毒饮

治一切痈疽，六七日未消者。服此药，疮未成即消，已成即溃。能壮气血,固脾胃,使毒气不能内攻,使毒脓易溃,肌肉易生。切不可早用生肌之药,恐毒未尽,反增溃烂,难愈。

防风 当归(酒洗) 川芎 白芷 桔梗 厚朴(姜汁炒) 皂角刺(炒) 穿山甲(炒成珠。各一钱) 天花粉 黄芪(盐水炒。各一钱) 陈皮 金银花(各三钱)

上锉一剂,酒、水各一盏煎。疮在上,食后服;在下,空心服;后,用水煎服。

千金内托散

治痈疽疮疖。未成者速败,已成者速溃,败脓自出。无用手挤,恶肉自去,不用刀针,服药后疼痛顿减。此药治血匀气,调胃补虚,祛风邪,辟秽气,乃王道之剂,宜多服之,大效。

黄芪(蜜炙) 当归(酒洗) 人参(各二钱) 川芎 防风 桔梗 白芷 甘草(生用) 厚朴(姜汁炒) 薄桂(各一钱) 加金银花亦好

上为细末。每服三钱,黄酒调下;不饮酒,木香汤调下亦可;或都作一剂,用酒煎,尤佳。痈疽肿痛,倍白芷;不肿痛,倍官桂;不进饮食,加砂仁、香附;痛甚,加乳香、没药;水不干,加知母、贝母;疮不穿,加皂角刺;咳,加半夏、陈皮、杏仁,生姜五片;大便闭,加大黄、枳壳;小便涩,加麦门冬、车前子、木通、灯草。

十全大补汤

治痈疽溃后,补气血,进饮食,实为切要。凡脓血出多,阴阳两虚,此药有回生起死之功,但不分经络,不载时令,医者触类而长之可也。或见肿平痛宽,遂以为安,慢不知省,无补调养之功,愈后虚证复见,因而转为他病,而危剧者多矣。

六君子汤

治脾胃虚弱,或寒凉克伐,肿痛不消,或不溃敛,宜服。

一痈疽发背诸疮,出脓溃烂,日久不愈,饮食少思,身体倦怠，口舌干燥，或寒热往来，惊怖少睡，用补中益气汤去柴胡，加苍术、麦门冬、神曲、五味子、黄柏；少睡，加炒酸枣仁；疮肉生迟，加白敛一钱、肉桂五分；如脓多或清，倍加黄芪、人参、当归、白术。

［外治敷贴之药］

琥珀膏

治痈疽发背，诸般肿毒，久年顽疮。

香油四两，下沉香一钱，煤浮，待油熟去之；次下嫩松香八两，文武火不住手搅，如琥珀色住火；下乳香、没药、银朱、血竭，各一钱为末，搅入膏内，令匀，退火毒，用油纸摊贴，神效。

白龙膏

治背疽及臁疮，皆效。

香油四两，煎数沸，入官粉二两，研细；次入黄蜡一两，溶化搅匀，退火；待药将皱面，用厚连泗纸剪大小，下一拖药在上，收候。若贴时，先将葱须煎汤洗净，贴之。

治发背

官粉，不拘多少，研细，用槐枝、艾挺锉碎，拌炒，官粉黄色，去槐、艾；每粉一两，入银朱一钱，研匀，用泪蜡油调，摊旧棉花上，贴之。

一疮疡肌肉不生，若赤色而不生者，血热也，四物汤加牡丹皮；若脓水清稀，气血俱虚也，十全大补汤；食少体倦，脾气虚也，补中益气汤；烦热作渴，起居如常，胃火也，竹叶黄芪汤；烦热作渴，日晡热甚，肾虚也，用加减八味丸。

疔疮门

疔疮皆生四肢,发黄泡,中或紫黑,必先痒后痛,先寒后热,此即疔也。其中或紫黑色,有条如红丝直上,仓卒之际,急以针于红丝所至处,必刺出毒血,然后以蟾酥丹药于刺处涂之。针时以病者知痛、出血为好,否则红丝入腹攻心,必至危矣。

疔疮者,风邪热毒相传也。

追疔夺命丹

专治疔疮。

防风 细辛(各六分) 羌活 独活 黄连 甘草节 姜蚕(各一钱) 赤芍(六分) 蝉蜕(四分) 泽兰叶(五分) 青皮 金银花 独脚莲 紫河车(一名金[①]线重楼。各七分)

上锉五钱先服,倍金银花一两、泽兰一两(可[②]用叶)、生姜十片,同纳捣烂,好酒滚热泡之,去渣,热服。不饮酒者,水煎亦可。然后用酒水各一半,煎生姜十片,热服出汗,病退减后,再加大黄五钱同煎,热服,以利二三次,去余毒。若有脓,加何首乌、白芷梢;在脚,加槟榔、木瓜;要通利,加青皮、木香、大黄、栀子、牵牛。

龙芽一醉饮

治疔疮如神。

龙芽草,五月端午采收,阴干,将好酒浸,捣取汁,量加乳香、没药、绿豆粉,入汁内同饮,将渣敷疮上,此日不许吃一些茶水,只可饮酒,就洗亦不可用水。

---

① 金:原书误作“全”。考《中药大辞典》:“蚤休,异名紫河车、金线重楼。”当即此药,今改正。

② 可:《万病回春》作“少”。

秘传妙方

治误食瘟牛、马、羊肉,生出疔毒。

用桐[①]油树叶,捣烂绞汁一二碗,顿服,得大泻毒气乃愈。如冬月无叶,挖取根,研水服之,以利二三次为度。

神效丹

即点舌丹。治伤寒初起,诸般恶毒,疔疮发背,一切肿毒,遍身痒痛。又治伤风咳嗽,鼻涕,劳嗽久嗽,小儿痘疮黑陷不起,喉闭肿痛;又治蛊毒,并破伤寒。

朱砂　雄黄　片脑(各五分)　乳香　没药　轻粉(各三分)　血竭(三钱)　真蟾酥(一钱)　麝(当门子者,二分)

上共为末,用酥油或乳汁为丸,如扁豆大。每一丸,噙化,用好酒嗽咽下。

飞龙夺命丹

治疔疮,脑疽,发背,乳[②]痈,附骨疽,一切无头肿毒恶疮,服之便有头迹;不痛[③]者,服之便痛;已成者,服之立愈。此皆恶症,乃药中至宝,危者服之立安。

雄黄(二钱)　蟾酥(干者,二钱,老酒化开)　铜绿　乳香　没药　胆矾　寒水石　朱砂(研,为衣)　血竭(各一钱)　轻粉　片脑　麝香(当门子者。各五分)　蜗牛(二十个)　蜈蚣(一条,酒浸,炙黄,去头、足)

上件俱为细末,先将蜗牛连壳研如泥,和药为丸,如绿豆大。如丸不就,入酒打面糊丸之。每服二十丸,用葱白三寸,令病人嚼烂,吐于男左女右手心,将丸药裹在内,用无灰热酒三四杯送

---

① 桐:原书误作“伯”,据《万病回春》改。

② 乳:原书此字残甚,据《万病回春》补。

③ 痛:原书此字残甚,据《万病回春》补。

下,于避风处以衣被盖之,约人行五里之久,再用热酒二三杯,以助药发热,大汗为度。如重者无汗,再进二丸,汗出即愈。如疔疮走黄过心者,并出汗冷者,难治。病人不能嚼葱者,研烂里之与服。疮在上,食后服;疮在下,食前服。忌冷水、黄瓜、茄子、油腻、鸡、鱼肉、湿面,一切发物不可食。

神仙解毒丸

治一切疔疮发背,鱼口,诸般恶疮,无名肿毒初发,一服即消。

白矾,不拘多少,溶化为丸,如绿豆大,朱砂为衣。每服十丸,用连逢[①]葱七、八根,水煎至二碗送下,汗出立愈。已成者不伤,未成形即消。

[疔疮外施之药]

类圣散[②]

治一切疔疮,恶毒肿痛,神效。

川乌　草乌　苍术　细辛　白芷　薄荷　防风　甘草(各三钱)

上为细末。鸡子清调涂患处,留顶。

追毒膏

治诸般反疮,及无名肿毒。

芙蓉叶　白及(各四两)　广木香　乳香(各五分)　青木香　没药(各一钱)　儿茶(二钱)　血竭[③](一分)

上各为细末,匀在一处。临用时,看疮大小,以生蜜调涂患

---

① 逢:疑为“蓬”字之误,待考。
② 类:原书此字残甚,据《万病回春》补。
③ 竭:原书误作“蝎”,据《万病回春》改。

处，以绵纸附之。不过三五次即消。

又 方*

一切歹疮[1]。

用黄花苗、老葱、蜂蜜，共一处捣烂，贴疮即好。

治疔疮方

核桃仁一个、古铜钱一个。二者细嚼，黄酒送下。至重不过二服，其效如神。

小夺命饮[2]

治脑疽及疔疮恶毒，无名肿毒。

槐花子　地丁　千头子(即扫帚子)

上三味各等分。水煎，通口温服。加蟾酥少许，尤妙。

便毒门

便毒，一名跨马痈。此奇经冲、任为病，而痈见于厥阴经之分野。其经少血，又名血疝。或先有疳疮而发，或卒然起核，疼痛而发，皆热郁血聚而成也。初发宜疏利之，即散成脓后，如常用托里内补之药。

便毒是厥阴湿热，因劳倦而发，用射干三寸，以生姜煎，食前服，得行二三次，立效。凡射干，用开紫花者是。

便毒者，生两腿合缝之间也。

归尾　金银花　天花粉　白芷梢　赤芍(各一钱)　姜蚕　芒硝(各二钱)　川山甲(三片，土炒成珠)　大黄(三钱)

---

① 歹：《万病回春》作“疔”。

② 命：原书误作“食”，据《万病回春》改。

木鳖子(十个)

上锉一剂,好酒二碗,煎至一碗,次入硝、黄,再煎二沸,连药罐露一宿,五更温服,厚盖出汗,利一二次,即愈。

神奇散

治便毒鱼口。

川山甲(三片,土炒) 木鳖子(去壳,三个) 牡蛎 大黄(二钱) 黄连 黄芩 黄柏 金银花 连翘(各一钱半) 黄蜡(二钱)

上锉一剂,酒水各半煎,空心服。

斑白散

斑猫(去翅、足,炒焦,一钱) 白芷(八分)

上共为细末。每服六分,空心黄酒送下,即利,立效。

龙胆泻肝汤

治肝经湿热,或囊痈便毒,下疳悬痈,肿痛焮作,小便涩滞,或妇人阴臛痒痛,或男子阳挺肿胀,或出脓水。

车前子 木通 生地黄(酒拌) 归尾(酒拌) 山栀 黄芩 甘草(五分) 泽泻 龙胆草(酒洗,炒。各一钱半)

上锉一剂,水煎,空心温服。

又 方*

便毒溃破,即鱼口疮也。

金银花 大黄(各二钱) 川山甲(炒) 五灵脂(炒) 姜蚕(各一钱)

上为细末。每服三钱,空心黄酒调下。

立消散

治鱼口便毒。

大虾蟆一个,剥去皮,连肠捣烂,入葱五钱再捣,敷肿处,却用皮覆贴其上。

下疳门

下疳者，阴头肿痛而生疮也，乃厥阴肝经主病，宜：

消疳败毒散

专治下疳疮。

防风　独活（各六钱）　连翘　荆芥　黄连　苍术　知母（各七分）　黄柏　赤芍　赤茯苓　龙胆草　木通（各五分）　柴胡（一钱半）　甘草梢（二分）

上锉一剂，灯草二十四根，水煎，空心热服。如有便毒，量人虚实，加大黄一二钱。

凉血解毒丸

先服升麻葛根汤发其毒，毒出后，服此丸即愈，不必服轻粉之类。

苦参（八两）　黄连（四两）　连翘（三两）　牛蒡子　生地黄　白芷（各二两）　防风　石膏（各一两）　大黄（二两半）

上为细末，荆芥煎汤打糊为丸，如梧桐子大。每服百丸，空心温水送下。

［下疳外治之药］

珍珠散

治下疳疮，如神。

枯白矾　雄黄　珍珠　宫粉（煅过）　黄柏（各等分）

上为末。以米泔水洗疮令净，后掺药。

又　方*

治疳疮。

蜗牛（焙干）　枯白矾（各一钱）

上为细末。湿则干掺，干则以香油调，敷上即愈。

又 方*

治下疳,并玉茎蚀了,也长出来如初,只少原首。就是舌头被人咬去,抹上药也长全,有效。

黑铅五钱,化开,即投汞一钱五分,研不见星,入寒水石三钱五分、真轻粉二钱五分、好硼砂一钱,共为极细末,听用。如遇此患,用葱、艾、花椒熬水,洗患处;若怕洗,将汤入瓶内,将龟头将瓶口薰之,止了痛再洗,拭干,掺上此药;若治舌咬去,先以乳香、没药煎水,口噙止痛后,上药即长也。

洗疳汤

黄连　瓦松　花椒　葱根　艾叶　川楝子

上锉,各等分。煎水,倾入盆内,用青布展洗疮上,立效。

又 方*

治下疳。

用皮硝一碗、乳香、雄黄、孩儿茶各五分,入小坛内,外用干牛粪火煨热坛,其硝自化,薰之。晚上使心口凉为度。

下疳方

抱过鸡卵壳(略炒为末)　孩儿茶(末。各一钱)

和匀。先用茶洗净,后搽药。

本面书影整理文字见第2面。

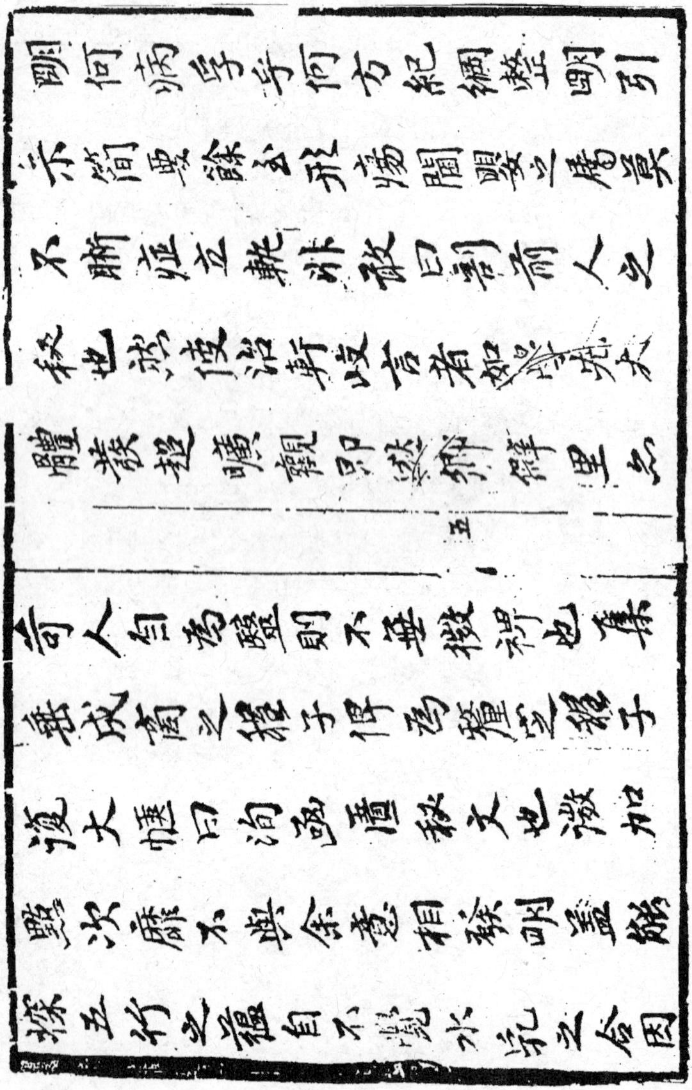

本面书影整理文字见第2面。

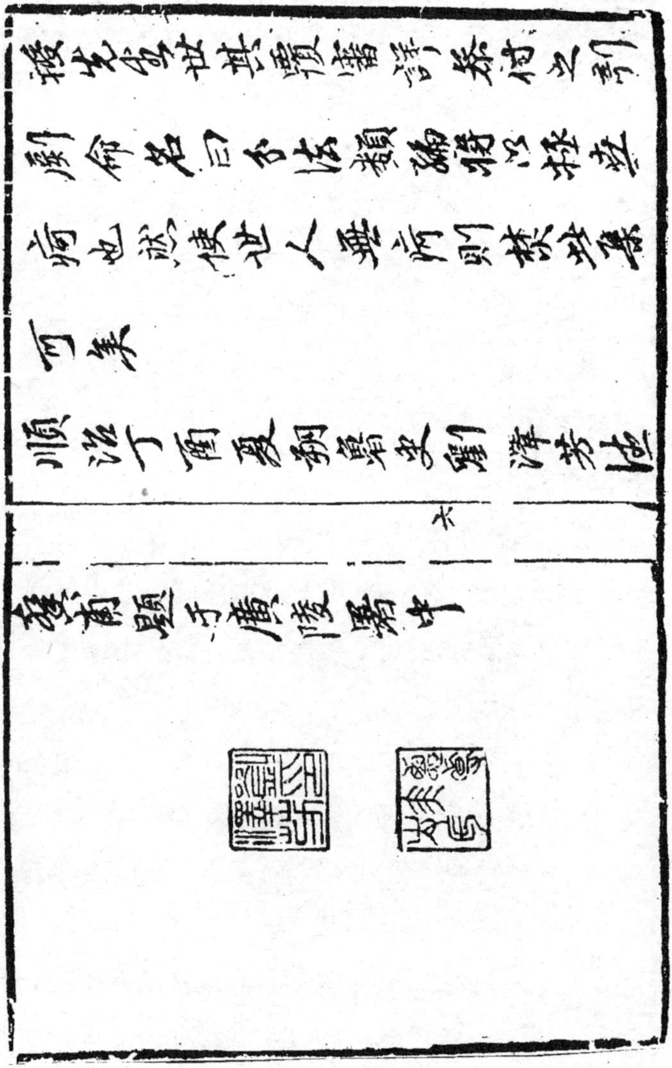

人短臂亦短指下宜密瘦人膚薄持之勿重肥人膚厚
持之勿輕
持脉之道有三輕手循之曰舉重手取之曰按不輕不
重委曲求之曰尋初持脉時宜先輕手舉之以察其浮
分脉浮膚上陽也府也內應心肺再重手按之以察其
沉分脉沉肉下陰也藏也內應肝腎又再不輕不重中
而取之以察其中分脉行于血肉之間中和之應也內
應脾胃若浮中沉俱不見則委曲求之若隱若見三部
皆然則為陰陽伏匿之脉

類編 十 脉訣部 十

春胃微弦曰平夏胃微鈎曰平長夏胃微耎弱曰平秋胃
微毛曰平冬胃微石曰平診家當以四時察胃脉慎勿
執一
不病之脉不求其神而神無不在也有病之脉則當求
其神之有無蓋言不論脉之數熱遲寒脉來有力即為
有神但清其熱溫其寒自已若遲數無力是為無神根
本不固焉得可沂持耶
男子生于寅寅為木陽也女子生于申申為金陰也故
男脉在關上女脉在關下是以男尺脉恒弱女子尺脉

本面书影整理文字见第5~6面。

《〈故宫珍本丛刊〉精选整理本丛书》

出版信息

御定六壬直指 已出版,分上下卷共二册,每套98元(平装)。清内府刻本,不著撰者。六壬是我国最古老的预测吉凶的方法之一,与(奇门)遁甲、太乙(神数)合称"三式",并被尊为"三式"之首;其法以占时加地盘取四课,以四课克贼发三传,以三传与干支的生克论吉凶。本书卷上为直指,即介绍六壬的基本理论和具体操作方法;卷下为析义,即对六壬的每一课(共720课)的课体、课义进行分析解释并给出断辞。

渊海子平 已出版,每册45元(平装)。本书是我国古代最经典、最有代表性的命书(俗称算八字);命术相传始于先秦鬼谷子,至唐李虚中系统化,至宋徐子平即完善,故命术又称子平术,本书即为徐子平撰;子平以生人之年月日时四柱论命,以日为主,形成了一个非常完善自洽的理论系统。

平砂玉尺经 已出版,每册40元(平装)。元刘秉忠述,明刘基解,赖从谦发挥。我国古代看风水有三合理论一派,本书即是该派理论的经典著作;其法以二十四山分属水木火金,且以龙脉入首时左旋右旋分属阳阴,并配合五行十二支来论二十四山的龙脉、坐山、立向及水之来去的生旺墓绝;消砂拨水则以四大水口是否合法判断阴阳宅的吉凶。

水龙经 已出版,每册35元(平装)。晋郭景纯著,清蒋平阶编辑,清抄本。本书是专论水龙的经典著作;该书论述了水形有屈曲、回顾、绕抱、斜飞、直冲、反跳及来去分合的区别,又从理气天星、方位及喝形呼穴方面进行了探源,并说明其吉凶。

鲁班经 已出版,每册24元(平装)。本书包括三种古籍:《鲁班经》,明午荣汇编,该书认为,建筑中常用的只砖片瓦、尺地寸木都与吉凶紧密相联,建筑物中的前后左右、高低尺寸也与祸福息息相关;《择日全纪》,明胡文焕德父校正,该书介绍古人怎样选择吉日;《秘诀仙机》,未另著撰者,该书则介绍古代禳解各种灾祸时常用的一些符咒。

阴阳五要奇书 已出版,分上中下共三册,每套128元(平装)。本书包括五种古籍:《郭氏元经》、《璇玑经》、《阳明按索》、《佐元直指》、《三白宝海》,另附录《八宅明镜》。分别为晋郭璞、晋赵载、明陈复心、明刘伯温、元幕讲禅师、宋杨筠松著。前五种古籍实为明代选编的"选择(择吉)学"丛书,其中特别介绍了各种吉凶神煞及其趋避方法;附录《八宅明镜》,宋杨筠松著,该书则介绍了东四命、西四命人配东四宅、西四宅的理论和方法,为"风水(地理)学"的一个流派。

河洛理数 已出版,每册40元(平装)。宋陈抟著,宋邵康节述。本书以易经和河图洛书为本,以易之卦爻配合生人的年月日时八字,来判断人或事的吉凶。

梅花易数 已出版,每册25元(平装)。宋邵雍撰。本书或以年月日时起卦、或以字的笔画数起卦、或以某物的数目起卦,即所谓随物起数、随数起卦,然后利用易经、易理进行分析,以判断人或事的吉凶;此外,本书还详细介绍了我国传统"拆字术"的理论和方法。

御定六壬金口合占 已出版,分上中下共三册,每套共95元(平装)。原书将六壬720课每课都分列"天时、射覆、行人、田宅、谒见、捕猎、疾病、出行、文信、来意、婚姻、迁移、孕产、失物"等14项古人常欲占断的事项并逐项给出了断辞;这些断辞都是根据六壬和金口诀两种方法的原理联合做出的。为了方便读者比较,我们将仅根据六壬做出的断辞(即《御定六壬直指析义》720课的全部内容)分别排在"合占"每一课的后面。由于原书没有关于六壬和金口诀的基本知识的介绍,为了方便初学者学习,本书将《故宫珍本丛刊》中的《御定六壬直指》和《官板大六壬神课金口诀》二书改成了简体横排并加注释,作为本书的一部分,一并出版。

增广太平惠民和剂局方 已出版,每册40元(平装)。原书系宋徽宗诏命措置药局检阅方书陈承、太医令裴宗元、库部郎中提辖措置药局陈师文共同编纂,本书则为日本前典药头橘亲显奉朝廷之命领衔整理汇校并作序,享保庚戌(1730年)官刻本。本书包括《太平惠民和剂局方》及三个附录:《图经本草药性总论》、《局方指南总论》《诸品药石炮制总论》。《局方》,凡十卷,介绍了近八百个方剂,并载明主治病症。三个附录则分别介绍:数百味中药的药性、主治及产地;中医的基本原理和用药原则,各类疾病的证候,主要疾病的诊断和治疗原则;每味中药的炮制方法。

种杏仙方　内府药方　药性分类　已出版,每册 24.80 元(平装)。《种杏仙方》,明万历名医龚廷贤撰,凡四卷,介绍了 99 类疾病的治疗药方,每类疾病的疗方多至数个,甚至十数个;另有三个附录:经验秘方、日用杂方、续劝善良规四“十歌”。《内府药方》,清宫太医院御药房用书,不著撰者;凡四卷,分风痰、痰嗽、伤寒、暑湿、燥火、脾胃、眼科、疮科、妇科、小儿、补益、泻泄、气滞、痰症、杂治共十五“门”,各门下分列常用效方,共近五百个,每方之下详载药物、剂量、炮制方法等。《药性分类》,清宫太医院御药房用书,不著撰者,不分卷,但分脾胃、肝胆、肺大肠、肾膀胱、心小肠、痈疽破伤共六“门”;每门之下又分若干类,共收中药近四百味;每味药品载明功能、主治、宜忌、相畏、相恶、禁忌等内容。

三合集　卫生汇录　已出版,每册 20 元(平装)。《三合集》乃明代名医张继科平素所积医案及治疗经验,共约七十馀项,包括各类病例;每例均包含病症、诊断、治疗药方等多项内容。因其临证“必以脉合证,证合药,药合脉”,故其书名曰“三合”。《卫生汇录》,清抄本,不著撰者,包括养生保健,祛病延年,居家防患等丰富内容共十章:“食鉴本草”,介绍各种食物的药性;“食愈方”,介绍治疗各种疾病的食物处方;“经验良方”,介绍治疗各种疾病的简易良方;“起居饮食各法”,介绍日常保健美容等的方法;“长寿谱”,介绍道德修养、性生活与长寿的关系;“救命针”,介绍日常保健养生的理念;“居家应世养生调摄各法”,介绍日常保健养生的具体方法;“养生延年要法”,介绍饮食起居养生方法;“保元益寿秘诀”,从原理、运动、饮食、起居、月令等多方面介绍保元益寿的方法;“居家必知”,介绍居家保证安全卫生的方法。

名医类编　已出版,每册 24.80 元(平装)。清顺治刘泽芳撰,清顺治程应旌类编。本书主要内容可分三大部分。第一部分介绍诊断方法,即切脉的要领和各种脉象。第二部分介绍药性,作者编成了 240 首四言歌诀,每首四句,介绍了 240 味常用中药的药性和主治。第三部分内容最丰富,分门别类地介绍了治疗十类常见疾病的近千个处方及其炮制方法。

日讲易经解义(定价:45 元)　**日讲书经解义**(定价:38 元)　**日讲四书解义**(即出)　**日讲礼记解义**(即出)　**日讲春秋解义**(即出)　这五种书均由清康熙帝御定并作序,为清宫经筵日讲的教科书,后均收入清乾隆《四库全书》。此次整理,后三种均采用《四库全书》本作底本。现在市场上各种儒家经典的注本甚多，但比较起来，此次海南出版社出版的这五种“日讲”系列都有其特别精彩之处，即清帝师日讲所作的“解义”部分。该部分总结吸收了汉宋以来诸大儒的心得体会，又结合给皇帝、皇族和大臣们讲课的实际需要，对经典原文进行了准确、深刻、通俗的串讲，确实是“词近而旨远，语约而道宏”。(《四库全书总目提要》语)。

御注道德经 即出。清顺治帝御注。古往今来《道德经》的注本不计其数，而此注本却有其独道之处，《四库全书总目提要》云：该注本“皆即寻常日用亲切说明，使读者销争竞而还淳朴，为独超于诸解之上。”该注本体例，先随原文注释较难懂字词的意思；然后每一章末再串讲该章原文的意义，该串讲极有特点：不注重与原文字、词、句的对应，惟注重对该章意义的阐明。此次整理，体例照旧，对较难字词进行了注音释义，并将顺治帝的串讲部分译成了白话文；此外，还将《道德经》原文中重要的词语编制了一个索引，作为附录。

御注孝经 即出。本书实际包含了三位皇帝御注的《孝经》，即：清顺治帝《御注孝经》、清雍正帝《御纂孝经集注》和唐玄宗《孝经注疏》。此次整理，惟后一种采用《四库全书》本作底本。《孝经》流传既广，注本亦多，而此三种注本，则更有其独特之处，《四库全书总目提要》云：此注本“语其平易，则人人可知可行；语其精微，则圣人亦覃思于阐绎”；使《孝经》“无一义之不彰，无一人之不喻”。